儿科常见疾病临床处置

赵小然 代 冰 陈继昌 ◎著

U0213028

中国纺织出版社有限公司

图书在版编目（CIP）数据

儿科常见疾病临床处置 / 赵小然，代冰，陈继昌著
. -- 北京：中国纺织出版社有限公司，2021.8
ISBN 978-7-5180-8574-3

Ⅰ.①儿…　Ⅱ.①赵…②代…③陈…　Ⅲ.①小儿疾
病—常见病—诊疗　Ⅳ.① R72

中国版本图书馆 CIP 数据核字（2021）第 098215 号

责任编辑：傅保娣　　责任校对：高　涵　　责任印制：王艳丽

中国纺织出版社有限公司出版发行
地址：北京市朝阳区百子湾东里 A407 号楼　邮政编码：100124
销售电话：010—67004422　传真：010—87155801
http://www.c-textilep.com
中国纺织出版社天猫旗舰店
官方微博 http://weibo.com/2119887771
三河市宏盛印务有限公司印刷　各地新华书店经销
2021 年 8 月第 1 版第 1 次印刷
开本：787×1092　1/16　印张：19.5
字数：387 千字　定价：88.00 元

前　言

　　小儿阶段是人生过程中的基础，健康活泼、朝气蓬勃的小儿不仅给家庭生活增添情趣，也是家庭、国家、民族的幸福与希望。儿科学就是要使小儿健康地发育成长，继之青壮年精力充沛，老年人延年长寿的一门学科。因此儿科医生的责任重大，既要对工作严谨，又要对患儿负有责任心，并不断地在临床实践中积累经验。

　　现代医学和生命科学的快速发展使越来越多的新理论和新技术广泛应用于儿科临床；卫生事业的改革和发展也使得儿科医生和社会的距离越来越近；疾病、患儿和社会对儿科医生的要求越来越高。儿科医生不但要有医学知识，还要有社会学知识；不但要有临床医学方面的知识，还要了解基础医学和预防医学的知识；不但要有系统疾病的知识，还要有心理疾病的知识。当然，优秀的临床儿科医生既要了解儿科学的经典，也要了解儿科学的进展。随着新的医疗技术和新药物的不断涌现，对于知识更新的要求就更加迫切。因此，工作在儿科第一线的医务工作者，特别是基层的儿科医生就更迫切地需要一本资料全、内容新而又简明扼要的儿科书籍。为了满足广大儿科临床医务工作者的需求，我们撰写了《儿科常见疾病临床处置》。

　　本书的特点是简明扼要、实用性强，不仅对儿科医生、乡村医生诊治儿科疾病提供帮助，也可供患儿家长在求医问药时参考。

　　由于每种疾病的临床表现千变万化，存在较大个体差异，使用本书时切忌生搬硬套，应视具体病情而定，用药剂量仅供参考，应遵医嘱用药。

　　儿科常见病诊治涉及面广，其理论和实践不断发展和变化。由于参编者水平和经验有限，书中不妥之处在所难免，敬请读者及同仁指正。

著　者

2021 年 4 月

目　录

第一章　儿科疾病的诊断步骤与常见症状和体征

第一节　儿科疾病的诊断步骤

疾病的治疗效果，主要取决于诊断的正确性和及时性。诊断错误或时间上的延误均可导致不可逆的严重后果。虽然有些疾病尚无有效的治疗手段，但正确的诊断仍很重要，因为它是判断预后的根据。与成人相同，儿科疾病的诊断包括三个步骤：收集临床资料；整理分析资料，提出初步诊断；进一步临床观察验证诊断。由于儿科学涉及内容多、范围广，儿童在解剖、生理、生化、病理、免疫、营养代谢等方面都与成人有很大的不同，且不同年龄期的儿童又存在较大的差异，其疾病的种类以及临床表现均有其特殊性，故作为儿科医生应具备全面、系统的医学知识，正确的逻辑思维方法，以及高度负责的工作态度。

一、收集临床资料

临床资料包括病史、体格检查和辅助检查等。在收集临床资料的过程中，必须做到全面、客观、详细和准确。资料片面不完整常导致漏诊，而带有主观性的或错误的临床信息常使临床思维误入歧途，造成误诊。住院患儿要求全面的病史和体检资料，而对门诊患儿可针对主诉突出重点进行体格检查。

（一）采集病史

病史是疾病发生、发展过程中一系列主观和客观感觉的表述，是临床资料中最基础、最根本的部分。小儿大多数不能正确叙述病情，多由其监护人代述，这与成人自述的感觉有所不同。由于监护人的身份、文化程度、与患儿之间的关系以及对疾病的关心程度不同，使得病史的客观性与可靠性与实际情况存在一定的差距，这在诊断过程中必须有所考虑。医生除全面系统地听取供史者的叙述外，还应巧妙地从正面、侧面不同角度提出各种问题，尽可能详细地了解每一临床现象发生的细节，必要时可反复询问，或向不同的接触者多方面询问。询问应讲究方式方法。例如，要了解患儿是否有腹痛，应询问患儿是否有食欲不佳、突然发作性哭闹伴双腿屈向腹部，或家长触其腹部是否有啼哭等情况。又如，1～2岁婴儿咽炎时常不会叙述咽痛，但家长可能会观察到患儿有流涎、拒绝进食固体食物并有口腔异味。另外，家长表述的症状、体征并不一定准确，要注意引证核实。例如，主诉为发热，一定要询问具体温度及测量部位。又如，家长表述其1岁的婴儿有气促，要询问每分钟呼吸频率，是否伴有喘鸣声。有时症状的核实有一定的困难，需要医生亲自观察才能确定，如新生儿轻微型惊厥。

（二）体格检查

体格检查应全面，不要遗漏体征，但要有重点。可根据病史问诊的线索对涉及的器官系统详细检查，同时还应注意重要的阴性体征。如患儿主诉为咳嗽，则胸部的望、触、叩、听检查应为重点，要注意观察是否有气促、呼吸困难，两肺呼吸音是否对称，是否有啰音或哮鸣音等。体格检查的准确性和完整性与医生的临床经验和负责精神密切相关。小儿在医院与医护人员接触时，多带有恐惧心理，往往不合作，使体格检查不能按正常顺序进行，容易遗忘体检项目。剧烈的哭闹直接妨碍心肺听诊和腹部触诊的进行，这要求儿科医生有一定的耐心，根据患儿的状态必要时应再次检查，如趁患儿睡眠或哺乳时检查。另外，在小儿体检时要考虑年龄及发育因素而采取不同的方法，如新生儿的视敏度低、视力弱、注视距离近，检查光视觉反应时，光源刺激的距离应比幼儿近，这样才可能得出正确的结论。体格检查结果的判断标准也因年龄而异，如觅食反射阳性在 1 个月的婴儿属正常，但出现在 1 岁的婴儿属异常，提示中枢神经系统存在病变。

作为儿科医生还应特别强调望诊。在一见到患儿的瞬间还未正式接触交谈时就应注意患儿的总体情况，如精神、面色、眼神等，这对判断病情程度有很大帮助，可对病史起补充作用。

（三）辅助检查

辅助检查包括实验室检查和仪器检查。现代医学诊断技术的发展已使临床各项辅助检查项目日趋多样和完善，使之成为临床诊断不可或缺的重要手段。但任何病例都应根据病史和体格检查结果进行初步分析，然后有目的、有针对性地提出必要的检查项目。辅助检查主要用于支持诊断假设或因鉴别诊断需要而排除某些疾病。应避免盲目筛查式地进行过多的实验室检查，以减轻患儿的痛苦及家庭经济负担。检查项目的选择应遵循从一般到特殊、从简单到复杂、从主要到次要的顺序逐步进行。尤其是一些创伤性或可能给患儿带来痛苦的项目，应采取慎重态度，事先统筹安排。如多次重复抽血会增加患儿痛苦，并易使患儿产生恐惧、抵触性情绪，不利于治疗措施的实施及疾病的康复。对一些创伤较大或可能发生并发症的检查项目在万不得已时才选用，应事先征得家属的同意并书面签字。

二、临床资料的整理和分析

（一）资料归纳

将病史问诊、体格检查和各项辅助检查的结果进行整理，去粗存精，有条理、系统地进行归类并列出条目。要求有高度的概括性，围绕主诉、突出重点，将主要症状的特点、体格检查阳性发现及重要的阴性体征、实验室检查的异常结果列出条目。

（二）资料分析与提出初步诊断

在对临床资料进行归纳的基础上，结合病例特点进行分析判断，提出能解释临床问题的假设，即初步诊断。临床资料的分析是一个鉴别诊断的过程，属临床逻辑思维的范畴。实际上，临床逻辑思维贯穿于疾病诊断的全过程。一个有经验的儿科医生在听到主诉后，有时甚至刚看见患儿还没开始问诊，就可能有一个初步的印象，大致是什么方面的问题，这就是临床思维的开始。而这个初步印象会在接下来的问诊、体格检查过程中起一定的导向作用。提出诊断结论所需时间可长可短，有些病例病程短、临床表现典型、资料齐全，很快即可作出诊断；而有些病例病程长、反复多、临床表现不典型、涉及多个系统、病情复杂，短期内不一定能得出诊断结论。

无论是简单还是复杂病例，都必须严格进行鉴别诊断，可以说临床思维的中心问题即为鉴别诊断。对复杂病例常选取 1～2 条最重要、最客观又最便于进行类比判别的临床表现，逐步对照病因进行分析，列举相似点，不支持或不明确之处，最后提出可能的诊断。以此为基础，进一步收集临床资料如辅助检查，尤其是一些具有特异性诊断价值的项目，以确诊或排除诊断。

三、临床观察验证诊断

通过资料收集、归纳、临床思维分析得出诊断结论后，并不一定意味着诊断确立，有时还需经临床观察验证才能最后确认。根据诊断开始治疗后，仍然要考虑有没有其他可能性存在，要根据实际情况随时对诊断进行修正，而不是认定初步诊断不放。因为疾病的发生发展与典型临床表现的出现有一个过程，如一些急性传染病的早期临床表现常与普通上呼吸道感染相似，以后才出现典型表现。有些情况下，虽然做了许多检查，但仍得不出确切诊断，只能根据可能性大小排列出几种可能诊断，这些更应通过临床观察（包括治疗效果）来验证当初诊断的正确性。

总之，临床情况千变万化、错综复杂，儿科作为一个特殊的专业，诊断过程有其特殊性，但关键是要有正确的临床思维能力。作为一名儿科医生，必须具有宽广的基础理论知识、扎实的临床专业技能、良好的临床思维和很强的责任心，尽可能地减少临床误诊。

第二节　儿科疾病的常见症状和体征

一、发热

体温升高是小儿疾病常见的一种临床表现。正常小儿的直肠温度（又称肛温）在 36.9 ~ 37.5℃，舌下温度较直肠温度低 0.3 ~ 0.5℃，腋下温度为 36 ~ 37℃。不同个体的正常体温虽稍有差异，但一般认为体温超过其基础体温 1℃ 以上时，则认为是"发热"。

（一）病因

引起发热的病因可分为感染性和非感染性两大类，小儿期以前者多见。

1. 感染性发热

由各种病原体，如细菌、病毒、肺炎支原体、立克次体、螺旋体、真菌、原虫、寄生虫引起的感染，均可导致发热。

2. 非感染性发热

非感染性发热的原因包括：①恶性肿瘤（包括白血病）。②结缔组织病，如风湿热、幼年型类风湿关节炎、川崎病等。③内分泌疾病，如甲状腺功能亢进。④由于应用药物或血清制品引起的发热。⑤大手术后由组织损伤、内出血、大血肿等导致分解产物增加而引起的发热。⑥散热障碍，如广泛性皮炎、鱼鳞病、先天性外胚层发育不良或大面积烫烧伤造成的汗腺缺乏，严重失水、失血等。⑦癫痫大发作，使产热增多。⑧中枢性发热，如大脑发育不全、脑出血等使体温调节中枢受损引起发热，以及暑热症等。

（二）诊断要点

1. 详细询问病史

包括年龄、发热规律和热型、发热持续时间、居住条件、居住地区的疾病（如疟疾、血吸虫病、钩端螺旋体病、伤寒等传染病）流行情况；有无提示系统性疾病的症状，如咳嗽、气促、腹泻、腹痛、尿频、尿急、尿痛等；有无结核接触史、动物接触史；详细询问预防接种史。

2. 仔细全面的体格检查

对全身各系统都应仔细检查，还要注意有无淋巴结肿大、肝脾大、皮疹和贫血等。

3. 实验室及其他特殊检查

对急性发热的患儿应常规查血常规、尿常规，必要时拍胸部 X 线透视或摄片。对较长期发热的患儿，可选择必要的实验室检查或其他特殊检查。

（三）鉴别诊断

发热可由患儿年龄、热型、持续天数、伴有的症状和（或）体征结合临床检查结果予以鉴别诊断。

二、发绀

因血液中还原血红蛋白或异常血红蛋白增高，并达到一定程度时，使皮肤和黏膜呈发绀色，称为发绀。发绀一般在口唇、颊黏膜、鼻尖、鼻唇间区、耳郭、甲床、指尖等毛细血管丰富的部位，皮肤、黏膜较薄的部位尤为明显。

三、呕吐

呕吐是小儿常见症状之一，虽可单独发生，但常随原发病而伴有其他症状及体征。引起呕吐的病因很多，故对呕吐患儿应仔细分析病史，尤其需注意呕吐与饮食的关系、起病的急缓、发病年龄，以及伴随的症状与体征。必要时，应进行 X 线等进一步检查，以明确诊断。

四、腹痛

腹痛是小儿常见症状之一，引起腹痛的原因很多，因幼儿多数不能准确地表达疼痛的感觉、性质及部位，常以哭闹来表示，造成诊断上的困难。

五、便秘

在儿科临床实践中，以便秘为主诉来诊者较常见，多数虽不是病态，但应妥善处理。母乳喂养儿，在新生儿期排便每日 2 ~ 4 次。出生 2 个月后，逐渐减少为每日 1 ~ 2 次。但以牛乳或其他代乳品喂养者，大便次数较少，每日 1 次或每 2 ~ 3d 1 次。母乳不足可使婴儿大便次数减少而被误认为便秘，对此应添加母乳，而不是灌肠通便。

对便秘儿童，应首先区分是否应立即给予处理。若进食、全身状态以及体重的增加等均无异常，则一般不予处理，继续观察。但若大便干燥、量少又难排出，虽一日排便 2 ~ 3 次，但其总量比平时 1 次的量还少，则仍应视为便秘。特别是同时伴有食欲减退、腹部胀满，尤其伴腹痛、呕吐、血便者，则应立即寻找原因，妥善处理。

六、紫癜、紫斑和出血倾向

紫癜、紫斑和出血倾向大多因为血管结构或功能异常、出凝血机制障碍引起，其轻重表现差异可以很大，轻者仅见皮肤有少量紫癜、紫斑，重者则可发生很难控制的黏膜大量渗血，甚至可因内脏出血而危及生命。

七、婴儿哭闹

哭闹是婴儿对体内或体外刺激不适的一种反应，是婴儿表达要求和痛苦的一种方式。

第二章　儿科疾病的诊断技术

第一节　病史和体格检查

一、儿科问诊

（一）问诊特点及注意事项

问诊是临床诊治的第一步，病史资料收集的完整性和准确性对疾病的诊断和处理有很大影响。问诊过程的两个基本要素是问诊内容和问诊技巧，所谓问诊内容是指询问者从与家长、陪伴者及患儿交谈中获取的有关疾病的全部资料；而问诊技巧是指询问者获取病史资料所采用的方式和方法。问诊技巧的恰当与不恰当直接影响问诊内容的准确性和完整性。儿科问诊基本形式与成人相似，但由于年龄特点，在问诊的具体内容及方法上都与成人有所不同，作为临床医师，在儿科问诊过程中必须注意以下几点。

第一，问诊前先进行自我介绍，可进行简短的交谈，以消除家属及患儿的不安情绪。问诊过程中态度和蔼、亲切，以获得家长和患儿的信任，和谐的医患关系是问诊顺利进行的保证。

第二，儿科问诊的项目及内容较成人略多，因为儿童期涉及不同年龄、分娩、出生体重、喂养、生长发育及预防接种，甚至母亲妊娠期情况等诸多因素，它们对疾病的诊治有直接关联。新生儿期疾病更与母亲健康状况和产科因素密切相关。故问诊时要全面细致，避免遗漏。

第三，儿科病史大多由家长、抚养者或陪伴者代述，其可靠程度差异很大，对重要症状应注意引证核实。

第四，根据问诊项目顺序逐项有序进行，一个项目问诊完以后再开始下一项目问诊，尽量避免反复在不同项目之间任意穿插。对重危抢救患儿可不必拘泥于顺序，首先问诊重要内容以便及时进行抢救，待病情稳定后再补充其他项目。

第五，注意提问方式，要用一般性问题开始提问，如"您的孩子有什么不好？"让供史者详细叙述疾病的发展经过，然后再针对某个症状展开，进行深入、特殊的提问，如"您孩子咳嗽时有没有痰？"这样可避免遗漏重要的信息。问诊中应避免使用医学专业术语，以免供史者误解意思；同时还应避免诱导性、暗示性、诘难性提问，或一连串问题同时提问。

第六，婴幼儿疾病常可影响到多个系统，问诊时要做到突出重点、兼顾其他。

第七，问诊过程中认真做好记录，问诊结束时可复述所采集的资料，以核对是否准确无误。对家长提出的问题耐心给予解答。

（二）问诊内容及书写格式

儿科问诊内容包括一般资料、主诉、现病史、个人史、过去史、家族史和社会史共七个部分。

1. 一般资料

姓名；性别；年龄：岁、月（新生儿应精确到天，甚至小时）；民族；出生地（省、市或县）；家长姓名；家庭详细地址（包括邮政编码和电话号码）；病史申述者和患儿的关系；病史可靠程度。

2. 主诉

概括患儿前来就诊的主要症状和体征及其发生的时间。问诊时先用通俗易懂的一般性问题提问，如"您的孩子哪里不舒服？"

3. 现病史

详细记录患儿目前的主要问题。

（1）起病情况和患病时间。

（2）主要症状的特点，包括出现的部位、性质、发作的频率、持续时间、程度、缓解或加剧的因素。

（3）可能的病因和诱因。

（4）病情的发展、演变（按时间顺序记录，包括主要症状的发生、发展和出现的其他症状）。

（5）伴随症状。

（6）有临床意义的阴性症状。

（7）治疗经过（药物名称、剂量和疗效）。

（8）病后一般情况（精神、食欲、体重、睡眠和大小便等）。

4. 个人史

（1）胎儿期母亲孕次、产次、流产史（包括自然流产和人工流产）：对新生儿要详细询问母亲妊娠期情况，包括疾病、饮食、医疗保健情况、用药史、意外事故、X 线检查、出血、羊水异常、高血压、蛋白尿、血尿、糖尿、血型等。

（2）出生史和新生儿期情况：出生史包括胎龄、产程、分娩方式、接生地点（指出生场所：家庭、医院或转运途中等）；分娩前后母亲用药情况（如镇静剂、麻醉剂）；新生儿出生情况（如Apgar评分、哭声、窒息和复苏情况）。新生儿期情况包括出生体重、身长、头围、产伤、畸形、呼吸困难、发绀、皮疹、黄疸、惊厥、出血、吸吮和喂养问题、第一次胎便和小便时间、住院时间、体重增减等。

（3）喂养和营养询问：是母乳喂养还是人工喂养或混合喂养，添加维生素和辅食的种类和时间，平时食欲以及偏食情况，有无长期呕吐和腹泻等。

（4）生长发育。①运动发育：何时会抬头、独坐、站立、行走。②语言发育，何时会叫"爸爸""妈妈"和说简单句子。③对人与社会环境的反应力：何时会笑，何时会控制大小便。④体重、身长的增长情况，乳牙萌出时间。⑤学龄儿童应询问其学习成绩，年长女童还要询问月经初潮年龄。

（5）习惯和行为：进食、睡眠、体格锻炼、牙齿的清洁护理等习惯，注意询问有无不良习惯或行为障碍。

5. 过去史

（1）既往疾病：指感染性及非感染性疾病、传染病和其他与现病史有关的疾病。

（2）预防接种：包括接种项目、接种年龄和反应。

（3）意外事故、外伤和手术情况。

（4）过敏史：如湿疹、荨麻疹、哮喘等，与药物、食物及环境等因素的关系。

6. 家族史

（1）询问父母、兄弟姐妹和祖父母的年龄及健康情况。如有遗传性疾病家族史，应画出完整的家族遗传谱系图。

（2）家族中是否有下列疾病发生：如结核病、病毒性肝炎、先天畸形、精神神经疾病、风湿热、过敏性疾病、出血性疾病、免疫缺陷病、肿瘤、癫痫、糖尿病等。

（3）家族中已死亡的小儿，要询问死亡的年龄和原因，包括死胎。

7. 社会史

（1）父母婚姻状况、文化程度、职业和经济收入。

（2）环境卫生情况；患儿有无传染病的接触史（如保姆、邻居或亲戚）。

（3）当地流行病或地方病。

（4）健康保险或医疗费用来源。

书写病史时按上述顺序依次记录。

二、儿科体格检查

儿科体格检查是儿科医师的基本功之一。学龄儿童及年长儿的体格检查与成人基本相似，但婴幼儿和新生儿的生理和解剖特点与成人差别较大，又不易取得合作，故不论在内容、顺序及方法上都与成人体格检查有所不同，在临床工作中应予以重视。学龄前期小儿体格检查时若合作，可按成人方法进行；若不合作，则按婴幼儿方法进行。

（一）注意事项

（1）检查前准备好器械、听诊器等物品，应适用于受检对象，严格洗手。检查新生儿时应戴口罩，检查场地光线明亮，温度适宜。检查者要态度和蔼，可准备一些小玩具，在检查开始前与患儿逗玩，以融洽医患关系，取得配合。

（2）检查时的体位根据年龄和病情而定。未成熟儿及新生儿可躺在暖箱内或红外线辐射保温床上，婴幼儿可由父母抱着或坐在膝盖上，年长儿可让其坐着或躺在诊察台上，而危重患儿可直接在病床上进行检查。

（3）检查顺序可灵活掌握，不必完全按记录顺序进行。原则是尽量减少患儿的体位变换，可先从望诊开始，观察患儿的一般情况，然后选择易受哭闹影响的项目先检查，如心、肺听诊等。有刺激性的或易引起不适的项目，如眼、耳、鼻和口腔，特别是咽部应放在最后检查。而淋巴结、骨、关节等内容不受哭闹影响，随时均能检查。

（4）检查过程中注意保暖。听诊器和手要预先温热，避免引起不适感，尽量不要隔衣裤进行检查，以免影响结果。但脱衣暴露身体时间不要太长，以免受凉。对年长儿还应注意到他们的害羞心理，不要在人群前随意暴露他们身体。

（5）要有爱伤观点，检查手法尽量轻柔和迅速，对重危患儿要避免反复检查，以免加重病情。检查完毕应将检查器械随身带走并拉好床栏，防止患儿受伤。

（二）婴幼儿体格检查项目及方法

1. 一般情况

当小儿在随意情况下，即应观察其体位、站立姿势或步态、面部表情、眼神、对外界的反应、活动情况以及声音大小等，观察外貌并评估精神、神志、发育、营养。

2. 一般测量

（1）体温：将温度计从消毒液中取出擦干，温度计内的水银柱应在35℃标示下，测腋下温度时要擦干腋下皮肤，水银端置于腋窝，上臂夹紧，测量时间不应少于5min。也可测直肠温度，将直肠温度计轻柔、缓慢地插入肛门中，深度为长度的1/2，测量时间3min。正常小儿腋下温度为36～37℃，直肠温度为36.9～37.5℃。

（2）脉搏：触诊要在小儿安静、合作时进行，检查者将示指、中指和环指的指腹放在腕关节拇指侧的桡动脉上，压力大小以摸到搏动为宜，计数至少60s。除计数脉搏频率外还应注意节律，如节律不规则，计数应延长至2min。婴儿也可触诊颞动脉。

（3）呼吸频率：在安静情况下，计数30s内胸壁或腹壁起伏的次数。

（4）血压：测量血压时，无论取坐位还是卧位，右上臂与心脏均应在同一水平，手臂要放松。血压计袖带宽度应为上臂长的2/3，将袖带内空气排空，测压计显示为零后，将袖带缚于上臂，松紧度适宜，袖带下缘距肘窝2cm，听诊器胸件应放在肱动脉上。检查者向袖带充气，待肱动脉搏动消失，再将水银柱升高约2kPa（15mmHg），然后放出袖带中空气，使血压计水银柱以每秒0.4kPa（约3mmHg）的速度缓慢下降。出现第一个动脉音时的读数为收缩压，继续放气，动脉音渐强，然后突然减弱，最后消失，此时的读数即为舒张压。如动脉音减弱和消失之间的读数差值在2.6kPa（20mmHg）或以上，应同时记录2个读数。婴儿血压可用简易的潮红法测量：患儿取仰卧位，将血压计袖带缚于前臂腕部，紧握袖带远端的手，使之发白，然后迅速充气到10kPa以上，移去局部握压，缓慢放气，当受压处皮肤由白转红时，血压计上读数为收缩压近似值。也可用监听式超声多普勒诊断仪测量。血压不正常时，应测量双上臂血压，双上臂血压不相同或疑为心血管疾病时应测量双下肢血压。测量下肢血压时，受检者取俯卧位，袖带缚于腘窝上3cm处。

（5）体重：测量前排空大小便，脱去鞋帽和外衣，婴儿卧于体重秤秤盘中测量，小儿可用台秤。使用前均应校对体重计。如室温较低可穿衣服称，再称衣服，总重量减去衣服重量即为小儿体重。

（6）身长（高）：3岁以下的小儿用量床测量身长，受检者取卧位，头顶接触头板，检查者拉直小儿双膝部，两下肢伸直紧贴底板，移动脚板使之紧贴脚底，记录其量板数字。3岁以上的小儿应测身高，受检者赤脚，取直立位，使两足后跟、臀部及两肩胛角间均接触身长计立柱，足跟靠拢，足尖分开，两眼平视前方，测量者将滑板下移使之与颅顶点恰相接触，读取立柱上的标示数。

（7）上、下部量：受检小儿取卧位或立位，用软尺测量耻骨联合上缘至足底的垂直距离，为下部量；身长或身高减去下部量即为上部量。

（8）头围：用左手拇指将软尺零点固定于头部右侧齐眉弓上缘，软尺从头部右侧经枕骨粗隆最高处，紧贴皮肤，左右对称而回至零点进行读数。若为长发者，应在软尺经过处，将头发向上、下分开。

（9）胸围：3岁以下取卧位或立位，3岁以上取立位。检查者用左手拇指将软尺零点固定于右乳头下缘，右手拉软尺使其绕经后背（以两肩胛下角下缘为准）、经左侧回至零点进行测量，取平静呼气、吸气时的中间数。

（10）腹围：取卧位，测量婴儿腹围时将软尺零点固定在剑突与脐连线中点，经同水平位绕背一周回至零点；儿童可平脐经水平位绕背一周进行读数。

（11）腹部皮下脂肪：用左手拇指和示指在腹部脐旁锁骨中线处捏起皮肤和皮下脂肪（捏前两指距3cm），用卡尺进行测量。小儿正常皮下脂肪厚度应在0.8cm以上。

（12）上臂围：周围取左上臂中点（肩峰与尺骨鹰嘴连线中点）用软尺与肱骨垂直测量上臂周径，注意软尺只需紧贴皮肤，勿压迫皮下组织。

3. 皮肤和皮下组织

在明亮的自然采光条件下，观察皮肤色泽，注意有无苍白、潮红、黄疸、发绀、皮疹、瘀斑、脱屑、色素沉着、毛发异常等。触摸皮肤弹性、湿润度、皮下脂肪充实度及末梢毛细血管充盈情况。为减少患儿的体位变动，皮肤和皮下组织的检查在检查头、颈、胸、腹和四肢时分别进行，记录时可集中在本项目下。

4. 淋巴结

触摸全身浅表淋巴结，包括枕后、耳前、耳后、颈部和锁骨上淋巴结，腋窝、腹股沟淋巴结。注意淋巴结大小、数目、硬度及活动度，有无压痛、红肿、瘘管、瘢痕，淋巴结之间及其与皮肤之间有无粘连等。淋巴结的触诊也可在检查头、颈、胸、腹和四肢时分别进行，集中记录。

5. 头部

（1）头颅：观察有无畸形，注意头发的密度、色泽和分布（如枕秃）。正确测量前囟的大小（应测量额、顶骨形成的菱形对边中点连线），触诊颅缝，检查有无颅骨软化和颅骨缺损。出生时颅缝可稍分开或重叠，3～4个月时闭合。检查颅骨软化时，用手指加压于颞顶部或顶枕部的耳后上部，有乒乓球感时即为颅骨软化。出生时前囟为1.5～2cm，1～1.5岁时闭合。正常前囟表面平坦，如膨隆或凹陷均为异常。出生时后囟已闭合或很小，最迟在出出生后6～8周内闭合。

（2）眼：观察有无眼距增宽、眼睑红肿、眼睑外翻、眼球突出、斜视、结膜充血、异常渗出、比托斑、巩膜黄染、角膜浑浊、溃疡和鼻泪管堵塞现象。观察婴幼儿眼球是否有震颤，能随光或玩具转动，或以手指突然接近眼部观察是否有瞬目反射来粗测其视力。观察瞳孔大小、形状、是否对称，并检查直接及间接对光反射。

（3）耳：观察和触摸双侧耳郭、耳前后区，注意皮肤损伤、结节和先天畸形（如耳前瘘管、小耳、低耳位）。轻压耳后乳突区，观察有无压痛。当向上牵拉耳郭或向内压耳屏时，婴幼儿出现痛苦表情，此时应考虑有中耳炎的可能。观察双侧外耳道，注意皮肤有无异常和溢液。怀疑为中耳炎者应做耳镜检查。病情需要时应做听力检查。

（4）鼻：观察鼻的外形，注意有无畸形、鼻翼翕动，有渗出物者注意其性质。

（5）口腔：观察唇、颊黏膜、牙齿、牙龈和舌，正常小儿口唇红润而有光泽，注意有无苍白、发绀、口角糜烂、皲裂和唇裂；正常黏膜表面光滑，呈粉红色，注意有无充血、糜烂、溃疡、出血、麻疹黏膜斑和鹅口疮；注意腮腺导管口有无红肿。乳牙是否萌出、牙齿数目、牙列是否整齐、有无牙缺损或龋齿，以及修补情况；检查牙龈时，注意有无肿胀、出血和色素沉着。检查舌时，注意舌面、形态、运动对称性和溃疡等。检查口底和舌底部，用压舌板轻挑舌尖，观察有无异常舌系带或舌下囊肿。检查咽部时要有良好的光照条件，检查者一手固定头颅，另一手用拇指、示指和中指拿压舌板，小指尺侧固定于患儿一侧面颊，将压舌板伸入口内轻压舌根部，动作要准确迅速，利用吞咽反射暴露咽部的短暂时间，迅速观察软腭、腭垂、舌腭弓和咽后壁，注意有无充血、疱疹、滤泡、假膜、溃疡，扁桃体有无肿大及渗出，渗出物的性质，软腭是否对称。

6. 颈部

观察颈部外形、皮肤及活动度，注意是否对称，有无肿块、畸形（如先天性斜颈、短颈和颈蹼等），观察有无皮损和颈活动受限。观察颈静脉是否充盈或怒张。婴儿由于颈部较短，脂肪丰富，颈静脉不易看到。如果明显可见即提示静脉压增高。检查颈肌张力，注意有无颈部强直、角弓反张或肌无力。触摸甲状腺有无肿大、气管位置是否居中。

7. 胸部

（1）胸廓：观察胸部外形和对称性，正常情况下，婴儿胸部略呈桶状，前后径约等于横径；随着年龄增长，横径渐增超过前后径。注意儿童期可能发生的畸形，如鸡胸、漏斗胸和肋膈沟等。触诊胸壁有无包块和压痛等。检查乳房和腋窝，注意有无乳晕增大和色素沉着以及乳房隆起和渗出物，腋毛的出现是性征发育的征象之一。

（2）心脏。

1）望诊：观察心前区有无隆起以及心尖搏动的部位、强度和是否弥散（搏动范围一般不超过 2～3cm），较胖的儿童不易观察到心尖搏动。

2）触诊：触摸心尖搏动位置，大多数婴儿的心尖搏动在左侧第 4 肋间隙乳线内；分别触诊胸骨左缘第 2、第 3、第 4 肋间隙以及各瓣膜区。如在胸骨左缘第 2 肋间隙触到收缩期震颤，提示肺动脉狭窄或动脉导管未闭；在胸骨左缘第 3、第 4、第 5 肋间隙触到收缩期震颤，提示室间隔缺损；二尖瓣区触到收缩期震颤提示二尖瓣闭锁不全，触到舒张期震颤提示二尖瓣狭窄；三尖瓣区触到较强的搏动提示右心室肥厚。

3）叩诊：叩诊相对浊音界，常采用直接叩诊法。①左界：2 岁时叩诊从第 4 肋间心尖搏动外 2cm 开始，由外向内叩诊；3 岁以上叩诊从第 5 肋间心尖搏动外 2cm 开始，由外向内叩诊。②右界：从肝浊音界上一肋间开始，由外向内叩诊，动作较成人叩诊轻，否则心脏叩诊相对浊音界会较实际小。测量左界时以左乳线为标志，量出心左界距该线的内或外距离，测量右界时以右胸骨旁线为标志，量出右界距该线的距离。

4）听诊：由于小儿心率较快，听诊者应仔细区分第一和第二心音。婴儿心尖区第一和第二心音响度几乎相等，肺动脉瓣区第二音比主动脉瓣区第二音为响。除了注意心音强弱外，还应注意节律，是否有期前收缩（又称早搏），其频度如何。由于婴儿以先天性心脏病为多见，故听诊重点位置应在胸骨左缘。先用膜型胸件紧贴胸壁分别沿胸骨左缘听诊第 2、第 3、第 4 肋间隙，以及主动脉瓣区、二尖瓣区、三尖瓣区。如闻及杂音，应注意性质、响度、与心动周期的关系、是否广泛传导等。然后再用钟形胸件按同样顺序进行听诊。

（3）肺。

1）望诊：观察胸廓活动度和对称性，注意呼吸频率、节律和呼吸方式。小儿以腹式呼吸占优势。

2）触诊：将双手分别对称地放在胸壁两侧，当小儿啼哭或发音时，判断两侧语颤强度是否相等。

3）叩诊：用直接叩诊法（即用 1 ~ 2 个手指直接叩击胸壁），从上到下、从外向里、双侧对称地叩诊双肺野。正常叩诊为清音，婴儿胸壁较薄，叩诊音相对较成人更明显，不要误认为是过清音。如出现浊音、实音和过清音为异常叩诊音。肩胛骨上叩诊无意义；左侧第 3、第 4 肋间处靠近心脏，叩诊音较右侧对称部位稍浊；右侧腋下部因受肝的影响，叩诊音稍浊；左腋前线下方有胃泡，叩诊时产生过清音，检查时应予注意。

4）听诊：从上到下、从外向里，分别听诊前肺野和后肺野，注意双侧对比。由于婴儿胸壁薄，呼吸音较成人稍粗，几乎均为支气管肺泡呼吸音，甚至有时出现支气管呼吸音，不应视为异常。小儿哭闹时影响听诊，可在啼哭时深吸气末进行听诊。听诊应特别注意双侧肺底、腋下和肩胛间区，这些部位较容易听到湿啰音，有助于肺炎的早期诊断。

8.腹部

（1）望诊：观察腹部皮肤，注意腹部外形。正常婴儿卧位时，腹部较胸部高。注意有无胃肠蠕动波、脐部分泌物、腹壁静脉扩张。

（2）触诊：触诊腹部时，从左下腹开始，按逆时针方向，先浅后深地触诊全腹部。注意肝、脾大小及质地，有无包块；通过观察小儿面部表情判断有无压痛，注意检查麦氏点有无压痛和反跳痛。正常婴儿肝肋下可触及 1 ~ 2cm，脾肋下偶可触及，质地柔软、表面光滑、边缘锐利。最后触诊双侧肾。婴儿哭闹时影响腹部触诊，故可哺以母乳或吸吮奶头使其保持安静。

（3）叩诊：从左下腹开始按逆时针方向叩诊全腹部，正常为鼓音。然后在右锁骨中线上叩诊肝上、下界，左剑突下叩诊肝浊音界。最后检查肝叩击痛。如疑有腹水，应检查移动性浊音。

（4）听诊：用膜式听诊器听诊肠鸣音至少 1min，如未闻及肠鸣音，应听诊 5min。注意频率（正常每分钟 3 ~ 5 次）、强度、音调。婴儿因肠壁较薄，有时可闻及活跃的肠鸣音。如疑有血管疾病，应用钟式听诊器听血管杂音，听诊主动脉杂音的位置在剑突下与脐之间的中点。

9. 脊柱和四肢

（1）脊柱。①望诊：观察脊柱的形态，注意有无畸形，如脊柱前、后、侧凸；观察脑脊膜有无膨出。②触诊：从上到下触诊棘突有无压痛。

（2）四肢。①望诊：分别观察上肢和下肢的对称性，注意畸形，如手镯、多指（趾）、手（足）蹼和小指弯曲、杵状指（趾）、O 形腿、X 形腿、踝内翻、踝外翻、肌肉外形（萎缩或假性肥大）、关节肿胀、皮疹、水肿等，指压胫前和脚背检查凹陷性水肿。②触诊：分别触诊肩、肘、腕、掌、髋、膝、踝、指（趾）关节有无压痛。同时被动检查上述各关节运动。检查四肢肌力及肌张力。如疑有血管疾病，应触诊股动脉、腘动脉和足背动脉。

10. 外生殖器

充分暴露检查部位，观察外生殖器的发育，注意有无畸形、水肿、溃疡、损伤和感染的征象。观察阴毛是否出现，此为性征发育的证据之一。

（1）男性检查阴茎，用拇指和示指上翻包皮、注意有无包皮过长或包茎和尿道下裂；检查尿道口有无红肿和渗出；观察阴囊有无肿大，如有肿大应做透光试验：以不透光的纸片卷成圆筒，一端置于肿大部位，另一端以手电照射，被遮处阴囊如为橙红色、半透明状，多为睾丸鞘膜积液，如不透明多为睾丸肿瘤或腹股沟斜疝；触诊双侧睾丸是否下降，如未下降至阴囊内，应通过腹股沟外环检查是否在腹股沟管内。

（2）女性检查阴蒂、阴道前庭和尿道口，分开小阴唇、暴露前庭，检查有无红肿，尿道口和阴道口有无分泌物。检查处女膜有无闭锁及损伤，小阴唇有无粘连。一般不做阴道检查。如病情需要应请妇科专家会诊。

11. 肛门、直肠

望诊肛门会阴区，注意有无出血、分泌物、红肿及直肠脱垂或外痔等。用左手拇指和示指轻轻分开臀沟，暴露整个肛门，观察有无瘘管和肛裂。必要时做直肠指诊，具体方法：检查者戴好手套，在小指上涂以少量液状石蜡，将小指轻轻加压于肛门括约肌数秒钟，让其松弛后，轻轻地插入肛门，再以旋转动作渐向直肠深入，注意直肠有无结节、息肉、有无触痛，再以旋转方式退出肛门，观察指套上有无血液、脓液，有大便则送常规检查。

12. 神经系统

（1）浅反射：腹壁反射和提睾反射（4 个月以下婴儿可为阴性）。

（2）深反射：肱二头肌反射和膝腱反射。

（3）病理反射：巴氏征（2岁以下小儿，该反射可为阳性，但如单侧阳性则有一定临床意义）。另外，尚需检查脑膜刺激征（颈强直、布氏征、克氏征）等，方法同成人体检。

由于小儿难于合作，神经系统检查一般仅做以上要求。如疑有神经系统疾病，应做全面详细的神经系统专科检查。

（三）新生儿出生后产房内体格检查内容和方法

新生儿出生后在产房内初次体格检查的重点是：① Apgar 评分。②是否有先天畸形。③妊娠期或分娩时因临床需要用的一些药物对新生儿的影响程度。④是否存在感染或代谢性疾病的征象。

（四）新生儿全面体格检查内容和方法

1. 一般情况

观察外貌，注意神志、反应、发育和营养以及仰卧位时的体位。正常新生儿哭声响亮，对声、光、疼痛等刺激有良好的反应。足月新生儿胎毛少，耳壳软骨发育良好，乳晕清楚，乳头突起，乳房可摸到结节，四肢屈曲，整个足底有较深的足纹。男婴睾丸下降，女婴大阴唇遮盖小阴唇。营养状况可根据体重和皮下脂肪评估。对所有新生儿都应进行胎龄评估。

2. 一般测量

（1）测量体温：首次测温常采用肛表，可排除无肛门或直肠闭锁。

（2）触诊脉搏（桡动脉或足背动脉）：至少60s。安静状态下，新生儿正常脉搏为每分钟 120～140 次。

（3）测量呼吸频率：观察30s内腹部起伏的次数，正常呼吸频率为每分钟 40～45次，但初生几个小时内可更快。新生儿呼吸有时有 5～10s 短暂停顿，属正常。如呼吸停止20s以上伴心率减慢（< 100 次/分）或发绀为呼吸暂停，必须紧急处理。

（4）测血压：可应用监听式超声多普勒诊断仪或简易潮红法测量。

（5）测量体重：出生体重要求在出生后 1h 内测量。

（6）测量身长。

（7）测量头围。

（8）测量胸围。

根据体重和胎龄判断是否属于小于胎龄儿或大于胎龄儿。

3. 皮肤和淋巴结

新生儿皮肤红润，应注意全身皮肤有无黄疸、发绀、苍白、皮疹、瘀点、瘀斑、皮下坏疽、深部脓肿和颈部、腋下和腹股沟部位的糜烂。鼻部粟粒疹和胎记应视为正常。新生儿浅表淋巴结不易触及，但约 1/3 新生儿可在颈、腋下和腹股沟触到淋巴结，直径不超过 1cm。

4. 头颈部

（1）头颅：观察有无水肿、血肿、产伤和脑膨出。有头皮水肿者注意是否同时伴有头颅血肿，后者常在出生后 2～3d 较明显，范围不超过颅缝。触摸颅缝，包括额缝、冠状缝、矢状缝和人字缝，注意有无颅缝重叠或颅缝分开，颅缝活动度如何。触诊颅骨是否有软化或缺损，颅骨软化多见于过期产儿或未成熟儿，出生后数周消失。检查前囟的大小和张力，前囟过大由骨化延迟所致，可由甲状腺功能低下、21-三体综合征、宫内营养不良、先天性佝偻病、骨生成不良等原因引起。

（2）眼：让新生儿自然睁眼，如遇哭闹或闭眼，可轻摇小儿头部。观察新生儿眼球随光源或检查者运动可粗略估计视力。观察眼裂的大小，双眼的距离，有无斜视、结膜充血、巩膜黄疸、角膜浑浊、分泌物。瞳孔大小及对称性，对光反射。

（3）耳：检查耳郭位置、外形及对称性，注意有无先天性畸形，如耳前赘生物、窦道、脂肪瘤等；观察耳道处有无脓性分泌物。观察新生儿对声音刺激的反应（如眨眼或四肢的活动）可粗略估计听力。

（4）鼻：观察鼻的外形，注意有无畸形、鼻翼翕动、渗出物、呼吸受阻（张口呼吸）。

（5）口：检查有无唇裂、胎生牙、鹅口疮、溃疡、腭裂。检查舌的大小、位置和咽部。

（6）颈：仰卧位时，新生儿颈部不易观察，可用一手托起背部，让头稍下垂，使颈部充分暴露。检查颈部异常情况，如包块、斜颈、颈蹼和运动受限等。颈蹼见于特纳（Turner）综合征和努南（Noonan）综合征，斜颈常继发于胸锁乳突肌肿块，囊性水瘤是新生儿最常见的颈部肿块。坐位时检查颈部肌力：握住婴儿双肩部，让其从卧位到坐位，正常婴儿头、颈和躯干应在一条线上保持 1s 以上。触诊气管位置是否居中以及锁骨有无骨折。

5. 胸部

（1）望诊：观察胸廓有无畸形，新生儿呈桶状胸。注意呼吸运动是否对称、有无凹陷、呼吸频率及呼吸类型是否正常。有些新生儿在啼哭时可见胸廓轻度凹陷，如不伴有呻吟，也属正常。另外，正常新生儿受来自母体雌激素的影响可出现乳房增大、乳汁分泌和乳晕色素沉着，属暂时性生理现象。

（2）触诊：用单指触摸心尖搏动位置，正常新生儿偶可触及心前区搏动，如位置异常，可能提示有气胸、膈疝或心脏转位等情况。疑有心脏疾病时，注意触诊胸骨左缘第 2

肋间隙、第3肋间隙、第4肋间隙、主动脉瓣区和心尖区是否有震颤。

（3）叩诊：对称性叩诊双肺前、后和侧面；用中指在第4肋间隙左乳线外2cm开始由外向内直接叩诊心脏相对浊音界。新生儿心界叩诊准确度较差。

（4）听诊：对称性听诊双肺前、后和侧面，新生儿胸壁较薄，故呼吸音较成人强，多是支气管呼吸音。如出生时无呼吸困难的表现而闻及少量湿性啰音，应视为正常。听诊心脏：同婴幼儿，包括胸骨左缘第2、第3、第4肋间隙，主动脉瓣区，二尖瓣区和三尖瓣区，仔细听诊心率、心律、心脏杂音等内容。新生儿正常心率为120～140次/分，可有短时减慢或加快。有时心率可＜100次/分，但刺激后可加快，仍属正常。新生儿早期出现心脏杂音的临床意义不是很大。如出出生后1～2d闻及心脏杂音，接着即消失，常为动脉导管关闭过程，不应视为先天性心脏病。有时严重先天性心脏病可无杂音，如大血管错位。如心脏杂音很响，则应引起注意。注意右胸部的听诊，以免遗漏右位心的诊断。检查心脏时，应同时检查毛细血管充盈及周围脉搏情况。股动脉搏动减弱提示有主动脉缩窄可能，水冲脉可见于动脉导管未闭。

6. 腹部

（1）望诊：观察腹部外形和对称性、肠蠕动波、脐带脱落、脐疝、脐部渗出物和性质、脐轮红肿。

（2）触诊：轻柔触诊全腹部，注意有无包块。由于新生儿腹壁较薄，浅触诊即可触及肝和脾，肝在右肋下2cm，脾在左肋下1cm处触及均视为正常。

（3）叩诊：叩诊全腹部。

（4）听诊：听诊腹部，注意肠鸣音是否活跃或减弱。

7. 脊柱和四肢

（1）检查有无脑脊膜膨出，四肢有无畸形，如多指（趾）等。四肢活动是否对称。腰骶部皮肤是否有窦道或凹陷等。

（2）检查上肢肌张力（前臂回缩）：新生儿于仰卧位，检查者用手拉直自然弯曲的前臂，然后放手，若新生儿前臂立刻回复到先前弯曲的位置，即为正常。

（3）检查下肢肌张力（腘窝角）：新生儿于仰卧位，其骶骨接触检查台面，髋关节屈曲，检查者一手握住新生儿的两小腿，上提并测量大腿与小腿之间的角度（腘窝角），正常为80°～90°。

8. 外生殖器

观察外生殖器的发育，注意有无畸形、肿胀、损伤或感染。①男性：检查有无包茎和尿道下裂，睾丸是否下降，阴囊有无肿大。②女性：观察大、小阴唇，大阴唇应遮盖小阴唇。检查处女膜有无畸形和损伤，阴道前庭有无分泌物。

9. 肛门

检查肛门和肛周围区，注意有无肛门闭锁、肛瘘、肛裂或肛周脓肿。

10. 神经系统

新生儿的体位和肌张力前已述及。肌力可通过观察对称性的自主运动来评估。肌力与肌张力有关。新生儿神经系统检查重点如下。

（1）觅食反射：当刺激颊部时引出该反射，婴儿张嘴转向刺激方向。

（2）吸吮反射：当奶头放入口腔内即引出该反射，出现吸吮动作。

（3）握持反射：当检查者将手指触及婴儿手掌时，婴儿即握住检查者手指。

（4）拥抱反射：将婴儿仰卧在检查台，头部伸出台边并用手托住，然后将婴儿头部突然下降几厘米，新生儿会出现躯干伸直，双上肢对称性外展，手指张开，双腿轻微屈曲，然后双上肢收回胸前呈现拥抱动作。

（5）不对称颈紧张反射：迅速将仰卧的婴儿头转向一侧，此时面部所向一侧的手臂和小腿即展开，另一侧的臂腿呈现屈曲状态。

（6）踏步反射：将婴儿扶为直立位，并让足底接触检查台面，身体略向前倾，此时表现踏步动作。

第二节　儿科 X 线诊断技术

一、分类

X 线成像分为传统 X 线检查技术和数字 X 线成像技术。

（一）传统 X 线检查技术

传统 X 线检查技术是 1895 年德国科学家伦琴发现了 X 线之后应用于临床的，现在仍是临床诊断简单、实用的检查方法，可应用于各系统和人体各部位的检查。缺点是对小儿有 X 线辐射，检查要严格掌握指征。

传统 X 线成像检查方法包括常规检查、特殊检查和造影检查三大类。

1. 常规检查

常规检查有透视和普通 X 线摄影。

（1）透视：透视适用于人体自身组织的天然对比较好的部位。胸部透视可观察肺、心脏和大血管；腹部透视观察有无肠道梗阻和膈下游离气体；骨关节透视主要观察有无骨折脱位及高密度异物，在透视下进行各种造影和介入。

（2）普通X线摄影：普通X线摄影是临床上最常用、最基本的检查方法，适用于人体的任何部位，所得照片称为平片。

2.特殊检查

常用的有体层摄影、高千伏摄影、软X线摄影和放大摄影等。

（1）体层摄影：是使某一选定层面上组织结构的影像显示清晰，同时使层面以外的其他组织影像模糊不清的检查技术。常用于平片难以显示、重叠较多和较深部位的病变，有利于显示病变的内部结构、边缘、确切部位和范围等。随着CT的出现和重建技术的发展，体层摄影已很少应用。

（2）高千伏摄影：是用120kV以上管电压产生穿透力较强的X线以获得在较小的密度值范围内显示层次丰富的光密度影像照片的一种检查方法。

（3）软X线摄影：40kV以下管电压产生的X线，能量低，穿透力较弱，故称"软X线"。通常由钼靶产生，故又称为钼靶摄影。软X线摄影常用于乳腺、阴茎、咽喉侧位等部位的检查。

（4）放大摄影：利用X线几何投影原理使X线影像放大，用于观察骨小梁等细微结构。

3.造影检查

普通X线检查依靠人体自身组织的天然对比形成影像，对于缺乏自然对比的结构或器官，可将密度高于或低于该结构或器官的物质引入器官内或其周围间隙，人为地使之产生密度差别而形成影像，此即造影检查。引入的物质称为对比剂，也称造影剂。

（二）数字X线成像技术

数字X线成像技术包括计算机X线摄影、数字X线摄影和数字减影血管造影。

1.计算机X线摄影（CR）

CR是使用可记录并由激光读出X线影像信息的成像板（IP）作为载体，经X线曝光及信息读出处理，形成数字式平片影像。

2.数字X线摄影（DR）

DR是在X线电视系统的基础上，利用计算机数字化处理，使模拟视频信号经过采样和模/数转换后直接进入计算机形成数字化矩阵图像。包括硒鼓方式、直接数字X线摄影和电荷耦合器件摄影机阵列等多种方式。

3. 数字减影血管造影（DSA）

DSA 是 20 世纪 80 年代继 CT 之后出现的一种医学影像学新技术，它将影像技术、电视技术和计算机技术与常规的 X 线血管造影相结合，是数字 X 线成像技术之一。基本设备包括 X 线发生器、影像增强器、电视透视、高分辨率摄像管、模 / 数转换器、电子计算机和图像储存器等。其基本原理是以 X 线发生器发出的 X 线穿过人体，产生不同程度的衰减后形成 X 线图像，X 线图像经影像增强器转换为视频影像，然后经电子摄像机将其转变为电子信号，再经对数增幅、模 / 数转换、对比度增强和减影处理，产生数字减影血管造影图像。

二、临床应用

X 线技术对下列疾病可提供快速诊断。

（一）传统 X 线检查技术的临床应用

1. 呼吸系统

肺不发育和肺发育不全、肺透明膜病、湿肺病、吸入性肺炎、大叶性肺炎、支气管肺炎、金黄色葡萄球菌肺炎、支原体肺炎、间质性肺炎、肺囊肿、小儿肺结核、膈疝、纵隔气肿、脓胸、气胸与液气胸、胸腔积液、特发性肺含铁血黄素沉着症、气管支气管异物。

2. 循环系统

常规摄取后前位和左侧位照片，摄片要求位置端正，心脏轮廓清晰，通过正位像可观察降主动脉及气管、主支气管，肺门及周围血管清晰可见。左侧位片可借助食管吞钡观察左心房，鉴别纵隔与大血管病变，观察下腔静脉与左心室关系。左前斜位指患儿向右旋转 60°~ 70° 照片，适宜观察左右心室及右心房大小和主动脉弓（降）部全貌，右前斜位照片指患儿向左旋转 45°~ 55° 同时吞钡的照片观察左心房与食管关系，判断左心房大小并可观察右心室流出道，肺动脉段突出程度。复杂型先天性心脏病例摄片应包括上腹部，便于肝、脾、胃位置的观察。

3. 消化系统

先天性贲门失弛缓症、食管裂孔疝、幽门肥厚性狭窄、肠套叠、坏死性小肠结肠炎、先天性巨结肠。

4. 泌尿系统

肾胚胎瘤（肾母细胞瘤或 Wilms 瘤）、神经母细胞瘤。

5. 骨骼系统

软骨发育不全、佝偻病。

（二）高千伏摄影的临床应用

常用于胸部，能较好地显示气管、主支气管、肺门区支气管和被骨骼及纵隔重叠的结构和病灶。

（三）CR 系统的临床应用

对骨结构、关节软骨及软组织的显示优于传统的 X 线成像。能清晰显示听小骨、前庭、半规管等结构，并能准确判断鼻窦窦壁有无骨质破坏。CR 对肺部结节性病变的检出率及显示纵隔结构如血管及气管等方面优于传统 X 线检查，但在间质性病变和肺泡病变的显示上不如传统 X 线检查。CR 在显示肠管积气、气腹和泌尿系结石等病变方面优于传统 X 线摄影。

（四）DR 的临床应用

DR 的临床应用范围与 CR 基本相同。

第三节　儿科磁共振诊断技术

一、概述

磁共振成像（MRI）是利用原子核在磁场内共振所产生的信号经重建成像的一种成像技术。MRI 是无创性检查，无 X 线辐射，且分辨率高。对新生儿缺氧缺血性脑病、脑先天畸形、血管性疾病、蝶鞍区及颅后窝等病变的诊断优于其他影像学方法。基本原理是通过对静磁场中的人体施加某种特定频率的射频脉冲，使人体组织中的氢质子受到激励而发生磁共振现象，当终止射频脉冲时，质子在弛豫过程中感应出磁共振信号，经过对 MR 信号的接收、空间编码和图像重建等处理过程，即产生 MR 图像。

二、临床应用

（一）儿科磁共振成像临床常规应用

可用于诊断脑先天畸形，如胼胝体发育畸形；神经皮肤综合征，如神经纤维瘤病、结节硬化；脑血管畸形，如脑内动脉瘤、烟雾病。对颅内各种肿瘤的诊断具有明显优势。对溶酶体贮积病、线粒体脑肌病、颅内感染、多囊性脑软化、新生儿缺氧缺血性脑病、早产儿脑损伤、颅内出血、蛛网膜囊肿、脊髓肿瘤等神经系统病变的诊断给临床医生提供了可靠依据。MRI是其他影像学胸部病变检查的补充。MRI能显示纵隔的确解剖结构，显示纵隔肿瘤的大小、形态、轮廓、范围及肿瘤是否有液化坏死和出血，肿瘤与心脏大血管、气管和食管的关系。腹部MRI检查的适应证是肝、胆、胰肿瘤，胆总管囊肿，胆管闭锁，胰管畸形，腹膜后肿瘤，腹腔囊肿等。小儿泌尿系统磁共振水成像（MRU）技术是近年发展起来的一项新技术，适用于小儿各种疾病尤其是泌尿系统积水性疾病的检查。还适用于肾、腹腔囊性疾病，以及肾肿瘤等的诊断。

（二）脉冲序列应用

常用的有自回旋波（SE）序列、梯度回波（GRE）序列、反转恢复（IR）序列等。

1. SE 序列

SE序列是临床上常用的成像序列。T_1WI适于显示解剖结构，也是增强检查的常规序列；T_2WI更易于显示水肿和液体，而病变组织常含有较多水分。

2. GRE 序列

GRE序列是临床上常用的快速成像脉冲序列。主要用于屏气下腹部单层面快速扫描、动态增强扫描、血管成像、关节病变检查。

3. IR 序列

主要用于获取重T_1WI，以显示解剖，通过选择适当的反转时间可得到不同质子纵向磁化的显著差异，获得比SE脉冲系列更显著的T_1加权效果。

（三）功能磁共振成像（fMRI）

功能磁共振成像是在病变还未出现形态变化之前，利用功能变化来形成图像，以进行疾病早期诊断或研究某一脑部结构及功能的技术。主要包括弥散成像、灌注成像和皮质激发功能定位成像等。

第四节 儿科 CT 诊断技术

一、概述

计算机体层摄影（CT）技术是由 Conmack AM 和 Hounsfied CN 发明的，显示的是人体某个断层的组织密度分布图，图像清晰，提高了病变的检出率和诊断准确率，应用于临床以来有了飞速发展。螺旋 CT 由单排发展到现在的 64 排，一次曝线可获多层信息，提高了 X 线利用率，减少了曝线剂量，扫描覆盖面增大，扫描速度提高。CT 成像的基本原理是用 X 线束对人体检查部位一定厚度的层面进行扫描，由探测器接收该层面上各个不同方向的人体组织对 X 线的衰减值，经模 / 数转换输入计算机，通过计算机处理后得到扫描层面的组织衰减系数的数字矩阵，再将矩阵内的数值通过数 / 模转换，用黑白不同的灰度等级在荧光屏上显示出来，即构成 CT 图像。

二、临床应用

（一）平扫、增强扫描检查

1. 小儿颅脑疾病

脑裂畸形、脑灰质异位、胼胝体发育不全、透明隔发育畸形、小脑扁桃体延髓联合畸形；新生儿缺氧缺血性脑病、新生儿颅内出血、外部脑积水；先天性巨细胞包涵体病毒感染、先天性弓形体感染、先天性风疹感染、新生儿单纯疱疹病毒感染、病毒性脑炎、结核性脑膜炎；小脑幕上室管膜瘤、大脑半球原始神经外胚瘤或胚胎性肿瘤；小脑幕上脑室内肿瘤（脉络丛肿瘤、室管膜下巨细胞星形细胞瘤）、鞍上池及下丘脑 - 视交叉部位肿瘤（颅咽管瘤、下丘脑错构瘤）、松果体区肿瘤（生殖细胞瘤、畸胎瘤、松果体母细胞瘤）。

2. 小儿胸部疾病

支气管囊肿、肺隔离症、特发性肺间质纤维化、朗格汉斯巨细胞组织细胞增生症、白血病、特发性肺含铁血黄素沉着症、肺炎、肺结核、前纵隔肿瘤（胸腺瘤、生殖细胞瘤）、中纵隔肿瘤（恶性淋巴瘤、气管囊肿）、后纵隔肿瘤（神经母细胞瘤、食管囊肿）。

3. 小儿腹部 CT 诊断

肝母细胞瘤、肝脓肿、胆总管囊肿、先天性肝内胆管扩张、急性胰腺炎、胰腺囊肿、胰母细胞瘤、肾母细胞瘤、肾恶性横纹肌样瘤、肾上腺出血、肾上腺神经母细胞瘤。

（二）特殊扫描

1. 薄层扫描

薄层扫描是指扫描层厚 < 5mm 的扫描，用于检查较小病灶或组织器官和三维重组后处理。

2. 重叠扫描

扫描时设置层距小于层厚，使相邻的扫描层面有部分重叠，避免遗漏小的病灶。

3. 靶扫描

对感兴趣区进行局部放大扫描的方法，可明显提高空间分辨率，主要用于肺小结节、内耳、垂体及肾上腺等小病灶或小器官的检查。

4. 高分辨率 CT（HRCT）扫描

采用薄层扫描、高空间分辨率算法重建及特殊的过滤处理，可取得有良好空间分辨率的 CT 图像，对显示小病灶及细微结构优于常规 CT 扫描。常用于肺部弥漫性间质性或结节性病变、垂体、内耳或肾上腺等检查。

第五节　儿科超声诊断技术

一、概述

超声波为一种机械波，具有反射、散射、衰减及多普勒效应等物理特性，通过各种类型的超声诊断仪，将超声发射到人体内，其在传播过程中遇到不同组织和器官的分界面时，将发生反射或散射形成回声，这些携带信息的回声信号经过接收、放大和处理后，以不同形式将图像显示在荧光屏上，即为超声图像。其优点是无损伤、无辐射、方便，新生儿在暖箱内时即可操作。

二、临床应用

（一）儿科超声波常规应用

早产儿缺氧缺血性脑损伤包括早产儿颅内出血、早产儿脑室周围白质软化、新生儿缺氧缺血性脑病、脑先天性畸形、颅内感染（包括宫内感染和出生后感染）、肾肿块（包括肾母细胞瘤、婴儿型多囊肾、成人型多囊肾、肾积水）、肾上腺肿块（包括神经母细胞瘤、新生儿肾上腺出血）、肝肿块（包括肝母细胞瘤和肝癌、肝血管瘤、肝脓肿）、肝大（包括胆管闭锁和新生儿肝炎、脂肪肝、肝糖原累积病）、脾肿块（包括脾囊肿、脾脓肿、淋巴瘤）、其他囊性肿块（包括肠系膜囊肿、囊性畸胎瘤、肠重复囊肿、胆总管囊肿、卵巢囊肿、子宫阴道积液）、其他实质性肿块（包括淋巴瘤、横纹肌肉瘤）、急腹症（包括急性阑尾炎、肠套叠、肥厚性幽门狭窄、肠旋转不良）、腹腔脏器损伤等。

（二）病变的形态学研究

超声检查可获得各脏器的断面成像图，显示器官或病变的形态及组织学改变，对病变作出定位、定量及定性诊断。

（三）功能性检查

通过检测某些脏器、组织生理功能的声像图变化或超声多普勒图上的变化作出功能性诊断，如用超声心动图和多普勒超声检测心脏的收缩及舒张功能、用实时超声观察胆囊的收缩和胃的排空功能。

（四）器官声学造影

本法是将某种物质引入靶器官或病灶内以提高图像信息量的方法。此技术在心脏疾病的诊断方面已经取得良好效果，能够观察心脏分流、室壁运动和心肌灌注情况，测定心肌缺血区或心肌梗死范围及冠状动脉血流储备。目前此技术已推广至腹部及小器官的检查。

（五）介入性超声的应用

本法包括内镜超声、术中超声和超声引导下进行经皮穿刺、引流等介入治疗。高能聚焦超声还可用来治疗肿瘤等病变。

第三章 儿科疾病的治疗方法

第一节 水、电解质和酸碱平衡紊乱

一、小儿体液平衡的特点

（一）体液的总量和分布

体液以细胞膜为界分为细胞内液和细胞外液两大部分，细胞外液由血浆和间质液组成。细胞内液和血浆液量相对固定，与成人相近，而间质液量变化较大。年龄越小，体液总量相对越多，间质液量所占的比例也越大。当小儿发生急性脱水时，细胞外液首先丢失，故脱水症状可在短期内立即出现。

（二）体液的电解质组成

细胞内液以 K^+、Mg^{2+}、HPO_4^{2-} 和蛋白质等离子为主。K^+ 大部分处于离解状态，维持细胞内液的渗透压。细胞外液的电解质以 Na^+、Cl^-、HCO_3^- 等离子为主，其中 Na^+ 占该区阳离子总量 90% 以上，对维持细胞外液的渗透压起主导作用。小儿与成人相似，唯出生后数日内新生儿血钾、氯、磷和乳酸偏高，血钠、钙和碳酸盐偏低。

（三）水代谢的特点

1. 水的需要量相对较大、交换率高

由于小儿生长发育快，活动量大、机体新陈代谢旺盛，体表面积大、呼吸频率快使不显性失水较多，摄入热量、蛋白质和经肾排出的溶质均较高，故小儿水的需要量大。年龄越小，水的出入量相对越多。婴儿每天水的交换量为细胞外液的量的 1/2，而成人仅为 1/7，故婴儿体内水的交换率比成人快 3 ~ 4 倍。按体重计算，小儿年龄越小，每天水的需求量相对越大，不显性失水相对越多，对缺水的耐受力也越差，在病理情况下较成人更易发生脱水。

2. 体液平衡调节功能不成熟

正常情况下，水分排出的多少主要靠肾的浓缩和稀释功能调节，也是唯一能控制细胞

外液容量与成分的重要器官。小儿肾功能不成熟，年龄越小，肾功能对体液平衡的调节作用越差。新生儿和婴儿肾最大浓缩能力只能将尿液渗透浓缩至 700mOsm/L，比重为 1.020（成人 1400mOsm/L，比重为 1.035），每排出 1mmol/L 溶质时需要带出 1.0 ～ 2.0mL 水（成人需要带出 0.7mL）。故小儿在排出同量溶质时所需水量较成人多，尿量相对较多。当入水量不足或失水量增加时，易超过肾浓缩能力的限度，发生代谢物滞留和高渗性脱水。小儿肾的稀释能力相对较好，在出生 1 周时达成人水平，但由于肾小球滤过率低，因此水的排泄速度较慢，摄水过多易导致水肿和低钠血症。另外，由于小儿肾排钠、排酸、产氨能力差，也容易发生高钠血症和酸中毒。

二、水、电解质和酸碱平衡失调

（一）脱水

脱水是指由于丢失液体过多或摄入不足使体液总量尤其是细胞外液量减少。脱水时除水分丢失外，同样伴有钠、钾和其他电解质的丢失。

1. 脱水程度

脱水的程度是以丢失液体量占体重的百分比来表示。一般通过询问病史，根据皮肤弹性、黏膜干燥程度、眼窝和前囟凹陷与否、循环及尿量等临床表现综合分析判断。一般将脱水分为 3 度，以等渗性脱水为例，脱水的分度及临床表现。营养不良患儿因皮下脂肪少，皮肤弹性差，容易把脱水程度估计过高，而肥胖小儿皮下脂肪多，脱水程度常易估计过低，临床上应予注意，不能单凭皮肤弹性来判断，应综合考虑。

2. 脱水性质

脱水性质往往反映了水和电解质的相对丢失量，钠是决定细胞外液渗透压的主要成分，所以临床常根据血清钠水平将脱水分为低渗性脱水、等渗性脱水、高渗性脱水 3 种。其中以等渗性脱水最常见，其次为低渗性脱水，高渗性脱水少见。不同性质脱水的临床表现不同。

（二）酸碱平衡紊乱

正常血液的 pH 维持在 7.35 ～ 7.45。而血液的 pH 主要取决于 $[HCO_3^-]/[H_2CO_3]$ 比值，正常时其比值为 20/1。当某种原因使两者比值发生变化或体内代偿功能不全时，体液 pH 就发生改变，超出 7.35 ～ 7.45 的范围，出现酸碱平衡的紊乱。发生酸碱平衡紊乱后，如果机体通过体内缓冲系统以及肺、肾的调节，能使血液的 pH 仍保持在正常范围内则称为代偿性酸中毒或碱中毒。若 pH < 7.35 或 pH > 7.45 则分别称为失代偿性酸中毒和失代偿性碱中毒。常见的酸碱平衡紊乱的类型有代谢性酸中毒、呼吸性酸中毒、代谢性碱中毒和呼吸性碱中毒。

（三）钾平衡紊乱

正常血清钾浓度为 3.5 ~ 5.5mmol/L，当血清钾低于 3.5mmol/L 时为低钾血症，当血清浓度高于 5.5mmol/L 时为高钾血症。血钾在调节细胞的各种功能中起重要的作用。

第二节　氧气疗法

氧气疗法（简称氧疗）是儿科临床的重要治疗措施，正确的应用可有效地提高血氧分压，改善机体的缺氧，而应用不当不仅影响其效果，还可能带来各种危害。现将小儿氧疗的有关问题介绍如下。

一、氧疗的适应证

凡可引起低氧血症或有组织缺氧者均为氧疗的适应证，包括：①各种原因所致的呼吸功能不全，包括呼吸系统疾患引起的和其他系统疾患影响呼吸中枢者。②循环功能不全，包括各种原因所致的心力衰竭及休克。③严重贫血。④循环血量不足，由于急性失血或脱水所致。

二、常用氧疗方法

（一）鼻导管给氧

多用于中度缺氧的患儿。一般将鼻导管放入鼻内约 1cm，氧流量一般按婴儿每分钟 0.5L，学龄前儿童每分钟 1.0L，学龄儿童每分钟 1.5L，可使吸入氧浓度达 30% 左右。优点：简便、易行、舒适。缺点：吸入氧浓度不高（＜30%），双侧鼻导管或双侧鼻塞，可使吸入氧浓度明显升高，但缺点是鼻腔堵塞，患儿不易接受，而且患儿张口呼吸，使吸氧效果受影响。

（二）面罩给氧

面罩给氧分为开放式面罩和闭式面罩两种，小儿一般用开放式面罩，使用时将面罩置于口鼻前略加固定，不密闭，口罩距口鼻位置一般为 0.5 ~ 1cm，氧流量宜大于 5L/min，以免造成罩内二氧化碳潴留，吸氧浓度（FiO_2）可达 40% ~ 50%。优点：简单、方便，可获较大吸氧浓度。缺点：面罩位置不易固定，影响吸氧浓度且耗氧量大。

（三）头罩给氧

用有机玻璃制成，整个头部放在匣内。用于婴幼儿或不合作的患儿，应注意防止患儿皮肤受损。氧流量为 4 ~ 6L/min，FiO_2 可达 50% ~ 60%。优点：舒适、氧浓度可依病情调节，并可保持一定湿度。缺点：不适应发热或炎热季节使用，耗氧量大。

（四）持续呼吸道正压给氧（CPAP）

CPAP 是在自主呼吸的前提下给予呼吸末正压，目的是防止肺内分流（动静脉短路），纠正严重的低氧血症。应用指征是当严重的低氧血症用普通吸氧方式且 FiO_2 > 60% 而仍不能达到氧疗目标时。临床用于 RDS、ARDS、肺出血、肺水肿以及机械呼吸停机前的过渡。

三、氧疗的不良反应

（一）氧中毒肺损害

长期高浓度吸氧（FiO_2 > 60%）可造成中毒性肺损害。临床表现为呼吸困难、胸闷、咳嗽、咯血、呼吸窘迫等。病理改变为肺泡壁增厚、肺间质水肿、炎症性细胞浸润、肺泡上皮增生、黏膜纤毛功能抑制、肺透明膜形成等。此种损害在年长儿童是一种可逆性的，降低 FiO_2 可恢复。但在新生儿和早产儿则是不可逆的肺损害，导致"支气管肺发育不良"。一般主张吸氧浓度：轻、中度缺氧为 30% ~ 40%，严重缺氧为 50% ~ 60%，FiO_2 > 60% 的高浓度吸氧不超过 24h，纯氧吸氧不超过 6h，病情好转后及时降低吸氧浓度。

（二）晶状体后纤维增生

动脉血氧分压持续高于正常（PaO_2 > 13.33kPa）致视网膜动脉 PaO_2 持续增高，对体重小于 2000g 的早产儿可造成晶体后纤维增生症。

第三节　雾化吸入疗法

雾化吸入疗法是通过特定方式将药物溶液或粉末分散成微小的雾滴微粒，使其悬浮于气体中，然后吸入呼吸道以达到治疗的目的。近年来，雾化疗法进展很快，特别是对呼吸道感染、哮喘的治疗，疗效明显。

一、影响雾化吸入效果的主要因素

雾化吸入的理想效果是药物雾化微粒能沉着在需治疗的各级支气管而产生药理作用，而药物雾化微粒的沉着与以下因素有关。

（一）药物雾化微粒的大小

药物微粒的气体动力学直径（即微粒的物理直径与密度平方根的乘积）是影响其沉着部位的重要因素。直径在 $1 \sim 5 \mu m$ 的气雾微粒最容易在下呼吸道沉着。直径小于 $1 \mu m$ 的气雾微粒易随呼吸运动呼出，而直径大于 $5 \mu m$ 的气雾微粒，则易沉着在上呼吸道。

（二）患儿呼吸的模式

快而浅的呼吸，气体吸入速度快（如哮喘急性发作时），药物雾化微粒沉着在上呼吸道的数量增多，沉着在下呼吸道的数量减少，故治疗效果不佳。相反，缓慢而深的呼吸能使沉着肺泡和终末细支气管的药物雾化微粒数量增多，在吸气末短暂屏气 $1 \sim 2s$ 后，可使沉着量增多，从而提高雾化吸入治疗效果。因此，理想的呼吸模式应该是在功能残气位（即平静呼气后）缓慢深吸气，并在吸气末屏气，以增加药物微粒由于自身重力沉着于下呼吸道的量。在进行雾化吸入时，特别是使用定量雾化吸入时，应教会患儿这种呼吸形式。

（三）雾化药物的理化性状

气管和支气管黏膜表面覆盖着假复层柱状纤毛上皮细胞，纤毛运动可将气道内的异物或分泌物运动至气道管口咳出，使呼吸道始终保持清洁通畅，对肺起着积极的防御作用。因此，用作雾化的药物除了无刺激性之外，还要有适合的温度和 pH，如果药液的 pH < 6.5，纤毛运动会停止。

二、雾化吸入的优点

（一）起效快、疗效好

药物随气体直接进入呼吸道，很快作用于气管内的各种神经受体，解除呼吸道痉挛；同时由于是局部用药，使局部药物浓度大，疗效迅速，缩短治疗时间。

（二）用药量小，不良反应少

雾化吸入疗法的药物剂量，仅是全身用药量的 1/2 ~ 1/5，有利于节省药物减少对全身的不良反应。

（三）湿化、清洁呼吸道

使用药物溶液经雾化后吸入，可保持呼吸道应有的湿度和湿化的程度，解除支气管痉挛，减少气道阻力，清洁呼吸道分泌物，有利于分泌物的排出。

三、雾化吸入器的类型及使用方法

（一）超声雾化吸入器

由振荡器和雾化装置两部分组成，振荡器产生电磁振荡，经电缆接到雾化装置中的压电晶片上，在高频电压作用下，产生同频率的轴向振动，使电磁能转变为机械能，产生超声波。由于超声波在液体表面的空化作用，破坏液体表面的张力和惯性而产生雾滴，其雾滴大小与振荡频率成反比，频率越高，雾滴越小。频率在 1.5Hz 时，超声雾化器产生雾滴的直径约 25% 在 2.5μm 以下，65% 在 2.5 ～ 5μm，即 90% 左右的雾滴直径在 5μm 以下，能直接吸入终末细支气管和肺泡，因此该频率最适合临床雾化吸入治疗的要求。

（二）气动雾化器

利用压缩空气作为动力，当气体向一个方向高速运动时，在其后方或四周形成负压，在其前方由于空气阻力而产生正压，使药液在通过喷射器的细管成雾状喷出，雾粒运动的速度行程与气源压力成正比，雾粒的粗细、雾量的大小与气源压力、喷射器细管的直径、前方受阻物质的表面形态、粗细的过滤程度、液体的黏稠度等因素有关。气源压力：一般气体需 3 ～ 5kg，若用氧气作气源则氧流量需每分钟 8 ～ 10L。此类雾化器的优点是仅要求患儿用潮气量呼吸，不需特殊的训练，对儿童较适合，对 3 岁以下的婴幼儿可辅以面罩吸入。缺点为耗氧量大，且雾滴的大小受气源量的影响较大。

（三）手压式定量雾化器（MDI）

药物溶解或悬浮在液体混合推进剂内，放在密封的气筒内，内腔高压，当按压雾化器顶部时，利用其氯氟碳引发正压力，药物即由喷嘴喷出。一般雾滴直径为 2.8 ～ 4.3μm，目前临床上主要用于哮喘患儿，常用的有必可酮、喘乐宁等。但此雾化需用手操作，且需熟练掌握使用技巧，故婴幼儿使用时，往往达不到理想的效果，现特设计了一种贮雾器，可弥补这一不足。

（四）碟式吸纳器

这是一种用以装有干粉末吸入药物，帮助其被吸入呼吸道的干粉雾化吸入器，临床常用的产品为旋达碟，常用于治疗哮喘；常用药物为必酮碟、喘宁碟等。适用于儿童。

（五）呼吸激动定量干粉吸入器

此为新型吸入器，将药物放在有一特殊开口的药瓶中，药物通过开口在患儿吸气时进入呼吸道。3 岁以下儿童使用较困难。

四、雾化治疗的常用药物

（一）平喘药

目前哮喘治疗方案一般采用吸入治疗。比较常用的药物有必可酮和喘乐宁气雾剂和喘康速气雾剂等。

（二）抗微生物药物

1. 抗生素

目前普遍认为，多数抗生素制剂本身对气道有刺激作用，可导致气管痉挛；而且，其抗菌效果不佳并容易产生耐药性等。临床上普遍认同的抗生素有庆大霉素、卡那霉素、新霉素等。也可用青霉素、苯唑青霉素、异烟肼等，其雾化剂量以常用肌内或静脉注射剂量的 1/4 ~ 1/2 计算。

2. 抗真菌药

这是雾化吸入治疗呼吸道真菌感染值得研究的一个方面，可减少全身应用抗真菌药所致的不良反应，如心、肝、肾的损害等。常用抗真菌药有两性霉素（0.25 ~ 0.5mg/d，浓度为 0.025% ~ 0.1%）、制霉菌素（每次 50000U）等。

3. 抗病毒药

临床上常用的抗病毒药有利巴韦林和干扰素等。利巴韦林，每日 10 ~ 20mg/kg，分 2 ~ 4 次，共 5d；干扰素，每次 20000U，每日 2 次。

（三）祛痰药

祛痰药经雾化吸入有局部刺激作用，且长期吸入可溶解肺组织，故应尽量少用。对一般黏稠痰液，可用生理盐水或 2% ~ 4% 碳酸氢钠雾化，利用其高渗性吸收水分，使痰液变稀，利于咳出或吸收。如果无效，可试用糜蛋白酶，每次 1 ~ 2mg。

第四节　退热疗法

一、退热治疗的指征

退热治疗的主要功用是改善患儿身体舒适度，原则上对于极度不适的患儿使用退热治疗会对病情改善有帮助。是否给予退热治疗，需要在权衡其可能的利弊而决定。一般在

38.5 ~ 39℃可给予中成药退热，39℃以上患儿应用解热抗炎药，有多次高热惊厥史者，应控制体温并应用镇静剂。同一种解热剂反复应用时，原则上应间隔 4 ~ 6h，在 4 ~ 6h 需再度使用解热剂时改用其他的解热剂；解热剂起效时间一般为 20 ~ 40min。

二、物理降温

物理降温是指采用物理方法如冷敷、温水浴或乙醇浴等方法使体表温度降低的一种手段。世界卫生组织（WHO）曾专门对急性呼吸道感染（ARI）伴发热的患儿作了专门研究，证明这些传统的物理降温方法不仅无效，反而可导致全身发抖，且乙醇还可经儿童皮肤吸收产生中毒症状。显然，这样做违反了热调定的生理机制。只有用药物来降低下丘脑的调定点，才能使体温下降。但在某些特定条件下，如体温高于 41℃时，急需迅速降低体温，此时温水浴可作为退热治疗的辅助措施。

三、药物退热

主要是应用非甾体抗炎药（NSAIDs）退热。NSAIDs 是一类非同质且具有不同药理作用机制的化合物。其临床药理学特征为：起效迅速，可减轻炎症反应，缓解疼痛和改善机体功能，但无病因性治疗作用，也不能防止疾病的再发展及并发症的发生。NSAIDs 主要药理作用为抑制环氧化酶活性，阻断前列腺素类物质（PGs）的生物合成，某些 NSAIDs 对中性粒细胞的聚集、激活、趋化及氧自由基的产生有抑制作用，这也为其发挥抗炎作用机制之一。根据化学特点 NSAIDs 分为水杨酸类（乙酰水杨酸、阿司匹林精氨酸等）、丙酸类（萘普生、布洛芬等）、乙酸类（双氯灭痛、痛灭定等）、灭酸类（氯灭酸、氟灭酸等）、喜康类（炎痛喜康、湿痛喜康等）、吡唑酮类（保泰松、对乙酰氨基酚等）。下面将儿科常用的几种解热抗炎药介绍如下。

（一）乙酰水杨酸

乙酰水杨酸又名阿司匹林。它可抑制前列腺素合成酶，减少 PGs 的生成，因而具有抗感染作用。此外，还可通过抑制白细胞聚集、减少激肽形成、抑制透明质酸酶、抑制血小板聚集及钙的移动而发挥抗炎作用。生理剂量的 PGs 可抑制绝大部分与 T 细胞有关联的细胞免疫功能。NSAIDs 抑制 PGs 的产生，故可促进淋巴细胞的转化与增殖，刺激淋巴因子的产生，激活 NK 细胞和 K 细胞的活性，增加迟发型变态反应。内热原可使中枢合成和释放 PGs 增多，PGs 再作用于体温调节中枢而引起发热。阿司匹林由于抑制中枢 PGs 合成而发挥解热作用；PGs 具有痛觉增敏作用，增加痛觉感受器对缓激肽等致痛物质的敏感性，且 PGE、PGE_2 等也有致敏作用，阿司匹林由于减少炎症部位 PGs 的生成，故有明显镇痛作用。

阿司匹林口服后，小部分在胃、大部分在小肠迅速吸收，服后 30min 左右血药浓度明显上升，2h 达高峰。用法：解热时每次 5 ~ 10mg/kg，发热时口服 1 次，必要时每天 3 ~ 4

次；抗风湿时给予 80 ~ 100mg/（kg·d）；川崎病急性期时给予 30 ~ 50mg/（kg·d），退热后给予 10 ~ 30mg/（kg·d），每一疗程 2 ~ 3 个月，有冠状动脉瘤应持续服至冠状动脉瘤消失，剂量为 5mg/（kg·d）。

短期应用不良反应较少，用量较大时，可致消化道出血；流行性感冒和水痘患儿应用阿司匹林可发生瑞氏（Reye）综合征，故 WHO 对急性呼吸道感染引起发热患儿不主张应用此药。此药还有赖氨酸阿司匹林复方制剂可供肌内或静脉注射，剂量每次 10 ~ 15mg/kg。

（二）对乙酰氨基酚

对乙酰氨基酚又名扑热息痛，为非那昔丁的代谢产物，解热作用与阿司匹林相似，但很安全，因此，WHO 推荐作为儿童急性呼吸道感染所致发热的首选药。临床上一般剂量无抗炎作用，因它只可抑制 PGs 在脑中合成，而很难抑制其在外周血中的合成。口服后 30 ~ 60min 血中浓度在高峰，作用快而安全，剂量为每次 10 ~ 15mg/kg。

（三）萘普生

此药可抑制花生四烯酸中的环氧酶，减少 PGs 的形成，具有抗炎、解热、镇痛作用，并影响血小板的功能，其抗炎作用是阿司匹林的 5.5 倍，镇痛作用为阿司匹林的 5 倍，解热作用为阿司匹林的 22 倍，是一种高效低毒的抗炎、镇痛及解热药物。口服后 2 ~ 4h 血药浓度达高峰，半衰期为 3 ~ 14h，对各种疾病引起的发热和疼痛均有较好的解热镇痛作用，用于类风湿性关节炎，其有效率可达 86% 以上。尤其适用于贫血、胃肠疾病或其他原因不能耐受阿司匹林、布洛芬等疾病患儿，剂量为每次 5 ~ 10mg/kg，每日 2 次；学龄儿童每日最大剂量不得超过 1000mg。

（四）布洛芬

布洛芬是目前唯一能安全用于临床的抗炎症递质药物。布洛芬为环氧化酶抑制剂，既抑制前列腺素合成，又可抑制肿瘤细胞因子的释放；既可解热、镇痛，又有明显抗炎作用。可防治急性肺损伤，减少急性呼吸窘迫综合征产生，可用于急性感染及感染性休克的治疗；同时影响免疫功能。口服后 1 ~ 2h 血浆浓度达高峰，血浆半衰期为 2h；常用剂量为每次 5 ~ 10mg/kg。长期应用也可致胃溃疡、胃出血等。

（五）双氯芬酸

双氯芬酸为强效抗炎、镇痛、解热药。其抗炎、镇痛、解热作用较阿司匹林强 20 ~ 50 倍。口服后 1 ~ 2h 血中浓度达高峰，口服每次 0.5 ~ 1.0mg/kg，儿童一次剂量不超过 25mg，每日 3 次；肌内注射同口服剂量，每日 1 次。

（六）尼美舒利

化学名为 4- 硝基 -2- 苯氧基甲烷磺酰苯胺，具有明显的抗炎、解热和镇痛作用。其机制为：①选择性抑制环氧化酶的活性。②抑制白三烯产生。③抑制蛋白酶活性。④抑制炎症细胞因子介导的组织损伤。⑤抑制自由基产生。该药对发热、呼吸道感染、类风湿性关节炎等具有明显的治疗作用，不良反应发生率低。剂量为每次 2 ~ 5mg/kg，每日 2 次，儿童最大剂量一次不超过 100mg。

（七）氨基比林

20 世纪 80 年代以来中国外已将其淘汰，但其复方制剂如复方氨基比林、阿尼利定在我国仍在应用。氨基比林注射，其解热镇痛作用显著，但过量易致虚脱，甚至休克，且应用后有可能导致粒细胞减少，有致命危险，其发生率远远高于氯霉素。安替比林除过量引起休克外，易产生皮疹、发绀，故两者在儿童不宜应用。

第五节　液体疗法

一、液体疗法常用溶液及其配制

张力一般指溶液中电解质产生的渗透压，与正常血浆渗透压相等为 1 个张力，即等张，高于血浆渗透压为高张，低于血浆渗透压为低张。常用的溶液包括非电解质和电解质溶液。

（一）非电解质溶液

常用的 5% 葡萄糖注射液为等渗溶液，10% 葡萄糖溶液为高渗溶液。但葡萄糖输入体内后，逐渐被氧化成二氧化碳和水，或转变成糖原而储存在肝内，失去其渗透压的作用，因此在液体疗法时视各种浓度的葡萄糖为无张力溶液。5% 或 10% 葡萄糖注射液，主要用于补充水分和部分热量，不能起到维持血浆渗透压的作用。

（二）电解质溶液

电解质溶液主要用于补充所丢失的体液、所需的电解质，纠正体液的渗透压和酸碱平衡失调。

1. 等张液

生理盐水（0.9% 氯化钠注射液）和复方氯化钠注射液（Ringer 溶液）均为等张液。

在生理盐水中含 Na^+ 和 Cl^- 均为 154mmol/L,其产生的渗透压与血浆相近,为等渗液。但与血浆中的 Na^+(142mmol/L)和 Cl^-(103mmol/L)相比 Cl^- 含量相对较多,故大量输入体内可致血氯升高,血浆 HCO_3^- 被稀释,造成高氯性及稀释性酸中毒(尤其在肾功能不佳时)。复方氯化钠注射液除氯化钠外还含与血浆含量相同的 K^+ 和 Ca^{2+},其作用及缺点与生理盐水基本相同,但大量输入不会发生稀释性低血钾和低血钙。

2. 碱性溶液

碱性溶液主要用于纠正酸中毒,常用的有以下几种。

(1)碳酸氢钠溶液:可直接增加缓冲碱,纠正酸中毒的作用迅速。市售的 5% 碳酸氢钠为高渗溶液,可用 5% 或 10% 葡萄糖注射液稀释 3.5 倍,配制成 1.4% 碳酸氢钠溶液,即为等渗溶液。在抢救重度酸中毒时,可不稀释直接静脉注射,但不宜多用。

(2)乳酸钠溶液:须在有氧条件下,经肝代谢产生 HCO_3^- 而起作用,显效较缓慢。在肝功能不全、缺氧、休克、新生儿期及乳酸潴留性酸中毒时,不宜使用。市售的 11.2% 乳酸钠溶液,稀释 6 倍配制成 1.87% 的乳酸钠溶液,即为等渗溶液。

3. 氯化钾溶液

氯化钾溶液用于纠正低钾血症。制剂为 10% 氯化钾溶液,静脉滴注稀释成 0.2%~0.3% 浓度。不可静脉直接推注,以免发生心肌抑制而死亡。

4. 氯化铵溶液

氯化铵制剂为 0.9% 的等张液。NH_4^+ 在肝内与二氧化碳结合成尿素,释出 H^+ 及 Cl^- 使 pH 下降。心、肺、肝、肾功能障碍者禁用。可用于纠正低氯性碱中毒。

(三)混合溶液

将各种不同渗透压的溶液按不同比例配成混合溶液,目的是减少或避免各自的缺点,而更适合于不同情况液体疗法所需。

(四)口服补液盐(ORS)

口服补液盐是世界卫生组织(WHO)推荐用来治疗急性腹泻合并脱水的一种溶液,经临床应用取得了良好效果。其理论基础是基于小肠的 Na^+-葡萄糖耦联转运吸收机制,小肠上皮细胞刷状缘的膜上存在着 Na^+-葡萄糖共同载体,此载体上有 Na^+-葡萄糖两个结合位点,当 Na^+-葡萄糖同时与结合位点相结合时即能运转、并显著增加钠和水的吸收。

二、液体疗法

液体疗法是儿科医学的重要组成部分,其目的是通过补充不同种类的液体来纠正电解质和酸碱平衡紊乱，恢复机体的正常生理功能。具体实施时要充分考虑机体的调节功能，不宜过于繁杂，根据病情变化及时调整治疗方案。制订液体疗法的原则应简单化、个体化。补充液体的方法包括口服补液法和静脉输液法两种。

第六节　机械通气

机械通气的工作原理是建立气道口与肺泡间的压力差。根据呼吸的设计特点，加压方式分为呼吸道直接加压和胸腔加压。呼吸道直接加压是在呼吸道开口直接施加压力，吸气时气体被正压压入肺泡，呼气时气体随肺和胸廓被动回缩而排出体外。胸腔加压指筒状或壳状外壳围绕胸腹部，通过外壳的扩张产生负压，导致胸廓和肺的扩张，产生吸气，外壳的被动回缩或合并外壳内正压产生呼气。吸气末，气体可由病变轻的高压区向病变重的低压区扩散引起气体重新分布；机械通气取代或部分取代自主呼吸，可缓解呼吸肌疲劳。

下面主要讨论呼吸道直接加压呼吸机，简称呼吸机。

一、呼吸机的类型和选择

（一）体外免压呼吸机

包括胸甲式、体套式，现已采用。

（二）常规还压呼吸机

1. 简单型呼吸器

手工控制，携带方便。必要时用于机械呼吸机使用前，或用于更换导管而停用呼吸机或呼吸机发生故障时临时使用。手捏频率一般为 16 ~ 20 次 / 分。单手挤压潮气量约 600mL，双手挤压潮气量约 900mL。

2. 定容（容量切换）型呼吸机

以吸气时呼吸机向肺内输入预定容量的气体呼吸机转换条件，优点是通气量稳定，不受胸肺顺应性及气道阻力变化的影响。适用于无自主呼吸、肺顺应性差的患儿。

3. 定压（压力切换）型呼吸机

以呼吸道内预定的压力峰值为呼吸相转换条件，机械简单轻便、同步性能好，但呼吸频率潮气量，吸 / 呼比值不能直接调节，同时受胸肺顺应性和气道阻力影响较大。故用于病情垂危、有自主呼吸的患儿。

4. 定时（时间切换）型呼吸机

以预定的吸气时间作为呼吸相转换条件。同步或控制呼吸可随患儿情况转换，潮气量可调节，但通气压力受呼吸道阻力影响。

5. 新型多功能呼吸机

目前许多新型呼吸机具有多种功能，可调压力，容量、吸/呼比、频率，辅助呼吸或控制呼吸，以及各种通气方式等，并有自动报警和监制系统，由计算机控制，已广泛应用。

（三）高频通气型呼吸机

可分为高频正压通气、高频喷射通气、高频震荡通气。通气频率为60～5000次/分，潮气量小。通气时气道压力，胸内压低，对血管影响很小，可用于新生儿或成人呼吸窘迫综合征，支气管胸膜瘘和气胸的患儿。

二、机械通气的适应证和禁忌证

呼吸机作为支持呼吸的一种重要手段，有助于缓解严重缺氧和二氧化碳潴留，可为治疗引起呼吸衰竭的基础疾患及诱发因素争取宝贵的时间和条件。但必须在全面有效的医疗护理基础上，才能发挥作用。使用原则是宜早用。最好在低氧血症和酸中毒尚未引起机体重要器官严重损伤前使用，否则患儿已濒临死亡状态再用，效果不佳。

（一）适应证

（1）心肺复苏。

（2）各种呼吸功能不全的治疗：至于何时应用机械通气，应结合动脉血气、残存肺功能、原发病、患儿一般情况等综合考虑。总趋势是应用指征逐渐扩大。

（3）预防性机械通气：呼吸功能减退的患儿做胸部或腹部手术，严重感染或创伤，慢性肺功能损害并发感染，估计短时间内可能发生呼吸衰竭，可应用于预防性通气。

（4）康复治疗：应用逐渐增多，多采用无创伤性通气方式。

（5）新生儿疾患：如呼吸系统疾病，特发性呼吸窘迫综合征、吸入性肺炎、各种感染所致肺炎等出现呼吸衰竭；神经系统损害、颅内出血、早产儿呼吸暂停、药物等引起呼吸抑制；预防性应用，如新生儿持续肺动脉高压。

儿童疾患如呼吸系统疾患，各种肺炎所致呼吸衰竭、重症哮喘、急性呼吸窘迫综合征、上气道梗阻、神经肌肉疾患、中枢性呼吸衰竭、感染性多发性神经根炎、进行性脊髓性肌营养不良等，心肺大手术后、循环衰竭；颅内高压，如创伤感染，溺水、中毒等所致颅内高压，可用过度通气治疗。

（二）禁忌证

肺大泡未经引流，排气功能差、纵隔气肿、大咯血急性期。多发性肋骨骨折，支气管异物取出之前，肺炎合并感染，心肌梗死，低容量性休克未补足血容量前。在出现致命的换气与氧合障碍时，使用呼吸机无绝对禁忌证。

三、机械呼吸的建立方式

（一）间歇正压通气（IPPV）

IPPV 为最常用的人工通气法。呼吸肌在吸气时以正压将气体压入患儿肺内，肺内气相压力降至大气压时，可借胸廓和肺泡弹性回缩将气体排出，用于心肺复苏及中枢呼吸衰竭等。此外还有间歇正、负压通气（CINEEP）和呼气负压通气（CINPV）。

（二）持续气道内正压（CPAP）

呼吸机在各个呼吸周期中提供一恒定的压力，各个通气过程由自主呼吸完成。实质是以零压为基础的自主呼吸上移，其作用相当于呼气末正压。

（三）呼气末正压通气（PEEP）

呼吸机在吸气相产生正压，将气体压入肺，保持呼吸运动压力高于大气压，在呼气相中保持一定正压。其作用机制、适宜病症、供气方法与 CPAP 相同。HMD、肺水肿、重症肺炎合并呼吸衰竭及弥漫性肺不张等是 PEEP 的主要适应证。

（四）间歇指令通气（IMV）

间歇指令通气是相对地控制通气，是相对于持续指令通气（CMV）而言。无论自主呼吸次数多少和强弱，呼吸机按呼吸频率给予通气辅助，其压力变化相当于间断 IPPV，每两次机械通气之间是自主呼吸，此时呼吸机只提供气量。可加用各种"自主通气模式"。分为容积控制间歇指令通气（VC-IMV）和压力控制间歇指令通气（PC-IMV）。VC-IMV是传统意义上的间歇指令通气，每次呼吸机输送的潮气量是恒定的。PC-IMV 的自变量则是压力。

（五）同步间歇指令通气（SIMV）

同步间歇指令通气即 IMV 同步化，同步时间一般为呼吸周期时间的后 25%。在这段时间内，自主吸气动作可触发呼吸机送气，若无自主呼吸，在下一呼吸周期开始时，呼吸机按 IMV 的设置要求自动送气。

（六）控制通气

通气全部由呼吸机提供，与自主呼吸无关。

1. 容量控制通气（VCV）

容量控制通气即传统意义上的控制通气。潮气量、呼吸频率、呼吸比完全由呼吸机控制。其压力变化为间歇正压，现多加用吸气末正压，可为容量或时间转移式。

2. 压力控制通气（PCV）

PCV 分两种基本类型：一是传统意义上的通气模式，即压力转换式；二是时间转换式，压力为梯形波，流量为递减波。后者已取代前者。

（七）辅助通气

通气量由呼吸机提供，但由自主呼吸触发，呼吸频率和呼吸比值随自主呼吸变化，可理解为控制模式同步化。也分为容量辅助通气（PA）。

（八）辅助 / 控制通气（AA3）

辅助/控制通气是上述VP和PA的结合，自主呼吸能力超过预防呼吸频率为辅助通气，低于预防呼吸频率则为控制通气。预防呼吸频率起"安全阀"作用，有利于防止通气过度或不足，也有利于人机的配合。现代呼吸机多用此方法取代单纯控制通气和辅助通气，如SC-5 型呼吸机。

四、呼吸机撤离

呼吸机撤离的主要指征是患儿病情改善，呼吸运动恢复、原发病减轻或具有维持气道通畅的条件，如分泌物的减少、咳嗽有力、感染已控制、心血管功能稳定。一般从吸氧浓度、PEEP 或 SIMV 的频率三方面分别逐渐降低，呼吸机撤离与呼吸机调整的方法相似，每次只能调整 1 ~ 2 个参数，每个参数只能作轻微的改动。在调整参数后如患儿一般状况仍良好，血 PaO_2、$PaCO_2$ 保持在满意值就可继续减低机械通气的参数。一般来说，当 SIMV 频率降至 6 次，FiO_2 降至 0.3 时就可改用（PAP）。若在 PAP 方式下经一段时间后 PaO_2、$PaCO_2$ 满意便可撤机。

在撤离呼吸机过程中，如患儿出现烦躁不安，自主呼吸频率加快，心动过速，SaO_2、PaO_2 下降，$PaCO_2$ 升高都是不能耐受的表现，应当停止或减慢撤机过程，或及时采用鼻塞 PAP 或提高吸氧浓度。

第七节 光照疗法

光照疗法简称光疗，是在光作用下，将脂溶性未结合胆红素转化为一种水溶性的异构体，从而降低血清未结合胆红素的方法。此法简便易行，不良反应少，效果明显。自 20 世纪 80 年代初中国已普遍开展。

一、光疗原理

胆红素能吸收光线，在光的作用下，未结合胆红素由 IXaZ 型转化为水溶性的同分异构体 IXaE 型和光红素，该异构体能经胆汁排泄至肠腔或从尿中排出，从而使血清胆红素浓度降低。胆红素吸收光线的波长在 450 ~ 460nm 作用最强，由于蓝光的波长主峰在 425 ~ 475nm，故认为是最好的光源，一般采用蓝光照射。Vecch 等认为，波长超过 500nm 时仍有效，且光穿入皮肤深度增长，对人体更为有利。绿光波长主峰在 510 ~ 530nm，经临床试用，胆红素平均下降值及下降幅度大于蓝光，不良反应较蓝光小。无蓝光或绿光灯管时，白光也有一定效果，因白光含有一定比例各种色彩的光谱，包括蓝光和绿光。但波峰较低，疗效略差。

二、光疗指征及适应证

（一）光疗指征

（1）凡患儿总胆红素达 204 ~ 255μmol/L 以上，早产儿达 170μmol/L 以上者，在检查病因的同时开始光疗。

（2）出生后 24h 内出现黄疸且进展较快者，不必等胆红素达 204 ~ 255μmol/L 便可进行光疗。

（3）产前已确诊为新生儿溶血病者，出生后一旦出现黄疸即可开始光疗。

（4）早产儿合并其他高危因素者胆红素达 102.6μmol/L 开始光疗。

（5）胆红素达 342μmol/L 以上需换血者，在做换血准备工作时应争取光疗，换血后应继续光疗，以减少换血后胆红素的回升以致再次换血。光疗不能代替换血，因不能去除抗体、致敏红细胞，也不能纠正贫血，早期预防和治疗可减少换血的机会。

（二）光疗适应证

用于各种原因所致的高未结合胆红素血症，如同族免疫性溶血病（母婴 Rh、ABO 血型不合）、G-6-PD 缺乏、感染、血肿、Crigler-Najjar 综合征等。但当血未结合胆红素大于 342μmol/L 时可影响肝排结合胆红素的功能，发生淤胆，当结合胆红素达 68.4μmol/L 时可引起青铜症，应禁用光疗。

三、光疗方法

光疗方法分单光治疗、双光治疗及毯式光纤黄疸治疗仪治疗 3 种。

（一）单光治疗

适用于预防性治疗。用 20W 或 40W 蓝光或绿光荧光屏光灯 6 ～ 8 只，呈弧形排列于上方，形成如地灯，灯管间距 2.5cm，灯管距患儿 35 ～ 40cm。患儿需裸体，每隔 2 ～ 4h 翻身一次，天冷可睡于暖箱内照光，但应去掉有机玻璃箱盖，以增加蓝光（绿光）照射强度。天热可置于开放暖箱内，周围环境温度维持在 30℃左右。目前一般开放或闭式暖箱上方已配备有蓝光装置。

（二）双光治疗

适用于胆红素已达高胆红素血症诊断标准的治疗。常选用蓝光箱治疗，箱内上下均有 6 只荧光管，排列呈弧形，灯管间距 2.5cm，上方距患儿 35cm，下方距患儿 25cm，患儿睡在箱中央有机玻璃板上。疗效优于单光治疗。

（三）毯式光纤黄疸治疗仪治疗

适用于母婴同室母乳喂养的早期新生儿或家庭治疗。治疗仪包括一个主机（体积 24cm×10cm×21cm）和一个由一条 4 英尺（121.32cm）长的纤维光缆连接的光垫。光垫直接贴于婴儿的胸部或背部，其外包裹衣被，不妨碍喂奶、输液和护理。光垫虽直接与皮肤接触，但几乎不产生热，也不直接照射面部，不良反应很小。缺点是照射面积较小。

四、光疗照射时间

分为连续照射和间歇照射两种。间歇照射方法各异，有的照 6 ～ 12h 停 2 ～ 4h，有时照 8h 停 16h，有时照 12h 停 12h，间歇照射与连续照射效果并无差别，但前者可减少不良反应，临床一般选用间歇照射。疗程一般 2 ～ 3d，发病早、程度重、病因未消除者需适当延长，待胆红素降至 220.5μmol/L 以下可停止光疗。

五、光疗注意事项

（1）充分暴露小儿皮肤，使之有较大接触面积。一般需裸体，用黑布遮住双眼，防止损伤视网膜；用尿布遮盖生殖器，防止损伤生殖器功能，尿布只垫在肛门至耻骨上方，不宜过厚；小儿洗浴后不要扑粉，以免影响疗效。

（2）光疗时不显性失水增加，每日液体入量应增加 25%，并应监测尿量。

（3）光疗时加速核黄素破坏，应适当补充之，每日 3 次，每次 5mg，光疗结束后改为每日 1 次，连服 3d。

（4）光疗时需细心护理，因患儿裸体光疗箱要求温度在 30℃左右，湿度在 50%，夏季防止过热，冬季注意保暖，每 2 ~ 4h 测体温及箱温一次，以便随时调整。

（5）光疗的作用部位在皮肤的浅层组织，光疗可降低皮肤黄疸的可见度，不代表血胆红素相应下降，需每 12 ~ 24h 监测血胆红素一次。

（6）灯管使用后其照射强度会减退，蓝色荧光灯照射强度的衰减比白色荧光灯快，20W 比 40W 衰减更快，使用 2000h 后，能量减弱 45%，因此，每次照射后要做记录，超过 2000h 应更换灯管，也可用蓝光辐射计测功率 $< 200 \mu W/cm^2$ 时必须换管，以免影响疗效。

（7）密切观察全身情况，有无呕吐、发绀、皮疹及大便性状，并详记生命体征。

（8）光疗时哭闹不安者，可给予苯巴比妥，防止皮肤擦伤。

第八节　超短波治疗

一、超短波概述

超短波是以超高频交流电作用人体，以达治疗目的。同时，由于超短波波长短、频率高、电流很容易通过电递质，故治疗时电极不直接接触皮肤。

超短波的电流曲线一般为连续式，电流振荡是连续的；另外还有脉冲式超短波电流，是在连续超短波电流基础上加以低频脉冲调制和放大，形成一种间断的一般为矩形的超短波电流。连续式超短波产生的热能要比脉冲式的大得多。许多学者认为脉冲式超短波对人体的作用主要基于脉冲群的振荡效应。治疗时一般无热感。

二、机制

超短波能改善电场内组织的血液循环、增强组织代谢、促进炎症渗出物和水肿的吸收。采用不同剂量的高频电流可治疗慢性炎症、亚急性炎症或急性炎症（化脓性炎症、病毒性炎症、结核性炎症）。它可使局部小血管持久扩张，加速血液循环，从而改善营养物质对组织的供给，增加白细胞和抗体对组织的供给，网状内皮系统活性增高、吞噬细胞的数量与吞噬能力增强，均有利于组织免疫力的增强。在超短波作用下，血管通透性改善，有利于炎症产物、细菌毒素和代谢废物的消除排泄以及水肿的消散，也可减轻由于水肿引起的张力性疼痛。超短波可抑制感觉神经的传导，干扰阻断痛觉冲动的传导，从而达到缓解疼痛的效果。超短波作用时，炎症组织中的 Ca^{2+} 浓度增高，K^+ 浓度降低，伤口分泌物的 pH 增高，有利于炎症的吸收，减弱对组织的刺激。超短波对细菌的生长繁殖有抑制作用。超短波可使纤维素渗出增多，肉芽生长加速，有利于炎症的局限和伤口溃疡的修复愈合。因此在炎症早期应用无热量的连续超短波或脉冲超短波治疗，可以镇痛、消肿、促使炎症局限吸收；炎症已有化脓倾向时，超短波可促使炎症局限、吸收，化脓成熟，坏死组织脱落；在炎症后期则可加速炎症残余浸润吸收，伤口肉芽生长，加速愈合。

三、治疗技术和方法

超短波电疗一律采用电容电极的电容场法。

（一）电极种类

1. 板极

板极为金属电极外包以橡胶的板状电极，依面积大小分为大、中、小号，小功率治疗仪为圆形板极，大功率治疗仪为长方形或圆形板极。治疗时在板极与皮肤间置毡垫或棉垫。

2. 玻璃电极

（1）圆形玻璃电极：为金属电极外包玻璃罩，罩内有空气间隙，分为大、中、小号。

（2）体腔电极：罩内为圆柱状金属电极，用于阴道者为阴道电极，用于直肠则为直肠电极。

（二）电极的选择

1. 电极种类

（1）小而浅的部位，如眼、耳、鼻、喉及皮表，可选用圆形板极。

（2）较深的病灶，可选用玻璃电极。

（3）较平坦的胸、背、腰等部位，可选用长方形板极。

（4）急性炎症、感染、伤口、溃疡等宜选有支架以空气为间隙的电极。

2. 电极大小

除浅表的治疗外，电极应比病灶面积大，以电极的直径与病灶截面最大径线之比为 1.2 ∶ 1 为宜，使电力线作用深且均匀。

（三）治疗剂量、时间和疗程

急性病变宜无热量，短时间；慢性期宜微热量，15 ～ 20min。用于急性肾衰竭、尿闭，可用温热量 20 ～ 30min，每日 1 ～ 2 次，恶性肿瘤的高热治疗用热量，每次 40 ～ 60min，每周 1 次。

（四）操作

超短波的操作程序基本同短波电疗法，治疗剂量的大小可以通过电极的空气间隙距离或衬垫的厚度或仪器输出档做调节，但无论哪种剂量，仪器的调出必须处于谐振状态。

四、超短波治疗肺炎

肺炎是肺部气体交换单位的炎症，主要因细菌感染引起，也可因病毒、真菌、寄生虫及其他病原体引起。肺炎通常急性起病，表现为发热、咳嗽、咳痰、胸痛，严重的有呼吸困难、缺氧、休克、少尿甚至肾衰竭等。

治疗肺炎最有效的物理疗法是采用无热量超短波治疗，从而有机地将多种生物效应叠加，起到增效作用，进而促进肺炎的康复，其治疗作用如下。

（1）超短波对病原菌具有抑制与杀灭作用。

（2）减少炎症递质的释放。其抗炎机制可能与激活炎症性递质的灭活系统，促使组胺、血管加压素、激肽等的分解或抑制其合成有关。

（3）改善局部循环，提高局部药物浓度。超短波能促进肺部组织的血液循环和淋巴回流，加速组织的修复过程，提高局部组织的药物浓度。

（4）改善通气，减轻症状。由于局部血液循环和淋巴回流的改善，炎症性水肿迅速消退，增加支气管和肺泡的通畅度。改善低氧环境，增强肺部的防御功能，肺部炎症迅速消除，啰音消失，渗出物吸收，病程缩短。

（5）提高机体免疫力。超短波还能加强局部组织的代谢过程，利用神经体液因素，使血管扩张，血流加速，增加网状内皮细胞吞噬功能，提高体内抗体补体的能力，并使血氧含量 pH 等指标发生显著变化，调整机体的免疫功能。

超短波通过以上作用，缩短了肺炎的疗程，减少了抗生素的应用，且无痛苦，无不良反应，治疗时间短，患儿容易配合。主要治疗方法为：在患儿热退后加用短波及超短波疗法（对病灶延迟收缩的肺炎患儿）。可用短波电缆盘患区胸背对置法。温热量，或超短波，无热量，每次 15 ~ 20min，每日 1 ~ 2 次。

同时还可以采取以下物理疗法，如超声波。患侧胸部前后对置，微热量，每次 10 ~ 15min，每日 1 ~ 2 次。或紫外线联合应用。

紫外线在病灶相应部位，分前、后、侧面三区，每区 200 ~ 300cm^2，每日照射一区，自 4 ~ 6 个 MED 开始，重复照射增加 1 ~ 2 个 MED，共照射 6 ~ 12 次为一疗程。对促进肺炎吸收、减轻症状、缩短病程起重要作用。

微波疗法（厘米波或分米波）。圆形辐射器，距离 10cm，40 ~ 60W，每次 10 ~ 12min，每日 1 次。对炎症吸收不良的迁延期患儿还可采用红外线或石蜡疗法，中小波、空气阴离子吸入疗法。同时综合应用呼吸体操。

良好的生活习惯也可以有效防治肺炎。

第四章 呼吸系统疾病

第一节 细菌性肺炎

细菌性肺炎由多种细菌引起，免疫功能正常和免疫功能低下儿童感染的细菌种类不同，前者常见为肺炎链球菌、流行性感冒嗜血杆菌等；后者常见铜绿假单胞菌、肠杆菌属等。

一、临床表现

细菌性肺炎的表现因病原种类、疾病严重性和年龄的不同而异。非特异性的症状包括发热、头痛、烦躁不安等。婴儿有时胃肠道症状突出，如呕吐、腹痛、腹胀。下呼吸道感染症状包括鼻翼扇动、呼吸过快、呼吸困难、呻吟和肋间肌及腹肌内陷。咳嗽、咳痰和胸痛在较大儿童更常见，婴儿肺炎症状可隐匿。较大儿童听诊可闻及呼吸音减低或湿性啰音。但在婴儿，可无湿性啰音。细菌性肺炎可合并胸膜炎症状。一些患儿可伴有肺外表现，如 A 组肺炎链球菌肺炎和金黄色葡萄球菌肺炎可发生皮肤或软组织脓肿；肺炎链球菌、流行性感冒嗜血杆菌肺炎可合并中耳炎、鼻窦炎和脑膜炎等。

二、诊断

（一）实验室检查

白细胞总数通常升高，超过 $1.5 \times 10^9/L$，中性粒细胞百分数升高。白细胞总数小于 $0.5 \times 10^9/L$ 提示病情严重。

（二）影像学检查

胸部 X 线检查是诊断儿童肺炎的主要手段，X 线表现可能与临床症状不一致，它可在临床症状缺乏时，发现肺炎的存在。可见斑片状或大片状浸润、肺不张、胸腔积液。婴幼儿不常出现整个肺叶实变。

（三）诊断要点

根据起病、症状、体征、实验室检查和影像学检查，可初步诊断，确诊有赖于病原学检查。

三、治疗

近年来有关军团菌肺炎的报道日渐增多，越来越引起人们的关注。未经治疗的军团菌肺炎的病死率约为27%，免疫抑制患儿的病死率可达80%。故早期诊断、早期治疗，将提高军团菌肺炎的治愈率。与其他肺部感染类似，须采用综合治疗措施。

（一）抗生素治疗

在取得培养标本后，应立即给予抗生素治疗。军团菌可侵入巨噬细胞内，又能产生 β-内酰胺酶，因此对青霉素、头孢类抗生素不敏感。治疗军团菌肺炎的抗生素有红霉素、强力霉素、利福平、复方磺胺甲基异噁唑（SMZco）等。

（二）其他治疗

除了抗生素的正确选用之外，应给予积极的对症治疗及支持疗法。加强护理，避免交叉感染，供给足够营养；退热、祛痰；勤雾化，勤吸痰是保持呼吸道通畅的主要措施，对于缺氧病例给予氧疗。对大量胸腔积液者，可做开放引流。对呼吸衰竭、心力衰竭、休克及DIC者，应积极抢救。一般不使用肾上腺皮质激素，有研究提示用激素者死亡率增高。

第二节　病毒性肺炎

病毒性肺炎是由病毒引起肺间质炎症性改变为主的呼吸道感染性疾病。高峰发病年龄是2～3岁，以后逐渐下降。多发生于冬、春季节。疾病的类型和严重性受年龄、性别、发病季节等的影响。

一、病因与病理

最常见病原体包括呼吸道合胞病毒、副流行性感冒病毒、流行性感冒病毒、腺病毒和巨细胞包涵体病毒等。病原体主要通过飞沫传播，当呼吸道遭受感染后，病毒可沿上呼吸道向下蔓延，累及肺部引起炎症。各种病毒引起肺炎的基本病理改变大致相同，主要表现为呼吸道黏膜的广泛损害，包括上皮细胞变性、坏死、脱落形成溃疡，细支气管周围、肺泡和肺间质均有炎症性细胞浸润，部分肺泡腔充满脱落的上皮细胞和炎症性细胞。

二、临床表现

病毒性肺炎常有流行病史，多数患儿起病缓慢，但也有起病急骤者。发病之前常先有上呼吸道症状，多伴有喘息，但咳嗽、呼吸困难和体征与细菌性肺炎相似。

三、诊断

（一）实验室检查

病毒性肺炎的白细胞总数通常正常或轻度升高，但一般不超过 $20 \times 10^9/L$，淋巴细胞占优势。C 反应蛋白（CRP）或红细胞沉降率（ESR）通常正常或轻度升高。咽拭子病毒分离和鉴定、血清学诊断和特异性快速诊断有助于作出病原体诊断。

（二）影像学检查

胸部 X 线检查通常表现为肺门周围条状影，间质纹理增多，支气管周围浸润或斑片状支气管肺炎患儿，也可能出现肺段或一叶浸润，常见过度通气。

（三）诊断要点

根据患儿的年龄、发病季节、流行病史及临床表现，结合实验室检查和 X 线所见，可考虑诊断，确诊依赖于病原体的诊断。疾病严重性、发热程度、X 线表现、咳嗽特征和肺部听诊不是与细菌性肺炎鉴别的可靠因素，但是病毒性肺炎通常不引起大量胸腔积液、肺大疱、肺脓肿以及伴体积增大的肺实变和"圆形"肺炎。

四、治疗

病毒性肺炎的治疗原则包括一般对症治疗和支持疗法，应用抗病毒药物，防治继发细菌感染和并发症。

（一）一般治疗

加强对患儿的护理，保证热量的供给和液体的补充，注意空气的温度和湿度。

（二）对症治疗

如降温、镇静，保持呼吸道通畅（祛痰、平喘、吸氧）。

（三）抗病毒药物

利巴韦林有较为广谱的抗病毒作用，试管内已证实其可抑制 DNA 病毒和 RNA 病毒，对引起病毒性肺炎的常见病毒如呼吸道合胞病毒、副流行性感冒病毒、流行性感冒病毒和腺病毒有效。可静脉滴注，用量 $10 \sim 15mg/(kg \cdot d)$，注意此药对消化道和造血系统的抑制作用。也可吸入给药，吸入不良反应少，可采用 0.1% 溶液雾化。

阿昔洛韦（无环鸟苷）或更昔洛韦（丙氟鸟苷）具有抗疱疹病毒作用，对巨细胞病毒（CMV）引起的肺炎有较好的疗效，每次 5mg/kg，每日 $2 \sim 3$ 次，静脉滴注 $10 \sim 14d$。

双黄连（金银花、黄芩、连翘制剂）对多种病毒和细菌均有效。用量 60mg/（kg·d），每日 1 次，可口服或静脉给药。

金刚烷胺，是窄谱的抗病毒药物，仅对流行性感冒病毒 A 型有效，对其他病毒无效。用量：1～10 岁 4～8mg/（kg·d），12 岁以上每日 200mg，分 2～3 次口服。

第三节　衣原体肺炎

衣原体肺炎是由衣原体引起的肺部炎症。近年来，随着对其认识的加深，衣原体肺炎在儿科的重要性越来越受到重视。

一、病因与病理

衣原体属分 3 个种，即沙眼衣原体、鹦鹉热衣原体和肺炎衣原体。三者均可引起肺炎。衣原体是介于病毒和细菌之间的微生物，寄生于细胞内，不能自身繁殖，核酸兼有 DNA 和 RNA。衣原体感染可散发，也可流行。

衣原体肺炎主要病理改变为间质性肺炎和急性毛细支气管炎。

二、临床表现

1. 沙眼衣原体肺炎

多由受感染的母亲传染或眼部感染经鼻泪管传入呼吸道。多见于 1～4 个月的婴儿，常在诊断时已患病数周，症状多在出出生后 2～12 周出现。起病缓慢，可先有上呼吸道感染表现，多不发热或偶有低热，故又称无热肺炎。患儿精神尚可，逐渐发生呼吸增快，咳嗽比较明显。咳嗽为阵发性、痉挛性，类似百日咳。部分患儿伴有结膜炎，结膜炎可为单侧，有脓性分泌物。查体可闻及细湿啰音或捻发音，可伴有呼气性喘鸣。

2. 肺炎衣原体肺炎

目前已知人是肺炎衣原体的唯一宿主，感染方式可能是人与人之间的传播。多见于 5 岁以上儿童，临床表现无特异性，起病缓，潜伏期为 3 周左右。早期常有发热、咽痛、声音嘶哑等流行性感冒样症状。病程长，咳嗽可持续 3 周以上，一般症状轻。肺部体检可闻及干湿啰音。常伴有淋巴结肿大，少数合并中耳炎、鼻窦炎，也可并发肺炎链球菌肺炎。还可伴有肺外并发症，如关节炎、脑炎、心肌炎等。

3. 鹦鹉热衣原体肺炎

鹦鹉热衣原体多寄生于鹦鹉、鸽子、鸡、鸭等多种禽类体内，人通过接触受感染的鸟类或吸入受其分泌物及粪便污染的尘埃而发生感染。多见于年长儿和成人，起病较急，常有寒战、头痛、肌痛、发热、咳嗽明显，偶有血痰。可伴有食欲不振、呕吐、畏光、肝脾大，偶发肺栓塞、贫血、弥散性血管内凝血（DIC）、结节性红斑、心内膜炎。双肺可闻及啰音。

三、诊断

（一）实验室检查

外周血白细胞一般正常，部分患儿有嗜酸性粒细胞增多。

1. 衣原体的分离

一般取气管或鼻咽分泌物作为标本，及时接种，目前衣原体鉴定多采用 Hela 细胞或 Hep-2 细胞培养后，通过特异性单克隆荧光抗体法，该技术敏感性高，特异性强，如能早期采集标本，可在 48h 内获得阳性结果。

2. 快速抗原检测

多采用单克隆抗体免疫荧光法检测标本的衣原体，还可用 ELISA 法检测。这两种方法简便敏感，结果易于观察，但敏感性不高。

3. 直接涂片镜检

取鼻咽分泌物、痰、呼吸道黏膜或其他部位标本做涂片，进行吉姆萨（Giemsa）染色，原体染成红色，始体染成深蓝色，沙眼衣原体包涵体因含有糖原，用 Lugol 染色成褐色。

（二）影像学检查

1. 沙眼衣原体肺炎

胸部 X 线检查显示双侧广泛间质和（或）肺泡浸润，常见过度充气，或斑片状实变。

2. 鹦鹉热衣原体肺炎和肺炎衣原体肺炎

胸部 X 线检查显示双侧广泛间质浸润，偶见实变影，可合并胸腔积液。

（三）诊断要点

根据发病年龄、典型的临床特征、X 线检查弥漫性肺部浸润等可考虑诊断，沙眼衣原体肺炎与 CMV 所致的婴儿肺炎不易区分，但沙眼衣原体肺炎病情较轻，有气促但呼吸困难与发绀不明显，患儿大多有结膜炎；CMV 所致的婴儿肺炎可伴有肝脾大等。沙眼衣原体肺炎咳嗽类似百日咳，但主要应从病原检查方面鉴别。临床诊断鹦鹉热衣原体肺炎和肺炎衣原体肺炎时应注意与病毒性肺炎、细菌性肺炎、支原体肺炎、军团菌肺炎等鉴别。确诊依赖于病原学的检查。

四、治疗

衣原体对大环内酯类抗生素敏感，包括红霉素、罗红霉素以及阿奇霉素，阿奇霉素能迅速分布于各组织和器官，对衣原体作用强，不良反应少，对红霉素耐药株也有效，近年来应用较多，剂量 10mg/（kg·d），静脉滴注或口服，疗程 2 ~ 3 周。

第四节　支原体肺炎

支原体肺炎是支原体引起的肺部感染。多见于学龄儿童，近年来发病年龄有提前趋势，5 岁以下小儿支原体肺炎发病率显著增加。可散发或流行。

一、病因与病理

目前肯定对人致病的支原体有 3 种，它们是肺炎支原体、人型支原体和解脲支原体。支原体是介于病毒和细菌之间的微生物，能独立生存。支原体通过 P1 蛋白等特殊的结构，黏附于人体气道上皮细胞膜的受体上，可逃避黏膜纤毛的清除作用及吞噬细胞的吞噬，吸取自身需要的营养，同时释放毒性代谢产物，造成上皮细胞损伤。支原体与宿主细胞膜有相似的抗原成分，能逃避宿主的免疫监视，形成长时间寄居。另外，支原体可引起宿主细胞膜抗原结构改变，产生自身抗体，导致病理免疫反应。

支原体肺炎主要病理改变为间质性肺炎和急性毛细支气管炎。

二、临床表现

起病可急可缓，主要表现为高热、咳嗽，发热时间可达 1 ~ 2 周。咳嗽初为干咳，后转为顽固性剧烈咳嗽，有时表现为百日咳样咳嗽，伴有全身不适、头痛或胸痛，一般全身症状比胸部体征明显。可有咽炎伴出血性疱疹或鼓膜炎。肺部体征少，大部分仅呼吸音粗或减低，少数可闻及湿性啰音。部分患儿合并胸膜炎，但引起大量胸腔积液者少见，可有胸膜肥厚。近年来有支原体引起重症肺炎的报道，可伴有缺氧和呼吸困难。部分患儿合并肺外并发症，几乎涉及各系统，常见皮疹、关节炎、关节痛、肝损害、心肌炎、肾损害、神经系统损害等。

三、诊断

（一）实验室检查

白细胞计数正常或轻度升高，但超过 1.8×10^9/L 者不多见。红细胞沉降率（EAR）或 C 反应蛋白（CRP）多升高。部分患儿嗜酸性粒细胞增多。

支原体的特异性检查如下。

1. 支原体分离

从临床标本培养支原体，需要 2～3 周才能得出结果，且阳性率低，不适于临床诊断。

2. 支原体抗体测定

可采用 ELISA 法测定支原体抗体 IgM，一般发病 1 周末滴度开始增高，3～4 周达高峰，2～3 个月滴度下降，持续数月到 1 年。近来支原体抗体滴度上升时间延长，可能与目前对支原体肺炎有广泛认识，早期即用大环内酯类药物治疗，影响免疫反应有关。

3. 基因探针技术和聚合酶链反应（PCR）

也开始用于检测支原体。但目前由于试剂及程序未标准化，仅应用于研究。该方法具有灵敏度高、特异性强的优点，将来可能成为诊断的手段。

（二）影像学检查

支原体肺炎 X 线表现如下。

1. 间质炎症

表现为支气管、血管周围间质炎症的纹理粗厚、增多，轨道征和袖口征，毛糙的条状影由肺门向外伸展。终末细支气管以下肺间质炎症导致细网状阴影。病变呈局限性或弥漫性分布，以中内带为重。

2. 肺泡实变

依肺泡受累的范围而异，可自斑片、节段至大叶性实变，肺内病灶多数局限于 1～2 个肺野，单侧较双侧多见，右侧为左侧的 2 倍，中下肺野多见。少数可见肺不张、肺脓肿。

3. 肺门、胸膜改变

表现为单侧或双侧肺门阴影增重、致密、增宽、结构不清，边缘模糊；周围浸润或淋巴结肿大，以单侧多见。可有胸膜反应，使胸膜或叶间胸膜轻度增厚，可出现少至中等量胸腔积液。以上表现常常混合出现。

四、治疗

小儿支原体肺炎的治疗与一般肺炎的治疗原则基本相同，采取综合治疗措施。包括一般治疗、对症治疗、抗生素的应用、肾上腺皮质激素的应用，以及肺外并发症的治疗等。

（一）一般治疗

1. 呼吸道隔离

由于支原体感染可造成小流行，且患儿病后排支原体的时间较长，可达 1 ~ 2 个月。婴儿时期仅表现为上呼吸道感染症状，在重复感染后才发生肺炎。同时在感染支原体期间容易再感染其他病毒，导致病情加重迁延不愈。因此，对患儿或有密切接触史的小儿，应尽可能做到呼吸道隔离，以防止再感染和交叉感染。

2. 护理

保持室内空气新鲜，供给易消化、营养丰富的食物及足够的液体。保持口腔卫生及呼吸道通畅，经常给患儿翻身、拍背、变换体位，促进分泌物排出，必要时可适当吸痰，清除黏稠分泌物。

3. 氧疗

对病情严重有缺氧表现者或气道梗阻现象严重者，应及时给氧。其目的在于提高动脉血氧分压，改善因低氧血症造成的组织缺氧。给氧方法与一般肺炎相同。

（二）对症处理

1. 祛痰

目的在于使痰液变稀薄，易于排出，否则易增加细菌感染机会。但有效的祛痰剂甚少，除加强翻身、拍背、雾化、吸痰外，可选用溴己新、痰易净等祛痰剂。由于咳嗽是支原体肺炎最突出的临床表现，频繁而剧烈的咳嗽将影响患儿的睡眠和休息，可适当给予镇静剂如水合氯醛或苯巴比妥，酌情给予小剂量可待因镇咳，但次数不宜过多。

2. 平喘

对喘憋严重者，可选用支气管扩张剂，如氨茶碱口服，每次 4 ~ 6mg/kg，每 6h 1 次；也可吸入舒喘灵等。

（三）抗生素的应用

根据支原体的微生物学特征，凡能阻碍微生物细胞壁合成的抗生素如青霉素等，对支原体无效。因此，治疗支原体感染，应选用能抑制蛋白质合成的抗生素，包括大环内酯类、四环素类、氯霉素类等。此外，尚有林可霉素、氯林可霉素、万古霉素及磺胺类如复方磺胺甲基异噁唑等可供选用。

（四）肾上腺糖皮质激素的应用

因为目前认为支原体肺炎是人体免疫系统对支原体作出的免疫反应，所以对急性期病情发展迅速严重的支原体肺炎或肺部病变迁延而出现肺不张、肺间质纤维化、支气管扩张或有肺外并发症者，可应用肾上腺皮质激素。例如，氢化可的松或琥珀酸氢化可的松，每次 5 ～ 10mg/kg，静脉滴注；或地塞米松每次 0.1 ～ 0.25mg/kg，静脉滴注；或强的松 1 ～ 2mg/（kg·d），分次口服，一般疗程 3 ～ 5d。应用激素时注意排除结核等感染性疾病。

（五）肺外并发症的治疗

目前认为并发症的发生与免疫机制有关。因此，除积极治疗肺炎、控制支原体感染外，可根据病情使用激素，针对不同的并发症采用不同的对症处方办法。

第五节　急性呼吸窘迫综合征

急性呼吸窘迫综合征（ARDS）是以进行性呼吸困难和顽固性低氧血症为特征的急性呼吸衰竭，是小儿较常见的危重症。儿科 ICU 内 2.5% ～ 3.0% 的患儿被诊断为 ARDS，其病死率高达 45% ～ 60%。

一、病因

（一）直接肺损伤

广泛的肺部感染、肺挫伤，胃内容物或有害气体的吸入，溺水等。

（二）间接肺损伤

败血症、严重的外伤、烧伤、严重胰腺炎、多次输血、体外循环机的应用和多脏器功能不全综合征（MODS）等。

以上因素可多个同时存在，尤其以败血症、严重胰腺炎、多次输血、胃内容物误吸、胸腹部外伤和多发性骨折为高危因素。儿科最常见的因素是婴幼儿肺炎、败血症、心肺复苏后、感染性休克、误吸和溺水。

二、发病机制

ARDS 时肺部的基本病理改变是肺血管内皮和肺上皮急性弥漫性损伤。近年来认为，全身性炎症反应综合征（SIRS）对其发病起关键作用。如远距离的组织外伤或感染（可以是局部或全身感染）发生炎症反应，随即有多种炎症介质经自分泌或旁分泌释放入血液循环中，启动 SIRS 过程，使肺血管通透性增加，肺微循环障碍，引起间质肺水肿；继之肺表面活性物质继发性缺乏、功能残气量下降、弥漫性肺不张，进一步使肺血管阻力增加，通气血流比例失调，肺部气体交换异常，引起严重低氧血症，形成恶性循环，最终导致肺和其他多器官功能损伤，发生多器官功能不全综合征（MODS），故 ARDS 可视为 MODS 的一部分。

三、病理生理

（一）肺部病理生理改变

间质性肺水肿、弥漫性肺不张和肺微循环障碍。功能残气量减少，肺顺应性下降，气道阻力增加，通气血流比例失调和肺内分流导致严重低氧血症，气道梗阻及肺纤维化最终导致通气功能障碍。

（二）血流动力学变化

缺氧性肺动脉高压，心功能衰竭。缺氧使肺血管收缩和阻力增加，毛细血管中微血栓形成，血管内静水压增加，加重了肺水肿，右心室负荷增加；右心室舒张末期容量和压力增加，使室间隔左移，心包腔压力上升，进而影响左心室充盈和舒张，心输出量下降。这种现象称为心室相互依赖性。

四、临床表现

典型的临床经过可分为四期。

（一）急性损伤期

ARDS 如系创伤诱发、急性损伤期的时间较为明确，如是氧中毒引起则难以确定损伤的时间，此期并无肺或 ARDS 特征性体征，虽然某些患儿有通气过度、低碳酸血症和呼吸性碱中毒，但 PaO_2 正常，胸部听诊及 X 线检查正常，原发性损伤在肺部者例外。

（二）潜伏期

又称表面稳定期，继上期之后持续 6 ~ 48h，此期患儿心、肺功能稳定，但通气过度持续存在，胸部 X 线检查可见细小网状浸润和肺间质性积液。通过连续观察，发现最终发展为 ARDS 的患儿在此期的红细胞容积、PaO_2、肺血管阻力和 pH 与不发生 ARDS 者有明显区别，因此，在此期患儿虽然表面稳定，但有可能发展成为 ARDS，须提高警惕。

（三）急性呼吸衰竭期

突然气促、呼吸困难、刺激性咳嗽、咳出白色泡沫或红色泡沫痰或血痰、心率增快、恐惧感伴有发绀、鼻翼扇动、三凹征，肺部有时可闻及哮鸣音，吸氧及增加通气量后，缺氧状态不见好转。

（四）严重生理障碍期

从急性呼吸衰竭期过渡至本期的界线不明显，如患儿出现 ARDS 不常见的高碳酸血症，表明病情转重，但并非不可逆。严重 ARDS 的慢性肺部病变需要数月的呼吸支持才能消失，但有一些低氧血症及高碳酸血症的患儿对通气治疗毫无反应，最终死于难治性呼吸衰竭合并代谢紊乱。因此，此期又称终末期。

五、诊断

（一）血气分析

早期为明显低氧血症、低碳酸血症、呼吸性碱中毒。晚期二氧化碳潴留，呈呼吸性和代谢性混合酸中毒。根据动脉和混合静脉血气值、FiO_2 和平均气道压可计算、肺泡动脉氧压差（A-aDO$_2$）、氧合指数（OI，$OI = PaO_2/FiO_2$）和肺内分流（Os/Ot）。

（二）胸部 X 线检查

早期仅有肺纹理增粗及少许片影、继之出现大片间质与实质浸润，肺不张，晚期可大片融合或白肺样改变。不同原发病的胸部 X 线检查表现可有不同。新生儿、婴儿应考虑拍片条件、吸呼气相不同和呼吸机条件的影响。

（三）ARDS 与 MODS

近年来，ARDS 和 MODS 的关系引起人们的关注，有的学者认为两者实为同一综合征，而肺则是最易、最早衰竭的器官。也有学者认为，ARDS 既可单独存在，也可为 MODS 的表现之一，两者互相关联。

六、治疗

治疗 ARDS 最有效的措施莫过于预防，及时发现和正确治疗休克患儿，扩容时注意胶体和晶体液合理配伍，积极控制全身感染，加强呼吸管理，拍背吸痰、勤换体位，避免输入陈旧血液，大量输血时采用微孔过滤器（直径 40pm 左右）。对高危或可疑治疗。据报道，心肺大手术后患儿早期应用持续呼吸道正压通气或吸气末正压通气，可降低 ARDS 发病率。ARDS 的治疗原则是呼吸支持疗法，以缓解呼吸衰竭；积极治疗原发病。二者兼顾，不可偏废。

第六节　急性上呼吸道感染

急性上呼吸道感染是由病毒或细菌感染引起的鼻、鼻咽、咽部和喉部黏膜及黏膜下充血、水肿等病理改变，临床上以发热、咳嗽或流涕为表现的上呼吸道感染性疾病，是急性鼻咽炎、急性咽炎、急性扁桃体炎或咽结合膜热等疾病的统称。

引起急性上呼吸道感染的病原微生物种类繁多，早期 90% 以上是由病毒感染引起的。常见的病毒有鼻病毒（包括 100 余种不同血清型），柯萨基病毒、埃可病毒、流行性感冒病毒（分甲、乙、丙三种血清型）、副流行性感冒病毒（分 1、2、3、4 四种血清型）、呼吸道合胞病毒以及腺病毒（有 30 余种血清型）。小部分由细菌感染引起，常见的细菌有 β 溶血性链球菌 A 组、肺炎球菌、流行性感冒杆菌及葡萄球菌。此外，肺炎支原体和肺炎衣原体也可引起上呼吸道感染。

上呼吸道感染一年四季均可发病，以冬、春季多见。目前空调的广泛使用，夏季病例明显增多。好发年龄多为幼儿时期。一般通过飞沫传播或直接接触传染，偶可通过肠道。可造成流行或散发。

病变部位早期表现为毛细血管和淋巴管扩张，黏膜充血水肿、腺体及杯状细胞分泌增加、单核细胞和吞噬细胞浸润、以后转为中性粒细胞浸润，上皮细胞和纤毛上细胞坏死脱落。恢复期上皮细胞新生、黏膜修复、恢复正常。

一、临床表现

本病多为散发，偶见流行。婴幼儿患病症状较重，年长儿较轻。婴幼儿患病时可有或无流涕、鼻塞、打喷嚏等呼吸道症状，常突发高热、呕吐、腹泻，甚至因高热而引起惊厥。年长患儿常有流涕、鼻塞、打喷嚏、咽部不适、发热等症状，可伴有轻度咳嗽与声嘶。部分患儿发病早期可出现脐周阵痛、咽炎、咽痛等症状，咽黏膜充血，若咽侧索也受累，则在咽两外侧壁上各见一纵行条索状肿块突出。疱疹性咽峡炎、在咽弓、软腭、悬雍垂黏膜上可见数个或数十个灰白色疱疹，直径 1 ～ 3mm，周围有红晕，1 ～ 2d 破溃成溃疡。咽结合膜热患儿临床特点为发热 39℃ 左右，咽炎及结膜炎同时存在。这有别于其他类型的上呼吸道感染。急性扁桃体炎除了发热、咽痛外，扁桃体可见明显红肿，表面有黄白色脓点，可融合成假膜状。

二、诊断

病毒感染时，一般白细胞偏低或在正常范围，但在早期白细胞总数和中性粒细胞百分数可较高。细菌感染则白细胞总数大多增高，但严重病例也可减低。

三、治疗

上呼吸道感染的治疗原则是充分休息、加强护理、对症处理和支持疗法、预防并发症等综合治疗。

（一）一般护理

患儿年龄越小，越需要休息和护理。空气要新鲜。室温宜恒定，避免太高或太低。相对湿度维持在 50% ~ 60%，对并有喉炎的患儿有利。保证充足的热量摄入，在发热期宜给予易消化而营养丰富的流食或软食，并供给足够的液体。

（二）对症处理

1. 降温

对发热的病例，最好能进行温水浴，以增快血液循环。也可用生姜、红糖、葱白煎汤热服治疗，具有镇痛解热的作用，还可缩短病程。体温超过 38.6℃时，可给予退热剂如复方阿司匹林，每次 10mg/kg 口服；或扑热息痛，每次 10 ~ 15mg/kg 口服；或阿司匹林赖氨酸 10 ~ 25mg/（kg·d）肌内注射或静脉注射。根据病情可 4 ~ 6h 重复 1 次。对婴儿，尤其是新生儿，更要慎用或忌用大剂量退热剂，避免体温骤降，大量出汗，诱发虚脱。使用退热剂后，注意给患儿多饮温开水。这既可促进排泄，又可补充因大量出汗丢失的水分。

2. 祛痰

对轻咳者，尤其是婴儿，不宜给止咳剂。对干咳严重者，因其影响患儿的休息和睡眠，甚至影响循环功能，可适当应用镇静剂或镇咳剂如可待因糖浆每次 0.3 ~ 0.5mg/kg。

3. 镇静

对烦躁不安者，可适当应用镇静剂，如苯巴比妥每次 2 ~ 3mg/kg，或 10% 水合氯醛每次 0.5mL/kg 口服。

4. 止痛

对咽痛和颈淋巴结疼痛者，可用冷敷或热敷以减轻其疼痛。

5. 鼻塞

对鼻塞明显者，可采取局部热湿敷或热蒸气吸入。若仍不能缓解，可给予 0.25%～0.5% 麻黄碱滴鼻，每日 4～6 次，每次每侧鼻孔 1～2 滴，在进食或睡眠前应用。注意麻黄碱对心脏的兴奋作用，应避免长期应用，因鼻黏膜血管持续收缩，可导致鼻黏膜萎缩。

（三）抗病毒治疗

病毒感染初期可选用以下药物。

1. 病毒唑

病毒唑是一种较强的单磷酸次黄嘌呤核苷脱氢酶抑制剂，能抑制磷酸次嘌呤核苷脱氢酶，使鸟嘌呤核苷酸不能合成，阻止病毒核酸的合成。对流行性感冒病毒还能特异地抑制病毒蛋白的合成。所以病毒唑是一种对多种病毒有抑制作用的广谱抗病毒药物。在组织培养上能抑制 13 种 RNA 病毒和 7 种 DNA 病毒的复制，但对病毒无直接杀灭作用。治疗方法尚不统一，有学者采用 1% 病毒唑溶液滴鼻治疗，病初每 15min 滴 1 次，共 4 次，以后 1～2h 1 次，夜间停用，热退后改为 4h 1 次，3～4d 为 1 疗程。也有学者在滴鼻基础上加用病毒唑含服，每次 2mg，每 2h 1 次，每日 6 次，夜间停用，热退后改为每日 4 次，3～5d 为 1 疗程。口服、静脉给药，剂量为 10～15mg/（kg·d），分 2～3 次给予。口服易吸收，血浆半衰期为 72h。

2. 金刚烷胺

金刚烷胺是人工合成的抗病毒药，1964 年报道其抗病毒作用，临床应用较久。能抑制病毒核酸脱壳，还能阻止病毒穿入细胞。组织培养和动物实验证明，金刚烷胺能预防亚洲甲型流行性感冒病毒的感染，在流行期间，用药后的保护率可达 50%～79%。早期发现患儿、及时进行治疗可加快临床症状的消失、缩短病程、减少并发症。口服吸收完全，1～4h 达血药浓度高峰。易透过生物膜，在脑脊液、唾液中能达到一定浓度。体内不被代谢，服药后 4d 内约 86% 以原形药物自尿排出。半衰期约 20h。口服剂量为 3mg/（kg·d），分 2 次服用，最大用量不超过 150mg/d，最长服用 10d。

3. 锌片含服

锌除了是机体内很多酶的构成成分，对核酸代谢、细胞合成和修复等起着重要的生理作用外，还有抑制病毒的作用。当锌与病毒蛋白衣壳结合时，装配病毒所需的蛋白酶失去活性，抑制病毒 DNA 的合成，从而抑制病毒的复制。用法：首次给予葡萄糖酸锌 1～2 片（每片含锌 23mg），口中含服，以后每 2h 含药 1 片，1 日总量不超过 8 片，至症状消失后 6h 停药。

第七节 急性支气管炎

急性支气管炎是由病毒或细菌感染、理化刺激或过敏等因素引起的支气管黏膜广泛急性炎症性改变的，临床听诊以不固定干湿啰音为特征的急性支气管炎症性疾病。

一、病因与病理

急性支气管炎在婴幼儿时期发病较多、较重，可因受凉、气候骤变而发病。常继发于上呼吸道感染，由炎症向下蔓延引起喉、气管炎、支气管炎。凡可引起上呼吸道感染的病毒都可成为支气管炎的病原微生物。细菌感染常在病毒感染基础上发生。较常见的细菌是肺炎球菌、P-溶血性链球菌、葡萄球菌及流行性感冒杆菌等。营养不良、佝偻病、变态反应以及慢性鼻炎、鼻窦炎或咽炎皆可为本病诱因。过冷空气、二氧化硫、氯气等理化因素的刺激易引起发病。其病理主要表现为支气管黏膜充血、水肿，偶有纤毛上皮细胞损伤脱落，黏液腺肥大，分泌物增加，黏膜下水肿，伴有淋巴细胞和中性粒细胞浸润。

二、临床表现

发病可急可缓，大多数先有上呼吸道感染的症状，逐渐出现明显的咳嗽。也可忽然出现较多较深的咳嗽，咳嗽一般持续 7 ~ 10d。一般症状或轻或重，轻者无明显病容，重者可有发热、头痛、乏力等，甚至可伴随腹痛、呕吐、腹泻等消化道症状。如不及时治疗可引起肺炎。体检胸部可闻及或多或少不固定的干性啰音及大、中水泡音，咳嗽后或体位变化后啰音可减少或消失。

三、诊断

胸部 X 线检查多为阴性或双肺纹理增粗、紊乱。

急性支气管炎根据起病初期有上呼吸道感染的病史以及以咳嗽为主要临床表现和肺部听诊可闻及不固定的干湿啰音为特征，结合 X 线检查无异常或仅有肺纹理增粗，一般不难诊断。

四、治疗

急性支气管炎的治疗原则是加强护理，对症处理，继发细菌感染时选用有效抗生素，积极预防感冒，避免有害理化因素的刺激。

（一）一般治疗

注意保暖、休息，加强营养，调节室温和湿度。婴幼儿经常更换体位或抱起拍背，使痰液易于排出。蒸气吸入或 0.9% 氯化钠注射液超声雾化吸入以湿润气道，对减轻刺激性咳嗽和稀释痰液有帮助。咳嗽过频，妨碍休息和睡眠时，可适当选用镇咳剂。有支气管痉挛时，可应用氨茶碱等药物平喘。

（二）抗生素的应用

1. 青霉素 G

当急性支气管炎继发细菌感染时，可选用抗生素治疗。据报道，支气管感染多由链球菌引起，故可选用青霉素 G。青霉素 G 抗菌作用强、疗效高、毒性低、应用广泛。该药竞争性抑制细菌的黏肽水解酶，干扰细胞壁的形成，使细胞壁缺损的细菌，因大量水分内渗，菌体膨胀、破裂而死亡。青霉素 G 对已合成的细胞壁无影响，故对繁殖期细菌作用强，对静止期细菌作用弱。青霉素 G 肌内注射吸收迅速、脂溶性低、很快经肾排泄。

2. 氨苄青霉素

对 A 组链球菌、B 组链球菌、肺炎链球菌和青霉素敏感的金黄色葡萄球菌有较强活性，但略逊于青霉素。对草绿色链球菌也有良好作用，对肠球菌属和李斯德菌属的作用优于青霉素，对 β - 内酰胺酶不稳定，口服吸收尚好，食物可延迟和减低血药峰浓度。

3. 羟氨苄青霉素

抗菌作用基本与氨苄青霉素相同，对多种细菌的杀菌作用较氨苄青霉素迅速而强，可能与穿透细菌壁的能力强、能抑制细胞壁的合成、能使细菌迅速成为球形体而破裂溶解以及作用于中隔细胞壁使细菌形成丝状体有关。口服同剂量氨苄西林的 2.5 倍。食物对吸收影响不大。快速静脉推注 0.5g 后，1min 的血药浓度为 83 ～ 112mg/L。痰中药物浓度为血药浓度的 1/2 ～ 1/16。口服每日 40 ～ 80mg/kg，分 4 次给药。

第五章 循环系统疾病

第一节 病毒性心肌炎

病毒性心肌炎是病毒侵犯心脏所致的、以心肌炎症性病变为主要表现的疾病，有的可伴有心包或心内膜炎症改变。本病临床表现轻重不一，预后大多良好，但少数可发生心力衰竭、心源性休克，甚至猝死。

一、病因与发病机制

近年来经动物实验及临床观察证明，可引起心肌炎的病毒有柯萨奇病毒（乙组和甲组）、埃可病毒、脊髓灰质炎病毒、腺病毒、传染性肝炎病毒、流行性感冒和副流行性感冒病毒、麻疹病毒、单纯疱疹病毒以及流行性腮腺炎病毒等，其中以柯萨奇病毒乙组（1～6型）最常见。

本病的发病机制尚不完全清楚。一般认为在疾病早期，病毒及其毒素可经由血液循环直接侵犯心肌细胞产生病理变化。临床上可从心肌炎患儿的鼻咽冲洗物或粪便中分离出病毒，并在恢复期血清中检测到相应病毒的中和抗体有4倍以上的升高，更重要的是从心肌炎死亡病例的心肌组织中直接分离出病毒，并可应用荧光抗体染色技术在心肌组织上找到特异性病毒抗原。这些均有力地支持病毒直接侵犯心脏的学说。另外，临床上在病毒感染后，往往经过一段潜伏期才出现心脏受累的征象，符合变态反应性疾患的规律；患儿血中可测到抗心肌抗体的增加。部分患儿表现为慢性心肌炎，符合自身免疫反应；这类病例的尸解中常可在心肌发现免疫球蛋白（IgG）及补体的沉淀等，以上现象说明本病的发病机制有变态反应或自身免疫反应参与。

二、病理

病变分布可为局灶性、散在或弥漫性，性质多以心肌间质组织和附近血管周围单核细胞、淋巴细胞及中性细胞浸润为主，少数为心肌变性，包括肿胀、断裂、溶解及坏死等变化。慢性病例多有心脏扩大、心肌间质炎症浸润及心肌纤维化形成的瘢痕组织，心包可有浆液渗出，个别发生粘连。病变可波及传导系统，甚至导致终生心律紊乱。

三、临床表现

患儿多有轻重不等的前驱症状，主要为发热、全身不适、咽痛、肌痛、腹泻及皮疹等，某些病毒感染疾患，如麻疹、流行性腮腺炎等，则可有其特异性征象。

轻型患儿一般无明显症状，心电图可见期前收缩或 T 波降低等改变。心肌受累明显时，患儿常诉心前区不适、胸闷、心悸、头晕及乏力等，心脏有轻度扩大，伴心动过速、心音低钝及奔马律等。心电图多表现为频发、阵发性心动过速或二度以上房室传导阻滞，可导致心力衰竭及晕厥等。重症患儿可突然发生心源性休克，表现为烦躁不安、面色苍白、四肢湿冷及末梢发绀等，可在数小时或数日内死亡。如反复发作心力衰竭，则心脏明显扩大，可并发严重心律紊乱或栓塞等，预后很差。

体征主要为心尖区第一音低钝，部分有奔马律，一般无明显器质性杂音，伴心包炎者可听到心包摩擦音，心界明显扩大。危重病例可能脉搏微弱及血压下降，两肺出现啰音及肝脾大提示循环衰竭。

四、辅助检查

（一）心电图检查

多数表现为 ST 段偏移和 T 波低平、双向或倒置，可有 QRS 波群低电压。QT 间期延长多发生在重症病例。窦房、房室或室内传导阻滞颇为常见，其中以一度房室传导阻滞最多见。各种期前收缩中以室性期前收缩最常见，部分呈多源性；可有阵发性心动过速、心房扑动或颤动，甚至心室颤动。

以上改变虽非特异性，但极为常见，因而成为临床诊断的重要依据。

（二）X 线检查

一般轻型病例心影属正常范围，伴心力衰竭或反复迁延不愈者心脏均有较明显的扩大，合并大量心包积液时则心影显著增大。心脏搏动大多减弱，可伴有肺淤血或肺水肿，有时可见少量胸腔积液。

（三）实验室检查

1. 一般化验

急性期白细胞总数多增高，以中性粒细胞为主，部分病例红细胞沉降率（ESR）轻度增快。

2. 血清酶的测定

血清谷草转氨酶（GOT）和血清门冬氨酸氨基转移酶（AST）在急性期大多增高，但恢复较快。血清肌酸激酶（CK）在早期多有增高，其中以来自心肌的同工酶（CK-MB）为主，且较敏感。血清乳酸脱氢酶（LDH）特异性较差，但其同工酶在心肌炎早期也多增高。

3.病毒学诊断

疾病早期可从咽拭子、咽冲洗液、粪便、血液、心包液中分离出病毒，但需结合血清抗体测定才更有意义。一般采用病毒中和试验、补体结合试验及血凝抑制试验，如恢复期血清抗体滴度比急性期增高 4 倍以上，则有助于病原诊断。此外，可应用免疫荧光技术及免疫电子显微镜检查等方法证实心肌标本中确有某一型病毒存在。

五、诊断与鉴别诊断

病毒性心肌炎的主要临床诊断依据有下列几项：①急、慢性心功能不全或心脑综合征。②有奔马律或心包摩擦音。③心电图是心律失常或明显 ST-T 改变。④心脏扩大。⑤发病同时或 1～3 周前有上呼吸道感染、腹泻等病毒感染史。⑥有明显乏力、苍白、多汗、心悸、气短、胸闷、头晕、心前区痛、手足凉、肌痛等症状中的至少两种，婴儿可有拒食、发绀、四肢凉、双眼凝视等，新生儿可结合母亲流行病学史作出诊断。⑦心尖区第一心音明显低钝或安静时心动过速。⑧病程早期血清肌酸磷酸激酶、谷草转氨酶或乳酸脱氢酶增高。

以上各项中尤以前四项诊断意义较大。至于病原体诊断，由于标本取材不易，操作较复杂且需时较长，故多数不能及时作出结论。

临床上需与风湿性心肌炎、先天性心脏病及心内膜弹力纤维增生症等疾病相鉴别。

六、治疗

本病目前尚无特效治疗，可结合具体情况适当选择下列治疗措施。

（一）休息

在急性期至少应休息到热退后 3 周。有心功能不全及心脏扩大者应强调绝对卧床休息，以减轻心脏负担。一般总的休息时间不少于 3 个月，随后根据具体情况逐渐增加活动量。

（二）激素

激素可提高心肌糖原含量，促进心肌中酶的活力，改善心肌功能，同时可减轻心肌的炎症性反应，并有抗休克作用。一般用于较重的急性病例，病程早期及轻症病例多不主张应用。常用泼尼松（强的松）剂量为每日 1～1.5mg/kg，用 3～4 周，症状缓解后逐渐减量停药，对急症抢救病例可应用地塞米松每日 0.2～0.4mg/kg 或氢化可的松每日 15～20mg/kg 静脉滴注。

（三）控制心力衰竭

常用地高辛或毛花苷 C（西地兰）等。由于心肌炎患儿对洋地黄制剂较敏感，容易中毒，故剂量应偏小，一般用有效剂量的 1/2 ~ 2/3 即可。重症加用利尿剂，但需警惕电解质紊乱而引起心律失常。烦躁不安者可给予苯巴比妥、地西泮（安定）等镇静剂。

第二节　感染性心内膜炎

一、病因与发病机制

（一）病因

1. 心脏的原发病变

绝大多数感染性心内膜炎患儿有原发性心脏病，其中以先天性心脏病最为多见。室间隔缺损最易罹患心内膜炎，其他依次为法洛四联症、主动脉瓣狭窄、主动脉瓣二叶畸形、动脉导管未闭、肺动脉瓣狭窄等。后天性心脏病中，风湿性瓣膜病占 14%，通常为主动脉瓣及二尖瓣关闭不全。二尖瓣脱垂综合征也可并发感染性心内膜炎。发生心内膜炎的心脏病变常因心室或血管内有较大的压力阶差，产生高速的血液激流，而经常冲击心膜面使之遭受损伤所致。心内膜下胶原组织暴露，血小板及纤维蛋白在此凝聚、沉积，形成无菌性赘生物。当菌血症时，细菌在上述部位黏附、定居并繁殖，形成有菌赘物，受累部位多在压力低的一侧，如室间隔缺损感染性赘生物在缺损的右缘，三尖瓣的隔叶与肺动脉瓣、动脉导管未闭在肺动脉侧，主动脉关闭不全在左室等。约 8% 患儿无原发性心脏病变，通常由于毒力较强的细菌或真菌感染引起，如金黄色葡萄球菌、念珠菌等，见于 2 岁以下婴幼儿及长期应用免疫抑制剂者。

2. 病原体

过去以草绿色（即溶血性）链球菌最多见，占半数以上。近年来，葡萄球菌有增多趋势；其次为肠球菌、肺炎双球菌、β 溶血性链球菌，还有大肠杆菌、铜绿假单胞菌及嗜血杆菌。真菌性心内膜炎的病原体以念珠菌属、曲霉菌属及组织胞浆菌属较多见。人工瓣膜及静脉注射麻醉剂的药瘾者，以金黄色葡萄球菌、铜绿假单胞菌及念珠菌属感染多见。

3. 致病因素

在约 1/3 患儿的病史中可追查到致病因素，主要为纠治牙病及扁桃体摘除术。口腔及上呼吸道手术后发生的心内膜炎多为草绿色链球菌感染；脓皮病、导管检查及心脏手术之后的心内膜炎，常为金黄色葡萄球菌或白色葡萄球菌感染；而肠道手术后的心内膜炎，则多为肠球菌或大肠杆菌感染。

（二）发病机制

1.喷射和文丘里效应

机械和流体力学原理在发病机制中似乎很重要。实验证明，将细菌气溶胶通过文丘里管喷至气流中，可见高压源将感染性液体推向低压槽中，形成具有特征性的菌落分布。在喷出高压源小孔后的低压槽中总是出现最大的沉淀环。这一模型有助于解释发生在不同心瓣膜和室间隔病损分布，也可解释二尖瓣关闭不全发生感染性心内膜炎时瓣膜心房面邻近部位的特征性改变。当血流从左心室通过关闭不全的二尖瓣膜时，可发生文丘里效应，即血流通过狭窄的瓣膜孔后，压强降低，射流两侧产生涡流，悬浮物沉积两侧，使心房壁受到损害。主动脉瓣关闭不全时赘生物易发生在主动脉小叶心室面或腱索处。小型室内隔缺损，损害常发生右室面缺损处周围或与缺损相对的心室壁，后者为高速血流喷射冲击引起的损伤。其他如三尖瓣关闭不全、动静脉瘘、动脉导管未闭也可根据文丘里效应预测其心内膜受损的部位。心脏先天性缺损血液分流量小或充血性心力衰竭时，因缺损两侧压力阶差不大，故不易发生心内膜炎，这可能是单纯性房间隔缺损罕见心内膜炎，而小型室间隔缺损较易发生的原因。

2.血小板-纤维素栓

喷射文丘里效应损伤心脏心内膜面。在此基础上发生血小板-纤维素栓，而形成无菌性赘生物。

3.菌血症和凝集抗体

正常人可发生过性菌血症，多无临床意义。但当侵入细菌的侵袭力强，如有循环抗体凝集素可有大量细菌黏附于已有的血小板-纤维素血栓上定居、繁殖，即可发病。

4.免疫学因素

感染性心内膜炎的发病与免疫学因素有关。许多感染性心内膜患儿血液中 IgG、IgM、巨球蛋白、冷球蛋白升高，类风湿因子阳性。肾损害、动脉内膜炎均支持免疫发病机制。有学者对该症的淤血、条纹状出血、皮下小结做镜检，发现血管周围有细胞浸润及其他血管炎的表现。认为可能为过敏性血管炎。

二、临床表现与辅助检查

（一）临床表现

1.病史

大多数患儿有器质性心脏病，部分患儿发病前有龋齿、扁桃体炎、静脉插管或心内手术史。

2. 临床症状

可归纳为三方面：①全身感染症状。②心脏症状。③栓塞及血管症状。

（1）一般起病缓慢，开始时仅有不规则发热，患儿逐渐感觉疲乏、食欲减退、体重减轻、关节痛及肤色苍白。病情进展较慢，数日或数周后出现栓塞征象，瘀点见于皮肤与黏膜，指甲下偶尔见线状出血，或偶尔在指、趾的腹面皮下组织发生小动脉血栓，可摸到隆起的紫红色小结节，略有触痛，称欧氏小结。病程较长者则见杵状指、趾，故非发绀型先天性心脏病患儿出现杵状指、趾时，应考虑本病。

（2）心脏方面若原有杂音的，其性质可因心瓣膜的赘生物而有所改变，变为较响较粗；原无杂音者此时可出现杂音，杂音特征为乐音性且易多变。约一半患儿由于心瓣膜病变、中毒性心肌炎、心肌脓肿等导致充血性心力衰竭。

（二）辅助检查

1. 一般血液检查

常见的血常规检查表现为进行性贫血与白细胞增多，中性粒细胞增多。红细胞沉降率（ESR）增快，C反应蛋白阳性。血清球蛋白常增多，甚至清蛋白、球蛋白比例倒置，免疫球蛋白升高，循环免疫复合物及类风湿因子阳性。

2. 血培养

血培养是确诊的关键，对疑诊者不应急于用药，宜于早期重复地做血培养，并保留标本至2周之久，从而提高培养的阳性率，并做药敏试验。有研究者认为，在体温上升前1～2h，10～15min采血1次，连续6次，1～2d内多次血培养的阳性率较分散于数日做血培养为高。血培养阳性率可达90%，如已用抗生素治疗，宜停用抗生素3d后采取血标本做培养。

三、治疗

（一）抗生素

应争取及早应用大剂量抗生素治疗，不可因等待血培养结果而延期治疗，但在治疗前必先做几次血培养，因培养出的病原菌及其药物敏感试验的结果，对选用抗生素及剂量有指导意义；选用杀菌力强的抗生素，应两种抗生素联合使用，一般疗程为4～6周。对不同的病原菌感染应选用不同的抗生素。

（二）其他治疗

其他治疗包括休息、营养丰富的饮食、铁剂等，必要时可输血。并发心力衰竭时，应用洋地黄、利尿剂等。并发于动脉导管未闭的感染性动脉内膜炎病例，经抗生素治疗仍难以控制者，手术矫正畸形后，继续抗生素治疗常可迅速控制并发动脉内膜炎。

在治疗过程中，发热先退，自觉症状好转，瘀斑消退，尿中红细胞消失较慢，约需1个月或更久；白细胞恢复也较慢，红细胞沉降率恢复需1.5个月左右，终止治疗的依据为：体温、脉搏正常，自觉情况良好，体重增加，栓塞现象消失，血常规检查及红细胞沉降率恢复正常等，如血培养多次为阴性，则更可靠。停止治疗后，应随访2年，以便对复发者及时治疗。

第三节 原发性心肌病

原发性心肌病分为扩张（充血）型心肌病、肥厚型心肌病和限制型心肌病。扩张型以心肌细胞肥大、纤维化为主，心脏和心腔扩大，心肌收缩无力。肥厚型以心肌肥厚为主，心室腔变小，舒张期容量减少。若以心室壁肥厚为主，为非梗阻性肥厚型心肌病；以室间隔肥厚为主，左室流出道梗阻，为梗阻性肥厚型心肌病。限制型以心内膜及心内膜下心肌增厚、纤维化，心室以舒张障碍为主，此型小儿少见。中医认为，本病因心气、心阴不足，心麻瘀阻，心肾阳虚而致病，可归属于"心悸""怔忡""心痹""喘咳"等范畴。

一、诊断

（一）扩张（充血）型心肌病

1.临床表现

多见于学龄前及学龄儿童，部分病例可能是病毒性心肌炎发展而来。缓慢起病，早期活动时感乏力，头晕，进而出现呼吸困难、咳嗽、心悸、胸闷、水肿、肝大等心力衰竭症状。心动过速，心律失常，心尖部第一心音减弱，有奔马律，脉压低。易出现脑栓塞、肺栓塞及肾栓塞。

2.X线检查

心影增大如球形，心搏减弱，肺淤血。

3.心电图检查

左室肥大最多，ST段、T波改变，可有室性期前收缩、房室传导阻滞等。

4. 超声心动图

心腔普遍扩大，左室更为显著。左室壁运动幅度减低。

（二）肥厚型心肌病

1. 临床表现

可有家族史，缓慢起病，非梗阻型症状较少，以活动后气喘为主。梗阻型则有气促、乏力、头晕、心绞痛或晕厥，可致猝死。心脏向左扩大，胸骨左缘第 2 ~ 第 4 肋间有收缩期杂音。

2. 胸部 X 线检查

心影稍大，以左室增大为主。

3. 心电图检查

左室肥厚及 ST 段、T 波改变，I 导联可出现 Q 波（室间隔肥厚所致），室性期前收缩等心律失常。

4. 超声心动图检查

左右心房扩大，心室腔正常或略变小，室间隔与左室后壁有向心性增厚，心内膜回声增粗，室舒张功能异常。

二、鉴别诊断

（1）扩张（充血）型心肌病应与风湿性心脏病、先天性心脏病、心包积液相鉴别。风心病有风湿热及瓣膜性杂音；先心病常较早出现症状，心脏杂音大多较响；心包积液在超声心动图检查时可见积液。

（2）肥厚型心肌病应与主动脉瓣狭窄相鉴别。主动脉瓣狭窄有主动脉瓣区收缩期喷射性杂音，第二心音减弱，X 线检查升主动脉可见主动脉瓣狭窄后扩张，超声心动图检查示主动脉瓣开口小。

（3）限制型心肌病应与缩窄性心包炎相鉴别。缩窄性心包炎有急性心包炎病史，X 线检查显示心包膜钙化，超声心动图示心包膜增厚。

三、西医治疗

（1）有感染时应积极控制感染。

（2）心律失常治疗参见本章第六节心律失常相关内容。

（3）应用促进心肌能量代谢药物，例如，三磷酸腺苷、辅酶 A、细胞色素 C、

辅酶 Q_{10}、维生素 C、极化液（10% 葡萄糖注射液 250mL、胰岛素 6U、10% 氯化钾 5mL），有辅助治疗作用。

第四节　先天性心脏病

先天性心脏病（CHD），简称先心病，指胎儿时期心脏血管发育异常导致的畸形，是小儿最常见的心脏病。发生率为活产婴儿的 4% ~ 12%。我国每年有 10 万 ~ 15 万先心病的患儿出生，如未经治疗，约有 1/3 的患儿在出出生后 1 个月内因病情严重和复杂畸形而夭折。近几十年来，由于心导管检查、心血管造影和超声心动图等的应用，在低温麻醉和体外循环情况下，心脏直视手术的发展以及介入疗法的出现，使临床上先天性心脏病的诊断、治疗和预后都有了显著的进步。

一、病因

先天性心脏病的病因尚未完全明确，但现已了解有内、外两类因素，内在与遗传有关，为染色体异常或多基因突变引起。外在与环境因素有关，环境因素中较为主要的是宫内感染，如风疹、流行性感冒、流行性腮腺炎和柯萨奇病毒感染等。此外，还包括孕母缺乏叶酸，患代谢性疾病（糖尿病、高钙血症、苯丙酮尿症），接触过量放射线和服用某些药物（抗肿瘤药、抗癫痫药、甲糖宁）。故对孕妇应加强保健工作，在妊娠早期积极预防风疹、流行性感冒等病毒性疾病，避免与有关的致病因素接触。

二、分类

根据左、右心腔或大动脉之间有无异常通路及血液分流的方向，可将先天性心脏病分为三大类。

（一）左向右分流型（潜在发绀型）

在左、右心或大动脉之间有异常通路，正常情况下由于体循环（左）压力高于肺循环（右），所以血液是从左向右分流，一般不出现发绀。当屏气、剧烈哭闹或任何病理情况致肺动脉和右心压力增高并超过左心压力时，则氧含量低的血液自右向左分流而出现发绀，故此型又称潜在发绀型。常见的有室间隔缺损、房间隔缺损和动脉导管未闭等。

（二）右向左分流型（发绀型）

在左、右心或大动脉之间有异常通路，由于畸形的存在，致使右心压力增高并超过左心，使血液从右向左分流或大动脉起源异常时，大量氧含量低的静脉血流入体循环，出现发绀，常见的有法洛四联症、大动脉错位等。

（三）无分流型（无发绀型）

在左、右心或大动脉之间无异常通路或分流，也无发绀，如主动脉缩窄、肺动脉狭窄等。

三、诊断方法

先天性心脏病的诊断，主要依靠病史、体检和实验室检查三部分，首先仔细的病史询问和体格检查，可以对先天性心脏病作出大致判断，再进一步通过影像学检查明确其类型及具体解剖畸形。

四、临床常见的先天性心脏病

（一）室间隔缺损

室间隔缺损（VSD）是最常见的先天性心脏病，在我国约占小儿先天性心脏病的一半。它可单独存在，也可与其他心脏畸形同时存在，室间隔缺损分型根据缺损位置的不同，可分为以下三种类型：①干下型缺损，位于室上嵴上方，肺动脉瓣或主动脉瓣下。②室间隔膜部缺损，位于室上嵴下方或位于三尖瓣的后方。③室间膈肌部缺损，位于室间膈肌部。

（二）房间隔缺损

房间隔缺损（ASD）占先天性心脏病发病总数的5%～10%，女性较多见。房间隔缺损根据解剖病变分以下三型：①第一孔（原发孔）未闭型，约占15%。②第二孔（继发孔）未闭型，约占75%。③静脉窦型，约占5%，分上腔型、下腔型。④冠状静脉窦型，约占2%。

（三）动脉导管未闭

动脉导管未闭（PDA）占先天性心脏病总数的15%～20%，女性较多见。根据导管的大小、长短和形态不同，可分为管型、漏斗型、窗型三型。

（四）法洛四联症

法洛四联症（TOF）是存活婴儿中最常见的发绀型先天性心脏病，其发病率占先天性心脏病的10%～15%。1888年法国医生 Etienne Fallot 详细描述了该病的病理改变及临床表现，故而得名。法洛四联症由4种畸形组成：①室间隔缺损。②肺动脉狭窄，以漏斗部狭窄多见室间隔缺损。③主动脉骑跨，主动脉骑跨于室间隔之上。④右心室肥厚，为肺动脉狭窄后右心室负荷加重的结果。以上4种畸形中，肺动脉狭窄最重要。

第五节　小儿高血压

小儿高血压主要为继发性，肾实质病变最常见。其中尤以各种类型的急慢性肾小球肾炎多见，其次为慢性肾盂肾炎、肾血管疾病。此外，皮质醇增多症、嗜铬细胞瘤、神经母细胞瘤及肾动脉狭窄等也是小儿高血压常见的病因。高血压急症是指血压(特别是舒张压)急速升高引起的心、脑、肾等器官严重功能障碍甚至衰竭，又称高血压危象。高血压危象发生的决定因素与血压增高的程度、血压上升的速度以及是否存在合并症有关，而与高血压的病因无关。危象多发生于急进性高血压和血压控制不好的慢性高血压患儿。如既往血压正常者出现高血压危象往往提示有急性肾小球肾炎，而且血压勿需上升太高水平即可发生。如高血压合并急性左心力衰竭，颅内出血时即使血压只有中度升高，也会严重威胁患儿生命。

一、病因

根据高血压的病因，分为原发性高血压和续发性高血压。小儿高血压 80% 以上为继发性高血压。

（一）继发性高血压

小儿高血压继发于其他病因者为继发性高血压。继发性高血压中 80% 可能与肾疾病有关，如急性和慢性肾功能不全、肾小球肾炎、肾病综合征、肾盂肾炎。其他涉及心血管疾病，如主动脉缩窄、大动脉炎；内分泌疾病，如原发性醛固酮增多症、库欣综合征、嗜铬细胞瘤、神经母细胞瘤等；中枢神经系统疾病及铅中毒、汞中毒等。

（二）原发性高血压

病因不明者为原发性高血压，与下列因素有关。

1. 遗传

根据中国外有关资料统计，高血压的遗传度在 60% ~ 80%，随着年龄增长，遗传效果更明显。检测双亲均患原发性高血压的正常血压子女的去甲肾上腺素、多巴胺浓度明显高于无高血压家族史的相应对照组，表明原发性高血压可能存在有遗传性交感功能亢进。

2. 性格

具有 A 型性格（A 型性格行为的主要表现是具有极端竞争性、时间紧迫性、易被激怒或易对他人怀有进攻倾向)行为类型的青少年心血管系统疾病的发生率高于其他类型者。

3. 饮食

钠离子具有一定的升压作用，而食鱼多者较少患高血压。因此，对高危人群应限制高钠盐饮食，鼓励多食鱼。

4. 肥胖

肥胖者由于脂肪组织的堆积，使毛细血管床增加，引起循环血量和心输出量增加，心脏负担加重，日久易引起高血压和心脏肥大。另外，高血压的肥胖儿童，通过减少体重可使血压下降，证明肥胖对血压升高有明显影响。

5. 运动

对少儿运动员的研究表明，体育锻炼使心输出量增加、心率减慢、消耗多余的热量，从而有效地控制肥胖、高血脂、心血管适应能力低下等与心脑血管疾病有关的危险因素的形成与发展，为成人期心脑血管疾病的早期预防提供良好的基础。

二、临床表现

轻度高血压患儿常无明显症状，仅于体格检查时发现。血压明显增高时可有头晕、头痛、恶心、呕吐等，随着病情发展可出现脑、心、肾、眼底血管改变的症状。脑部表现以头痛、头晕常见，血压急剧升高常发生脑血管痉挛而导致脑缺血，出现头痛、失语、肢体瘫痪；严重时引起脑水肿、颅内压增高，此时头痛剧烈，并有呕吐、抽搐或昏迷，这种情况称为高血压脑病。心脏表现有左心室增大，心尖部可闻及收缩期杂音，出现心力衰竭时可听到舒张期奔马律。肾表现有夜尿增多、蛋白尿、管型尿，晚期可出现氮质血症及尿毒症。眼底变化，早期见视网膜动脉痉挛、变细，以后发展为狭窄，甚至眼底出血和视神经乳头水肿。某些疾患有特殊症状：主动脉缩窄，发病较早，婴儿期即可出现充血性心力衰竭，股动脉搏动明显减弱或消失，下肢血压低于上肢血压；大动脉炎多见于年长儿，有发热、乏力、消瘦等全身表现，体检时腹部可闻及血管性杂音；嗜铬细胞瘤有多汗、心悸、血糖升高、体重减轻、发作性严重高血压等症状。

三、实验室检查

①尿常规、尿培养、尿儿茶酚胺定性。②血常规和心电图、胸部正侧位照片。③血清电解质测定，特别是钾、钠、钙、磷。④血脂测定，包括总胆固醇、甘油三酯、高密度脂蛋白胆固醇、低密度脂蛋白胆固醇、载脂蛋白 A、载脂蛋白 B。⑤血浆肌酐、尿素氮、尿酸、空腹血糖测定。⑥肾超声检查。

四、诊断

目前我国小儿血压尚缺乏统一的标准，判断儿童高血压的标准常有三种。

（1）中国沿用的标准：学龄前期 ≥14.6/9.3kPa（110/70mmHg），学龄期 ≥16/10.7kPa（120/80mmHg），13 岁及以上 ≥18.7/12.0kPa（140/90mmHg）。

（2）WHO 标准：小于 13 岁的儿童 ≥18.0/11.3kPa（135/85mmHg），13 岁及以上的儿童 ≥18.7/12.0kPa（140/90mmHg）。

（3）按 Londe 建议，收缩压和舒张压超过各年龄性别组的第 95 百分位数。目前倾向于应用百分位数。百分位是 1996 年美国小儿血压监控工作组推荐的，根据平均身高、年龄、性别组的标准，凡超过第 95 百分位为高血压。

诊断高血压后进一步寻找病因，小儿高血压多数为继发性。通过详细询问病史，仔细体格检查，结合常规检查和特殊检查，常能作出明确诊断。经过各种检查均正常，找不出原因者可诊断为原发性高血压。

五、高血压急症处理原则

（1）处理高血压急症时，治疗措施应该先于复杂的诊断检查。

（2）对高血压脑病、高血压合并急性左心力衰竭等高血压危象应快速降压，旨在立即解除过高血压对靶器官的进行性损害。恶性高血压等长期严重高血压者需比正常略高的血压方可保证靶器官最低限度的血流灌注，过快过度地降低血压可导致心、脑、肾及视网膜的血流急剧减少而发生失明、昏迷、抽搐、心绞痛或肾小管坏死等严重持久的并发症。故对这类疾病患儿降压幅度及速度均应适度。

（3）高血压危象是因全身细小动脉发生暂时性强烈痉挛引起的血压急骤升高所致。因此，血管扩张剂如钙拮抗剂、血管紧张素转换酶抑制剂及 α 受体阻滞剂、β 受体阻滞剂的临床应用，是治疗的重点。这些药物不仅给药方便（含化或口服），起效迅速，而且在降压同时，还可改善心、肾的血流灌注。尤其是降压作用的强度随血压下降而减弱，无过度降低血压之虑。

第六节　心律失常

一、窦性心动过速

（一）临床要点

窦性心动过速指窦房结发出激动的频率超过正常心率范围的下限。其原因有生理性，如哭闹、运动、情绪紧张等；病理性主要有发热、贫血、甲状腺功能亢进、心肌炎、风湿热、心力衰竭等。一般无临床症状，年长儿有时可诉心悸。

（二）心电图特征

窦性心律，心率超过该年龄正常心率范围。婴儿心率每分钟超过 140 次，1～6 岁心率每分钟超过 120 次，6 岁以上心率每分钟超过 100 次。

（三）治疗

心律失常主要针对病因。有症状者可用 β 受体阻滞剂或镇静剂。

二、窦性心动过缓

（一）临床要点

窦性心动过缓指窦房结发出激动的频率低于正常心率。多由于迷走神经张力过高、颅内压增高、甲状腺功能减退、β 受体阻滞剂作用所致，少数为窦房结本身的病变。一般无症状，心率显著缓慢时可有头晕、胸闷，甚至晕厥。

（二）心电图特征

窦性心律，心率低于该年龄正常心率范围；1 岁以内(婴儿)心率每分钟少于 100 次，1～3 岁每分钟少于 80 次，3～8 岁每分钟少于 70 次，8 岁以上每分钟少于 60 次。

（三）治疗

主要针对病因进行治疗。心率明显缓慢或有症状者，可口服阿托品，每次 0.01～0.02mg/kg，每日 3～4 次。

三、期前收缩（过早搏动）

按其期前收缩起源部位的不同分为房性、房室交界区性及室性期前收缩。期前收缩既可见于明确病因，如各种感染、器质性心脏病、缺氧、药物作用及自主神经功能不稳定等，也可见于健康小儿。

（一）临床特点

多数小儿无症状，少数有心悸、胸闷、心前区不适。心脏听诊可听到心搏提早搏动之后有较长的间歇。脉搏短绌，期前收缩于运动后增多，提示同时有器质性心脏病。

（二）治疗

包括病因治疗和应用抗心律失常药。

1. 房性期前收缩

大多数偶发、无症状者属良性，不需药物治疗。如频发者可给予普罗帕酮（心律平）或β受体阻滞剂。1岁以内的婴儿频发房性期前收缩，易发生心房扑动和室上性心动过速，可用地高辛，无效时可加用普萘洛尔（心得安）。

2. 房室交界区性期前收缩

不需特殊治疗。

3. 室性期前收缩

未发现器质性心脏病又无症状者不需用抗心律失常药。有器质性期前收缩的治疗，可选用美西律（慢心律）口服，每天 2 ~ 5mg/kg，每 8h 1 次。普罗帕酮每次 5 ~ 7mg/kg，每 6 ~ 8h 1 次口服。胺碘酮每日 5 ~ 10mg/kg，分 3 次，口服 1 ~ 2 周后逐渐减量至原来的 1/3，每日 1 次，服 5d，停 2d。普萘洛尔每日 1 ~ 3mg/kg，分 3 次口服。洋地黄中毒和心脏手术后发生的室性期前收缩，选用苯妥英钠每次 2 ~ 4mg/kg，缓慢静脉注射，可于 15 ~ 20min 后重复一次，总量为 15mg/kg。肥厚性心肌病的室性期前收缩，用钙拮抗剂维拉帕米（异搏定），每日 1 ~ 3mg/kg，分 3 次口服。

第七节　急性心包炎

急性心包炎常为全身性疾病的一部分。在新生儿期，急性心包炎的主要原发病为败血症，在婴幼儿期常为肺炎、脓胸，但也以败血症为多。4岁以上儿童多数为风湿热、结核病及化脓感染。致病的化脓性细菌中以葡萄球菌多见，肺炎球菌、链球菌、大肠杆菌也较常见。病毒性心包炎又称特发性心包炎，多见于儿童，引起的病毒有柯萨奇B组病毒、流行性感冒病毒、腺病毒、乙型肝炎病毒及传染性单核细胞增多症病毒等。偶尔见组织脑浆菌病可致此症，以后转为缩窄性心包炎。有时并发于风湿热类风湿病及其他结缔组织病、白血病、恶性淋巴瘤、尿毒症、肺吸虫病、局部创伤、食管异物或心脏附近器官疾病的过程中。

一、病因与发病机制

根据病理变化可分为纤维蛋白性及渗液性心包炎。渗液可为浆液纤维蛋白性、浆液血性、出血性或化脓性等，心包的脏层及壁层上出现纤维蛋白沉着，状似绒毛，并有由纤维蛋白、白细胞及少许内皮细胞组成的渗出物。此渗出物可局限于一处，或满布整个心脏表面。风湿性心包炎产生稀薄渗出液，含有纤维素和白细胞，此液常被吸收。渗出物浓厚时，可留下疏松的粘连。由化脓性细菌感染者，心包积贮脓液，其中含纤维素、多形核白细胞、红细胞及病原菌。结核性心包炎的早期见小量浆液或血性渗出液，有时很快产生大量，如不及早治疗，常引起广泛粘连。病毒性心包炎常同时有心肌炎，心包渗出液较少，一般不形成缩窄性心包炎，少数病例也可发展成缩窄性心包炎。

正常心包腔压力与胸膜腔压力一致，吸气时为负压，呼气时为正压。正常小儿心包腔内有 10～15mL 液体。随着心包内积液增加，心包腔压力升高。急性心包炎对循环功能的影响，主要取决于心肌功能和心包渗出液的容量及发生的快慢。如心肌功能不好，同时又急骤发生 100～200mL 的心包积液，便可引起严重的循环衰竭，风湿性心包炎病例中常有此种情况。反之，如心肌正常，心包液体发生缓慢，即使有数百毫升的心包积液，循环功能可无明显改变。在快速发生大量心包积液时，即使心肌正常，也可导致循环衰竭。

大量心包积液可引起心脏填塞。由于心包内液体聚积，心包内的压力增加，使心室在舒张期不能充分扩张、心室充盈不足、心搏量减少。如心搏量进一步减少，导致收缩压下降，末梢血管收缩，使舒张压上升，脉压变小。另外，由于心包内压力增加，使静脉血液回流至右心受阻，故静脉压升高。如心包渗液积聚极快，引起急性心脏填塞、心搏量急骤减少，可发生心源性休克；如渗液积聚较慢，引起亚急性或慢性心脏填塞，则出现颈静脉怒张、肝大、水肿及奇脉等症状。

二、临床表现与辅助检查

（一）临床表现

（1）较大儿童或自诉心前区刺痛或压迫感，平卧时加重，坐起或前俯位可减轻。疼痛可向肩背及腹部放射。婴儿则表现为烦躁不安。心包炎通常为某些全身性疾病的一种表现。可见原发病症状的恶化，常有呼吸困难、咳嗽、发热等。

（2）最重要的体征为心包摩擦音，在整个心前区均可听到，以胸骨左缘下端最为清楚。其特点为声音粗糙，似于耳际摩擦皮革，和心音一致而与呼吸的节律无关。摩擦音来去不定，较常出现于疾病初期，当心包积液增多时消失。但在结核病例中，虽心包膜已有大量渗液，摩擦音有时还继续存在。

（3）心包腔渗液的症状为晕眩、气促与气闷，有大量积液时可压迫食管或喉返神经，引起吞咽困难与失声。体征方面为心尖搏动微弱或消失，心界扩大，卧位时与端坐时在右第 2 至第 3 肋间的心浊音区大小不同（卧位时扩大），心音遥远。在左肩胛骨角下与胸椎之间，叩诊为浊音，听诊可闻及管状呼吸音与捻发音（Ewart 征），因大量心包积液压迫左肺下叶，产生肺不张，引起肝大，可见腹水及下肢水肿。

（4）心包积液骤升或过多时，出现心脏填塞，患儿呈急性重病容，如呼吸困难、心率加快、发绀、动脉压下降、脉压变小、静脉压升高、颈静脉怒张、心界扩大、心搏消失、心音遥远。吸气时脉搏幅度减弱，即所谓奇脉。奇脉为心脏填塞重要体征之一，用血压计检查较为可靠。首先测量正常呼气时的收缩压，然后使气囊缓慢放气，血压计水银柱随之下降，直至吸气相，从呼气相均可听到声音，再记录此收缩压，两次收缩压之差即反映奇脉的程度。正常人吸气时收缩压轻度下降，两者之差不超过 1.3kPa（10mmHg），超过 1.3kPa（10mmHg）即为奇脉。发生奇脉的机制为吸气时胸腔内压力降低，右心回流增加而左室充盈降低，右室充盈增加，使室间隔向后移位，从而限制左室充盈；另外，吸气时胸腔内压力降低，血流相对较易流入顺应性较大的肺静脉，血流暂时滞留在肺静脉，因此左室充盈减少。在心律失常及低血压时，奇脉往往不明显。在肺气肿、哮喘症及应用正压辅助呼吸器的患儿也可出现奇脉。如迅速发生大量心包积液而使心输出量急剧下降时，可导致心源性休克。如心包渗液缓慢发生，则肝大、水肿及腹水较为明显。

（二）辅助检查

1.X 线检查

心影呈梨形或烧瓶状，左、右心缘各弓消失，腔静脉影增宽。卧位与立位心影显著差异，卧位时心底部变宽为心包积液的另一指征。透视下心搏减弱或消失。肺野大多清晰，可伴右胸腔积液；心包积液时，心影于短期（1～4 周）内迅速增大，与其他心脏病的心影逐渐增大不同。

2. 心电图检查

急性心包炎时由于心包渗液及心外膜下心肌损伤，产生多种心电图改变，前者发生 QRS 低电压，后者引起 ST 段及 T 波的改变。连续观察心电图可看到以下 ST-T 演变的过程：①起病初始出现 ST 段抬高，除 aVR 及 V_1 导联外，其余各导联 ST 段均呈弓背向下型上升，持续数天即恢复段恢复到基线，T 波普遍性低平。② T 波由平坦变倒置，可持续数周或数月之久。

3. 心包穿刺

经以上检查提示有心包积液，可进行心包穿刺，其目的为了解渗液的性质及致病菌。解除心脏填塞及治疗化脓性心包炎，可局部注射抗生素和引流，心包穿刺有一定危险性，可误穿心脏引起心包积血，发生心脏填塞，为避免损伤心肌，心包穿刺可在心电图监测下进行，穿刺针与心电图机的胸导联线相连接，如针头刺伤右室壁，则出现急性 ST 段抬高及室性期前收缩，应将穿刺针退出少许，偶尔针头刺伤右房壁则出现 P-R 段升高。

三、诊断与鉴别诊断

（一）诊断

依据临床表现和辅助检查即可诊断，但要注意鉴别诊断。

（二）鉴别诊断

（1）急性心包炎与急性心肌炎在小儿病例的鉴别比较困难，因两者的临床症状、X线检查及心电图表现均相似，但如出现心包摩擦音及奇脉，则有利于心包炎的诊断，超声心动图检查也有参考价值，即心包积液时可有无回波区，心肌炎则无。心脏血流扫描检查，如为心包积液，则 Q 值在 0.75 以下，心肌炎 Q 值在 0.80 以上，可资鉴别。

（2）纵隔肿瘤：如恶性淋巴瘤或畸胎瘤等，可压迫上腔静脉、气管或支气管等，出现颈静脉怒张及呼吸困难等症状，有时误认为心包积液，但 X 线检查可见结节状肿瘤，心脏搏动正常。至于心包积液与胸腔积液的鉴别，则主要依靠 X 线透视及摄片。

四、治疗

（1）针对病因进行治疗。患儿应卧床休息，呼吸困难时采取半卧位并供氧，胸痛应给予对症治疗，可用阿司匹林、磷酸可待因，必要时可注射哌替啶或吗啡。

（2）化脓性心包炎及早静脉滴注与病原菌相适应的大量抗生素，葡萄球菌感染一般选用大剂量青霉素、万古霉素、氯霉素、红霉素、头孢菌素等，采用 2 种抗生素联合使用，并每隔 1 ~ 2d 心包穿刺排脓；也可同时用生理盐水冲洗，并于心包腔内注入适当抗生素及醋酸氢化可的松，如用生理盐水（不稀释）20mL，慢慢注射。可用硅胶管置心包腔内，反复抽脓，避免反复心包穿刺。如经以上治疗效果不好，应及早采用心包切开引流术。

（3）心脏填塞应按急症处理，需要紧急抢救，进行心包穿刺或心包切开引流术，以解除心包积液。

第八节　慢性缩窄性心包炎

慢性缩窄性心包炎多见于年长儿，主要由结核病引起，其他有化脓性细菌感染（葡萄球菌最常见）或创伤性心包炎。心肌显著增厚，有时与邻近组织粘连，使心脏固定于纵隔、横膈或胸壁。增厚而失去弹性的心包限制心脏的舒张及静脉回血，尤其是上、下腔静脉入口部位的增厚使缩窄较明显，影响回心血流量，从而使静脉系统血量和心搏量减低。心肌长期受压、缺血，会产生继发性心肌纤维化，使心脏功能受损，心搏量进一步减少。

一、临床表现

起病缓慢，部分病例有急性心包炎病史。临床症状主要为慢性心脏填塞现象，患儿可有轻度发绀、颈静脉怒张，于吸气时更明显。静脉压升高达 2.45kPa 以上，动脉压减低，脉压小，常出现奇脉。常见明显肝大和腹水，也可见胸腔积液及踝部水肿；心尖搏动微弱，几乎消失，或位置固定，不随体位及呼吸而变动；心浊音界正常或稍缩小；心脏固定于横膈时，则在心搏动时可见左侧下部肋骨向内牵引；心脏固定于横膈时，则在心搏动时可见左侧下部肋骨向内牵引；心脏固定于胸壁时，则可见肋间隙凹陷、心音遥远、无杂音。

二、诊断与鉴别诊断

（一）辅助检查

（1）X 线检查证实心搏动减弱或消失，其位置固定不变，心影大小近于正常或仅中度扩大，心缘毛糙不清、僵硬，心包钙化为本病特殊征象。计波描记术可见心脏搏动短钝而平坦。

（2）心电图检查，T 波倒置与低电压较急性心包炎更为显著。

（3）超声心动图检查示左室后壁心外膜与心包区回流增强，室间隔反常运动及心室腔变小。

（二）鉴别诊断

1. 肝硬化

肝硬化也有腹水征，但无心脏端正态及上腔静脉充盈征，颈静脉及上肢静脉无充盈怒张，静脉压正常。

2. 结核性腹膜炎

有发热、腹痛及结核病症状，腹水的性质是炎症性渗出液，细胞和蛋白都较高，必要时要可用豚鼠接种来证实，无心脏异常及颈静脉怒张、奇脉等征象。

3. 慢性充血性心力衰竭

由于其他心脏病引起，须作鉴别。心脏增大，常有心脏杂音，慢性充血性心力衰竭腹水常不显著，而下肢水肿明显。

4. 限制型心肌病

心脏增大明显，多普勒超声心动图对鉴别诊断有价值。

5.营养不良性水肿

只有血清清蛋白降低，无上述心脏症状及体征。但对营养低下的患儿，也要考虑缩窄性心包炎与营养不良性水肿同时存在。

三、治疗

（1）缩窄性心包炎的有效治疗是施行心包剥离术并切除一部分增厚的心包，以解除心脏所受的压迫。诊断确立后应早期进行手术。做好术前准备，卧床休息，供应充分蛋白质及维生素，改善患儿营养状况，限制食盐并间歇使用利尿剂控制腹水及水肿。病程较久的患儿，心肌损伤也较重，不能耐受因解除压迫及束缚后静脉回心血量增多的负担，术前可给予洋地黄。

（2）对于化脓性病例，应追查身体各部的感染病灶，给以适当的治疗。对于活动性结核病例，必须先做一个时期的抗结核治疗以控制其活动性，然后由胸外科做心包切除手术以解除心脏的束缚。可于术前术后多次少量输血。

第九节　心力衰竭

心力衰竭（简称心衰）是由于心室功能不全引起的一种临床综合征。正常心脏不断收缩和舒张以维持血液循环的动态平衡，由于某些因素破坏了这种平衡，同时心脏负荷过重，超越了心脏代偿功能时，出现体循环、肺循环淤血，心输出量降低，则产生一系列临床症状和体征，称为心力衰竭。心力衰竭是儿科的急症之一，如不及时诊断和处理，可危及患儿的生命。

一、病因

引起心力衰竭的原因很多，分类如下。

1.心源性

各种先天性心脏病及后天的风湿性心脏病、心肌炎、心肌病、心包炎及各种心律失常等。

2.肺源性

重症肺炎、毛细支气管炎、喘息性支气管炎、哮喘、支气管扩张等。

3.肾源性

急性肾炎、慢性肾炎与肾血管畸形等所致的高血压。

4. 其他

大量输血、输液、电解质紊乱、维生素 B_1 缺乏症、严重贫血、甲状腺功能亢进、缺氧等皆可引起心力衰竭。

二、病理生理

1. 心肌收缩力减低

在心肌有病变、缺血、肥厚、炎症等时，心肌收缩力减低，则心室排血量减少。

2. 心前负荷过重

心前负荷又称容量负荷，是指心肌收缩前所承受的负荷，与心室开始收缩前的血容量有关。房间隔缺损、动脉导管未闭等可引起心前负荷过重。

3. 心后负荷过重

心后负荷又称压力负荷或阻力负荷，是指心室收缩时所遇到的阻力。肺动脉瓣狭窄、主动脉缩窄、梗阻型心肌病、高血压、肺动脉高压等可引起心后负荷过重。

4. 心律失常

如心率加快如甲状腺功能亢进；心率过慢、节律不齐等。

5. 其他

心顺应性减低（收缩期不协调）和心肌病。

三、临床表现

由于发生心力衰竭的部位不同，临床表现也有差别，为便于叙述，常分为左心衰竭、右心衰竭。临床上婴幼儿全心衰竭多见，年长儿可左心、右心单独发生，但左心衰竭终将导致右心衰竭。

（一）左心衰竭

以肺循环淤血为主而产生肺水肿。

1. 咳嗽

先干咳后有泡沫样痰，年长儿可有血痰。

2. 呼吸困难

表现为呼吸急促、短而快，每分钟可达 60 次以上，平卧时加重，直抱或俯肩上则好转。年长儿可有端坐呼吸及心源性喘息。

3. 发绀

为肺水肿、氧交换量降低所致，有些先天性心脏病为右向左分流，属于中心性发绀。

4. 体征

有哮鸣音，晚期可有各种湿啰音，以肺底明显。

5. 其他

面色苍白、四肢发凉、血压下降等。

（二）右心衰竭

以体循环淤血为主的表现。

1. 肝大

肝短期内较前增大 1.5cm 以上，边缘钝，常有触痛。

2. 颈静脉怒张

婴幼儿颈短，皮下脂肪丰满，多不易见到，年长儿较易发现。

3. 水肿

婴幼儿血管床容量大而分布均匀，皮下脂肪丰满，皮肤弹性好，常不易见到凹陷性水肿。有时可见到面部、手背、足背部水肿。婴幼儿以体重迅速增加、尿量减少作为水肿的指标。年长儿可有下肢及骶尾部水肿，重症可有胸腔积液、腹腔积液及心包积液。

4. 发绀

因血流淤滞于末梢、组织摄氧量增加、还原血红蛋白增加所致，属周围性发绀。唇、指、趾、鼻尖等处明显。

（三）心脏体征

心界大、心率快、有奔马律、心音低钝及其他原发病的相应杂音或脉搏细弱、血压下降等。

（四）新生儿及婴儿心衰的特点

起病急、病情重、进展快，左、右心同时衰竭。有烦躁不安、面色苍白、面色发灰或发绀、呻吟、拒乳、多汗、呼吸急促、喘息、心率快、奔马律及肝大等。

四、辅助检查

1. 胸部 X 线检查

心影扩大，搏动弱，肺纹理增多及肺淤血。

2. 心电图检查

可提示心房、心室有肥大劳损、心律的变化及洋地黄作用等。

3. 超声心动图

可见心室及心房的扩大，心室收缩时间延长，射血分数降低，另外对心力衰竭的病因也有帮助。

五、诊断标准

1. 具备以下 4 项可考虑心力衰竭

（1）呼吸急促：婴儿 > 60 次 / 分，幼儿 > 50 次 / 分，儿童 > 40 次 / 分。
（2）心动过速：婴儿 > 180 次 / 分，幼儿 > 160 次 / 分，儿童 > 120 次 / 分。
（3）心扩大（体检，X 线或超声心动图检查）。
（4）烦躁、喂哺困难、体重增加、尿少、水肿、发绀、呛咳、阵发性呼吸困难（2 项以上）。

2. 具备以上 4 项加以下 1 项或具备以上 2 项加以下 2 项，即可确诊心力衰竭

（1）肝大：婴幼儿肋下 > 3cm，儿童 > 1cm；进行性肝大或伴有触痛者更有意义。
（2）肺水肿。
（3）奔马律。

六、治疗

（一）一般治疗

1. 休息

卧床休息可减轻心脏负担和减少心肌耗氧量，年长儿可取半卧位，婴儿可抱起，使下肢下垂，减少静脉回流。

2. 镇静

对烦躁和哭闹的患儿，可适当应用巴比妥类、氯丙嗪、地西泮等镇静剂。

3. 吸氧

有气急和发绀者应给予吸氧，采用 40% ~ 50% 氧气湿化后经鼻导管或面罩吸入。

4. 饮食

限制盐量，一般每天饮食中的钠量应减至 0.5 ~ 1g。给予容易消化及富于营养的食物，宜少量多餐。

5. 限制液体入量

每日总液量不应超过 60mL/kg，以 10% 葡萄糖溶液为主，电解质入量应根据生理需要及血液电解质浓度而定。有酸中毒者，碱性药一般用常规计算量的一半。

（二）利尿剂

钠、水潴留为心力衰竭的一个重要病理生理改变，故合理应用利尿剂为治疗心力衰竭的一项重要措施。在应用一般治疗及洋地黄类药后心力衰竭仍未控制时，或对严重水肿、急性肺水肿的病例，应在使用洋地黄类药物的同时兼用快速利尿剂如呋塞米或依他尼酸，其作用快而强，可排除较多的 Na^+，而 K^+ 的损失相对较少。

（三）血管扩张剂

其机制是扩张小动脉，使外周阻力下降，以减轻心脏后负荷，增加心输出量；同时扩张小静脉使回心血量减少，以减轻心脏的前负荷，从而达到改善心功能、治疗心力衰竭的目的。目前较常用的酚妥拉明、哌唑嗪、硝普钠、卡托普利等，均有一定疗效。与正性心肌收缩力作用药物配伍如多巴胺、间羟胺等能提高疗效。目前认为血管扩张药物无正性心肌收缩力作用，所以单用血管扩张药物不能代替洋地黄类药物对心力衰竭的治疗。

第六章　消化系统疾病

第一节　口炎

口炎是指口腔黏膜由于各种感染引起的炎症，若病变限于局部，如舌、牙龈、口角，称为舌炎、牙龈炎或口角炎等。不注意食具及口腔卫生或各种疾病导致机体抵抗力下降等因素均可导致口炎的发生。多见于婴幼儿，目前细菌感染性口炎已经很少见，病毒及真菌感染所致的口炎仍经常见到。

一、鹅口疮

鹅口疮为白念珠菌感染在口腔黏膜表面形成白色斑膜的疾病。多见于婴幼儿，营养不良、腹泻、长期使用广谱抗生素或类固醇激素的患儿常有此症。新生儿多由产道感染或因哺乳时污染的奶头和乳具获得感染。

1. 临床表现

口腔黏膜表面覆盖白色乳凝块样小点或小片状物，可逐渐融合成大片，不易擦去，周围无炎症反应，强行剥离后局部黏膜潮红、粗糙，可有溢血。不痛，不流涎，一般不影响吃奶，无全身症状。重症则全部口腔被白色斑膜覆盖，甚至可蔓延到咽、喉、食管、气管、肺等处，此时可危及生命。重症患儿可伴低热、拒食、吞咽困难。取白膜少许放玻片上加 10% 氢氧化钠一滴，在显微镜下可见真菌的菌丝和孢子。使用抗生素可加重病情，促其蔓延。

2. 治疗

口炎患者一般不需要口服抗真菌药物。可以用2%碳酸氢钠溶液于哺乳前后清洁口腔，或局部涂抹 10 万 ~ 20 万 U/mL 制霉菌素鱼肝油混悬溶液，每日 2 ~ 3 次。也可以口服肠道微生态制剂，抑制真菌生长。预防应注意哺乳卫生，加强营养，适当增加维生素 B_2 和维生素 C。

二、疱疹性口腔炎

疱疹性口腔炎为单纯疱疹病毒 I 型感染所致。多见于 1 ~ 4 岁儿童，在卫生条件差的家庭或托儿所中感染容易传播，发病无明显季节差异。

1. 临床表现

潜伏期约 10d，常好发于颊黏膜、牙龈、舌、唇内、唇红部及邻近口周皮肤。起病时发热可达 38 ~ 40℃，1 ~ 2d 后，上述各部位口腔黏膜出现单个或成簇的小疱疹，直径约 2mm，周围有红晕，迅速破溃后形成溃疡，有黄白色纤维素性分泌物覆盖，多个溃疡可融合成不规则的大溃疡，有时累及软腭、舌和咽部。由于疼痛剧烈，患儿可表现拒食、流涎、烦躁，常因拒食啼哭才被发现。体温在 3 ~ 5d 后恢复正常，病程一般 1 ~ 2 周。所属淋巴结常肿大和压痛，可持续 2 ~ 3 周。

2. 诊断

根据临床表现进行诊断，本病应与疱疹性咽峡炎鉴别，后者疱疹发生在咽部和软腭，有时见于舌，但不累及牙龈和颊黏膜，此点与疱疹性口腔炎不同。

3. 治疗

保持口腔清洁，多饮水，以微温或凉的流质食物为宜，避免刺激性食物。局部可喷洒西瓜霜、锡类散等。疼痛严重者可在餐前用 2% 利多卡因涂抹局部。发热时可用退热剂，可行全身抗病毒治疗，抗生素不能缩短病程，仅用于有继发感染者。

二、溃疡型口炎

溃疡型口炎主要是链球菌、金黄色葡萄球菌、肺炎球菌等引起的，铜绿假单胞菌、大肠杆菌也可引起。其临床表现主要有假膜，故又称假膜性口炎。常发生于全身感染抵抗力低下时，口腔不洁，细菌繁殖而引起。

1. 临床表现

病初口腔黏膜充血水肿，随后在口腔的各部位如牙龈、舌、唇内侧、上腭及颊黏膜等处出现大小不等、界限清楚的糜烂面或溃疡，并有较厚的纤维素样渗出物形成灰白色或黄色的假膜覆盖创面。假膜剥离后可见出血性糜烂面，不久白膜又迅速生成。溃疡疼痛或极痛，流涎多、拒食、烦躁，所属淋巴结肿大，发热可达 39 ~ 41℃，体温持续数日到 1 周，溃疡渐渐愈合。

2. 治疗

做好口腔护理，多清洗口腔，用 0.1% ~ 0.3% 依沙吖啶清洗口腔，每日 1 ~ 2 次。局部涂以复方甲紫、0.2% 甲硝唑液或 5% 金霉素鱼肝油效果为佳。此外，冰硼散、锡类散等均可使用。由于引起本病的细菌不是厌氧菌，因此不能用氧化剂，特别是过氧化氢的酸性较强，刺激黏膜，增加患儿痛苦。注意补给足够的营养及液体，补充维生素 B_1、维生素 B_2 及维生素 C 等。全身症状明显时，需要抗生素治疗。

第二节　胃食管反流

胃食管反流（GER）是指全身或局部原因引起下端食管括约肌功能不全，导致胃内容物包括从十二指肠流入胃的胆盐和胰酶，反流入食管、GER 分为生理性和病理性两种。小儿 GER 大多数为生理性，出生后 1～4 个月为好发年龄，到 12～18 个月时大多会自行好转。当反流频繁发作或持续发生时，即考虑为病理性 GER：病理性反流引起一系列食管内外症状和（或）并发症时，称为胃食管反流病（GERD）。

一、病因

儿童 GERD 的原因较多，目前多认为是抗反流机制下降和反流物对食管黏膜攻击等多种因素共同作用的结果：①解剖结构的异常。②食管下段括约肌压力降低和一过性松弛。③食管黏膜的屏障功能破坏。④食管廓清能力降低。⑤胃排空延迟。

二、临床表现

一般情况下，除非反流的内容物到达口腔，否则反流是难以被注意的。反流可引起食管症状和食管外症状，不具特异性，且随年龄而不同。

1. 食管症状

（1）反流：反流的临床表现随年龄而不同。婴幼儿以呕吐为主要表现，多数患儿出生后第 1 周即出现呕吐，另有部分患儿于出生后 6 周内出现症状。呕吐程度轻重不一，多数发生在进食后，有时在夜间或空腹时，严重者呈喷射状。呕吐物为胃内容物，有时含少量胆汁。部分婴儿还可表现为溢乳、反刍或吐泡沫、拒食，年长儿可表现为胸骨后烧灼痛、腹痛、反酸、嗳气、反胃等。如不治疗，约 60% 患儿至 6～12 个月时症状消失，主要是因抗反流机制逐渐完善。

（2）反流性食管炎：有报道，经组织学诊断为食管炎的患儿，其中 61%～83% 有 GER。患儿可有或无症状，常见症状有：①胸骨后烧灼感，位于胸骨下端，饮用酸性饮料可使症状加重，服用抗酸剂症状减轻，见于有表达能力的年长儿。②咽下疼痛，婴幼儿表现为喂食困难、烦躁、拒食，年长儿可有咽下疼痛，如并发食管狭窄则出现严重呕吐和持续性吞咽困难。③呕血和便血，当食管炎症严重，发生糜烂或溃疡时，可出现呕血或黑便症状。

2. 食管外症状

（1）与 GER 明确相关的症状：反流性咳嗽、反流性咽炎、反流性哮喘。婴幼儿极易引起吸入性肺炎，有时甚至导致吸入性窒息、猝死综合征等严重后果。与 GER 可能相关的食管外症状如鼻窦炎、中耳炎、喉炎、肺纤维化等。

（2）生长障碍：是最常见的食管外症状，主要表现为体重不增和生长发育迟缓，见于 80% 左右的患儿。

（3）精神神经症状：部分患儿表现为不安、易激惹、夜惊、婴儿鬼脸及神经系统疾病。

三、辅助检查

1. 食管钡餐造影

食管钡餐造影可对食管的形态、运动状况、钡剂的反流和食管与胃连接部的组织结构作出判断，并能观察到有无食管裂孔疝、贲门失弛缓症、食管狭窄、溃疡等病变，但对 GER 诊断的敏感性和特异性均较差，可作为初筛。

2.24h 食管 pH 动态监测

24h 食管 pH 动态监测是诊断 GER 方便、快捷、先进的方法。虽然检查时间长，但是不影响睡眠和进食，更符合生理情况，能客观反映 GER 的情况。不仅可以发现反流，还可以了解反流的程度以及反流与症状、体位、进食的关系。根据酸反流指数和综合评分，可区分生理性和病理性反流，是目前最可靠灵敏的诊断方法。特别适用于一些症状不典型的患儿，或用于查找一些症状如咳嗽、哽噎、喘鸣、呼吸暂停等的原因。

3. 内镜检查

胃镜检查是诊断反流性食管炎最主要、最适宜的方法，不仅可以直接观察到食管黏膜损伤情况，而且结合病理学检查，可确定是否存在食管炎及黏膜炎症的程度，但内镜检查及黏膜组织病理检查不能反映反流的严重程度。

4. 食管动力功能检查

食管测压是测定动力功能的重要方法。应用低顺应性灌注导管系统和腔内微型传感器导管系统等测压设备，可了解食管运动情况及 LES 功能。通常采用牵拉法测定，是研究胃食管反流发病机制的重要方法。

四、诊断与鉴别诊断

1. 诊断

GER 临床表现复杂且缺乏特异性，仅凭临床症状有时难以与其他引起呕吐的疾病相鉴别，即使反流也难以区分是生理性或病理性。凡临床发现不明原因反复呕吐、咽下困难、反复发作的慢性呼吸道感染、难治性哮喘、生长发育迟缓、营养不良、贫血、反复出现窒息、呼吸暂停等症状时都应考虑到 GER 的可能. 针对不同情况，选择必要的辅助检查以明确诊断。

2. 鉴别诊断

（1）贲门失弛缓症：一种食管运动障碍性疾病，食管缺乏蠕动和食管下括约肌松弛不良导致的食管功能性梗阻。临床表现为吞咽困难、体重减轻、餐后反食、夜间呛咳和胸骨后疼痛等。X 线钡餐造影显示贲门鸟嘴样狭窄和食管扩张，食管测压显示 LES 静息压力升高。

（2）以呕吐为主要表现的其他疾病：婴儿应排除消化道畸形及器质性病变，如肠旋转不良、先天性肥厚性幽门狭窄、肠梗阻、胃扭转等。

五、治疗

对诊断为胃食管反流的患儿，要与患儿家长进行充分的沟通，向其解释胃食管反流的形成及发展。对有并发症或影响生长发育者必须及时进行治疗。

1. 体位治疗

一种简单、有效的治疗方法。婴幼儿的最好体位为左侧卧位，可有效减少 TLESR 发生，减少反流，减轻反流症状。俯卧位虽可减少反流发生，但可发生猝死的风险，需家长看护。年长儿建议睡眠时左侧卧位。将床头抬高 20 ~ 30cm，可促进胃排空，减少反流频率及反流物误吸。

2. 饮食疗法

以稠厚饮食为主，少量多餐，婴儿增加喂奶次数，缩短喂奶间隔时间，人工喂养儿可在牛奶中加入糕干粉、米粉或进食谷类食品；年长儿应少量多餐，避免过饱，以高蛋白低脂肪饮食为主，睡前 2h 不予进食，保持胃处于非充盈状态。避免食用降低 LES 张力和增加胃酸分泌的食物，如酸性饮料、高脂饮食、巧克力和辛辣食品。肥胖儿应控制饮食。

3. 药物治疗

（1）促胃肠动力药：常用多巴胺受体拮抗剂：①甲氧氯普胺：除抗多巴胺作用外，还具有胆碱能和中枢性止吐作用。常用剂量为每次 0.1mg/kg，每日 3 ~ 4 次。②多潘立酮：为选择性、周围性多巴胺 D_2 受体拮抗剂，使胃肠道上部的蠕动和张力恢复正常，促进胃排空，增加胃窦和十二指肠运动。常用剂量为每次 0.2 ~ 0.3mg/kg，每日 3 次，饭前半小时及睡前口服，不具有胆碱能作用，也无中枢神经系统不良反应，疗程 2 ~ 4 周。

（2）黏膜保护剂：用于 GER 引起的食管糜烂、溃疡者，此类药物用药后可在病变表面形成保护膜，促进黏膜的修复和溃疡的愈合，但一般不单独用于 GER。

4. 外科治疗

若内科保守治疗 6 周无效，有严重并发症（消化道出血、营养不良），严重食管炎或狭窄，反复下呼吸道感染，合并严重神经系统疾病，应考虑外科治疗。随着腹腔镜在儿科的应用，腹腔镜手术逐渐替代了开放性手术。

第三节　胃炎

胃炎是指由于物理性、化学性及生物性有害因子引起胃黏膜或胃壁发生的炎症性病变。胃炎是儿童时期常见的消化道疾病之一，占小儿胃病80%左右，年龄不同症状表现不同。根据病程分为急性胃炎和慢性胃炎，后者发病率高。

一、病因

1. 急性胃炎

急性胃炎多为继发性，常见于急性重症感染和对创伤的应激反应，特别是缺氧缺血性疾病，服用非甾体抗炎药如保泰松、吲哚美辛（抗炎痛）、阿司匹林，或肾上腺皮质激素，胆汁反流，误服腐蚀剂，摄入细菌或毒素污染物等。食物过敏、胃内异物、情绪波动、精神紧张和各种因素所致的变态反应等均能引起胃黏膜的急性炎症。

2. 慢性胃炎

儿童慢性胃炎中以非萎缩性（曾称浅表性）胃炎最常见，占90%～95%，萎缩性胃炎和特殊类型胃炎少见。病因迄今尚未完全明确，可能与下列因素有关：幽门螺杆菌（Hp）感染；鼻窦及口腔感染病灶，引起细菌和毒素吞入；刺激性食物或药物，如浓茶、咖啡，胆汁反流；精神紧张，情绪波动；慢性系统性疾病等。

二、临床表现

1. 急性胃炎

急性胃炎起病较急，症状以腹痛及呕吐多见，还有食欲缺乏、恶心等；重者可有水电解质紊乱、酸碱失衡等。有感染者常伴有发热等全身中毒症状。

2. 慢性胃炎

慢性胃炎常见症状为反复发作、无规律性的腹痛，疼痛经常出现于进食过程中或餐后，多数位于上腹部、脐周，部分患儿部位不固定，轻者为间歇性隐痛或钝痛，严重者为剧烈绞痛。常伴有食欲不佳、恶心、呕吐、腹胀，继而影响营养状况及生长发育。胃黏膜糜烂出血者伴呕血、黑便。

三、辅助检查

1.急性胃炎胃镜检查

胃镜检查可见胃黏膜充血、水肿、糜烂、出血。镜下见上皮细胞变性、坏死，固有膜中性粒细胞浸润，无或极少淋巴细胞、浆细胞，腺体细胞变性坏死。

2.慢性胃炎胃镜检查

胃镜检查可见黏膜斑；充血；水肿；微小结节，又称胃窦小结节或淋巴细胞样小结节增生；糜烂；花斑；出血斑点。黏膜斑和充血两项中符合一项即可诊断；花斑、出血斑点两项应结合病理诊断。此外，如发现幽门口收缩不良、反流增多、胆汁反流，常提示胃炎存在。镜下见上皮细胞变性，小凹上皮细胞增生，固有膜炎症细胞浸润、腺体萎缩，炎症细胞主要是淋巴细胞、浆细胞。①根据有无腺体萎缩诊断为慢性浅表性胃炎或慢性萎缩性胃炎。②根据炎症程度，慢性浅表性胃炎分为轻、中、重3级。轻度：炎症细胞浸润较多，多限于黏膜的浅表1/3，其他改变均不明显；中度：病变程度介于轻度、重度之间，炎症细胞累及黏膜全层的浅表1/3 ~ 2/3；重度：黏膜上皮变性明显，且有坏死、胃小凹扩张、变长变深、可伴肠腺化生，炎症细胞浸润较重，超过黏膜2/3，可见固有膜内淋巴滤泡形成。③如固有膜炎症细胞浸润，应注明"活动性"。

3.幽门螺杆菌（Hp）检测

慢性胃炎应常规检测有无 Hp 感染。Hp 检测分为侵入性和非侵入性两大类。侵入性需通过胃镜取胃黏膜活组织进行检测。

四、诊断

1.急性胃炎

根据病史、体检、临床表现、胃镜和病理学检查，基本可以确诊，急性腹痛必须与外科急腹症以及肝、胆、胰、肠等腹内脏器的器质性疾病、腹型过敏性紫癜相鉴别。

2.慢性胃炎

根据病史、体检、临床表现、胃镜和病理学检查，基本可以确诊。慢性反复发作的腹痛应与肠道寄生虫病、肠痉挛及功能性腹痛等病症鉴别。

（1）肠蛔虫病：常有不固定的腹痛、偏食、异食癖、恶心、呕吐等消化功能紊乱症状，有时出现全身过敏症状，驱虫治疗有效等可协助诊断。有吐或排虫史，粪便查找虫卵可以确诊。

（2）肠痉挛：婴儿多见，可出现反复发作的阵发性腹痛，腹部无异常体征，排气、排便后可以缓解。

（3）功能性腹痛：是一种常见的儿童期身心疾病，与情绪改变、生活紧张、家庭成员过度焦虑等有关。表现为发作性腹痛，持续数十分钟或数小时而自行缓解，可伴恶心、呕吐等症状。临床与辅助检查没有阳性发现。

五、治疗

1. 急性胃炎

急性胃炎患儿应去除病因，治疗原发病，避免刺激性药物和食物，纠正水电解质紊乱及酸碱失衡。有上消化道出血者应卧床休息、保持安静，暂时禁食，监测生命体征及呕血与黑便情况，采用 H_2 受体拮抗剂或质子泵抑制剂等抑酸药物；细菌感染者应用有效抗生素。

2. 慢性胃炎

（1）一般治疗：合理饮食，按时、适量进餐，避免过凉、过硬、辛辣饮食，不宜多饮牛奶，尽量少用或不用损害胃黏膜的药物。

（2）药物治疗：① H_2 受体拮抗药或质子泵抑制药：用于腹痛明显及有上消化道出血者，治疗 2 周。②胃肠动力药：胃运动功能异常有呕吐或胆汁反流者，给予多潘立酮每次 0.3mg/kg，每日 3～4 次，餐前 30min 服用。有十二指肠胃食管反流者用药 1 个月。③合并 Hp 感染，应进行抗 Hp 治疗。

第四节　消化性溃疡

消化性溃疡主要是指发生在胃和十二指肠的慢性溃疡，即胃溃疡（GU）和十二指肠溃疡（DU）。各年龄儿童均可发病，以学龄儿童多见。婴幼儿多为急性、继发性溃疡，常有明确的原发疾病，年长儿多为慢性、原发性溃疡，以 DU 多见，男孩多于女孩，可有明显的家族史。

一、病因

1. 胃酸和胃蛋白酶的侵袭力

胃酸和胃蛋白酶是对胃和十二指肠黏膜有侵袭作用的主要因素。DU 患儿基础胃酸、壁细胞数量及壁细胞对刺激物质的敏感性均高于正常儿童，且胃酸分泌的正常反馈抑制机制也发生缺陷，故酸度增高是形成溃疡的重要原因。

2. 胃和十二指肠黏膜的防御功能

决定胃黏膜抵抗损伤能力的因素包括黏膜血流、上皮细胞的再生、黏液分泌和黏膜屏障的完整性。在各种攻击因子的作用下，黏膜血液循环及上皮细胞的分泌与更新受到影响，屏障功能受损，发生黏膜缺血、坏死，形成溃疡。

3. 幽门螺杆菌感染

有调查表明，80% 以上 DU 与 50% 以上的 GU 存在 Hp 感染，Hp 被根除后溃疡的复发率即下降，说明 Hp 在溃疡病发病机制中起重要作用。

4. 遗传因素

消化性溃疡的发生具有遗传因素的证据，部分患儿可以有家族史，GU 和 DU 同胞患病比一般人群分别高 1.8 倍和 2.6 倍。

5. 其他

精神创伤、中枢神经系统病变、外伤、手术后、饮食习惯不当，如暴饮暴食、过冷、油炸食品、气候因素、对胃黏膜有刺激性的药物，如非甾体抗炎药、类固醇激素等，均可降低胃黏膜的防御能力，引起胃黏膜损伤。继发性溃疡是由于全身疾病引起的胃、十二指肠黏膜局部损害。

二、临床表现

1. 年龄段特点

由于溃疡在各年龄阶段的好发部位、类型和演变过程不同，临床症状和体征也有所不同，不同年龄患儿的临床表现有各自的特点。

（1）新生儿期：继发性溃疡多见，常见原发病有早产、出生窒息等缺血缺氧、败血症、低血糖、呼吸窘迫综合征和中枢神经系统疾病等。常表现急性起病，呕血、黑便。出生后 2 ~ 3d 也可发生原发性溃疡。

（2）婴儿期：继发性溃疡多见，发病急，突发症状可为消化道出血和穿孔。原发性以 GU 多见，表现为食欲差、呕吐、进食后啼哭、腹胀、生长发育迟缓，也可表现为呕血、黑便。

（3）幼儿期：GU 和 DU 发病率几乎相等，常见进食后呕吐，间歇发作脐周及上腹部疼痛，烧灼感少见，夜间及清晨痛醒，可发生呕血、黑便，甚至穿孔。

（4）学龄前及学龄期：以原发性 DU 多见，主要表现为反复发作脐周及上腹部胀痛、烧灼感，饥饿时或夜间多发。严重者可出现呕血、便血、贫血。并发穿孔时疼痛剧烈并放射至背部或上腹部。也有仅表现为贫血、大便潜血试验阳性。

2. 并发症

主要为出血、穿孔和幽门梗阻，常可伴发缺铁性贫血。消化道出血常常是小儿消化性溃疡的首发症状，重症可出现失血性休克。如溃疡穿孔至腹腔或邻近器官，可出现腹膜炎、胰腺炎等。如炎症和水肿较广泛，可出现急慢性梗阻。

三、辅助检查

1. 实验室检查

出血期外周血白细胞总数可稍升高，失血性贫血、溃疡活动期有的大便潜血试验阳性。

2. 纤维胃镜检查

对诊断及鉴别诊断有重要价值，可明确溃疡的部位、数目、大小、深浅及形态性质，有无出血，同时可直视下黏膜活检和细菌学检查，可进行局部止血治疗，也可进行治疗效果的追踪观察。儿童消化性溃疡以十二指肠球部溃疡为多见，发生部位多见于球部前壁，单个发生多见，其次多发性、多部位，后壁最少，其中 < 3 岁患儿黏膜急性溃疡出血、前壁单个为主，球腔无变形，慢性溃疡其次。

根据部位分型：①胃溃疡。②十二指肠球部溃疡。③复合性溃疡，即胃溃疡和十二指肠球部溃疡并存。分为活动期、愈合期和瘢痕期。

四、诊断

儿童消化性溃疡的症状和体征不如成人典型，故对出现剑突下烧灼感或饥饿痛；反复发作、进食后缓解的上腹痛，夜间及清晨症状明显；与饮食有关的呕吐；反复胃肠不适，且有溃疡病，尤其是 DU 家族史；原因不明的呕血、便血；大便潜血试验阳性的贫血患儿等，均应警惕消化性溃疡的可能，及时进行内镜检查，尽早明确诊断。

五、治疗

消化性溃疡患儿治疗需要缓解和消除症状，如果有幽门螺杆菌感染，要给予足量、足疗程抗幽门螺杆菌治疗，保护胃黏膜，抑制胃酸分泌和中和胃酸，促进溃疡愈合，防止复发，并预防并发症，必要时可根据患儿情况给予外科治疗。

小儿原发性消化性溃疡，轻者可自愈，其他类型的溃疡通过系统的治疗，一般可治愈。少数并发消化道出血、穿孔的患儿，病情危重，要积极治疗。

第五节　肠套叠

肠套叠是指部分肠管及其肠系膜套入邻近肠腔所致的一种肠梗阻，是婴幼儿时期常见的急腹症之一，是3个月至6岁引起肠梗阻的最常见原因。常伴发于胃肠炎和上呼吸道感染。约60%的患儿年龄在1岁以内，但新生儿罕见。80%的患儿年龄在2岁以内，男童发病率高于女童。健康肥胖儿多见，发病季节与胃肠道病毒感染流行一致，以春季多见。

一、病因

肠套叠分为原发性和继发性两种。原发性约占95%，多见于婴幼儿，婴儿回盲部系膜尚未完全固定，活动度较大，这是容易发生肠套叠的结构因素。约5%继发性患儿多为年长儿，发生肠套叠的肠管多有明显的器质性原因，如梅克尔憩室翻入回肠腔内，成为肠套叠的起点。肠息肉、肠肿瘤、肠重复畸形、腹型紫癜致肠壁肿胀增厚等均可牵引肠壁发生肠套叠。

有些促发因素可导致肠蠕动的节律发生紊乱，从而诱发肠套叠，如饮食改变、病毒感染及腹泻等。有研究表明，病毒感染可引起末段回肠集合淋巴结增生，局部肠壁增厚，甚至凸入肠腔，构成套叠起点，加之肠道受病毒感染后蠕动增强而导致肠套叠。

二、病理

肠套叠一般是顺行的，即多为近端肠管套入远端肠腔内，极少数是逆行的。依据其套入部位不同，分为以下几型。

（1）回盲型：回盲瓣是肠套叠头部，带领回肠末端进入升结肠，盲肠、阑尾也随着翻入结肠内，此型最常见，占总数的50%～60%。

（2）回结型：回肠从距回盲瓣几厘米处起套入回肠最末端，穿过回盲瓣进入结肠，约占30%。

（3）小肠型：小肠套入小肠，少见。

（4）结肠型：结肠套入结肠，少见。

（5）多发型：回结肠套叠和小肠套叠合并存在。

肠套叠一旦形成，仅有很少部分的小肠套叠可以自行复位（暂时性小肠套叠），而对于套入结肠的或复套的一般不能自行复位，由于鞘层肠管持续痉挛，致使套入部肠管发生循环障碍，初期静脉回流受阻，组织充血、水肿、静脉曲张。黏膜细胞分泌大量黏液，进入肠腔内，与血液及粪质混合成果酱样胶冻状排出。肠壁水肿、静脉回流障碍加重，使动脉受累，供血不足，导致肠壁坏死并出现全身中毒症状，严重者可并发肠穿孔和腹膜炎。

三、临床表现

患儿在早期一般情况尚好，体温正常，无全身中毒症状。随着病程延长，病情加重，若并发肠坏死或腹膜炎，会发生全身情况恶化，常有严重脱水、高热、嗜睡、昏迷及休克等中毒症状。年龄越大，发病过程越缓慢。主要表现为阵发性腹痛，腹痛时上腹或脐周可触及肿块，不痛时腹部平坦、柔软、无包块，病程有时长达十余日。由于年长儿肠腔较宽阔，可无梗阻现象，肠管也不易坏死。呕吐少见，便血发生也较晚。

1. 腹痛

腹痛为阵发性、规律性发作，表现为突然发作、剧烈的阵发性绞痛，患儿哭闹不安、屈膝缩腹、面色苍白，持续数分钟或更长时间后腹痛缓解，安静或入睡，间歇 10 ~ 20min 后伴随肠蠕动出现又反复发作。

2. 呕吐

呕吐为早期症状，初为反射性，呕吐物含乳块和食物残渣，也可含胆汁，晚期可吐粪便样液体，说明有肠管梗阻。

3. 血便

血便为重要症状，出现症状的最初几小时排便可正常，以后排便少或无便。约 85% 的患儿在发病后 6 ~ 12h 排出果酱样黏液血便，或直肠指检时发现血便。

4. 腹部包块

多数患儿在右上腹季肋下可触及有轻微触痛的套叠肿块，呈腊肠样，光滑不太软，稍可移动。晚期患儿发生肠坏死或腹膜炎时，出现腹胀、腹腔积液、腹肌紧张和压痛，不易扪及肿块，有时腹部扣诊 / 直肠指检 / 双合诊可触及肿块。

四、辅助检查

1. 腹部 B 超检查

腹部 B 超在套叠部位横断面扫描面可见"同心圆"或"靶环状"肿块图像，纵断面扫描可见"套筒征"。

2. B 超监视下水压灌肠

经肛门插入 Foley 管并将气囊充气 20 ~ 40mL。将"T"形管一端接 Foley 管，侧管接血压计监测注水压力，另一端为注水口，注入 37 ~ 40℃等渗盐水匀速推入肠内，可见靶环状块影退至回盲部，"半岛征"由大到小，最后消失，B 超下可见"同心圆"或"套筒征"消失，回盲瓣呈"蟹爪样"运动，小肠进水，呈"蜂窝状"扩张，诊断治疗同时完成。

3. 空气灌肠

由肛门注入气体，在X线透视下可见杯口阴影，能清楚看见套叠头的块影，并可同时进行复位治疗。

4. 钡剂灌肠

钡剂灌肠可见套叠部位充盈缺损和钡剂前端的杯口影，以及钡剂进入鞘部与套入部之间呈现的线条状或弹簧状阴影。只用于慢性肠套叠疑难患儿。

五、诊断与鉴别诊断

健康婴幼儿突然发生阵发性腹痛或阵发性规律性哭闹、呕吐、便血，并在腹部扪及腊肠样肿块，即可确诊。肠套叠早期在未排出血便前应做直肠指检。肠套叠的鉴别诊断如下。

（1）细菌性痢疾：夏季发病多。排便次数多，含黏液、脓血，里急后重，多伴有高热等感染中毒症状。粪便检查可见成堆脓细胞，细菌培养阳性。但必须注意细菌性痢疾偶尔也可引起肠套叠，两种疾病可同时存在，或肠套叠继发于细菌性痢疾后。

（2）梅克尔憩室出血：大量血便，常为无痛性，也可并发肠套叠。

（3）过敏性紫癜：有阵发性腹痛、呕吐、便血，由于肠管有水肿、出血、增厚，有时下腹部可触及肿块，但绝大多数患儿有出血性皮疹、关节肿痛，部分患儿有蛋白尿或血尿。该病由于肠功能紊乱和肠壁肿胀，也可并发肠套叠。

六、治疗

急性肠套叠是一种危及生命的急症，其复位是紧急的治疗措施，一旦确诊需立即进行。

1. 灌肠疗法

（1）适应证：肠套叠在48h内，全身情况良好，腹部不胀，无明显脱水及电解质紊乱。

（2）禁忌证：①病程已超过48h，全身情况差，如有脱水、精神萎靡、高热、休克等症状者，对3个月以下婴儿尤应注意。②高度腹胀、腹膜刺激征，X线腹部平片可见多数液平面者。③套叠头部已达脾曲，肿物硬而且张力大者。④多次复发，疑有器质性病变者。⑤小肠型肠套叠。

（3）治疗方法：①B超监视下水压灌肠。②空气灌肠。③钡剂灌肠复位。

（4）灌肠复位成功的表现：①拔出肛管后，排出大量带臭味的黏液血便和黄色粪水。②患儿很快入睡，不再哭闹及呕吐。③腹部平软，触不到原有的包块。④灌肠复位后给予0.5～1g活性炭口服，6～8h后应有炭末排出，表示复位成功。

2. 手术治疗

肠套叠超过 72h 范围，或虽时间不长但病情严重疑有肠坏死或穿孔者，以及小肠型肠套叠均需手术治疗。根据患儿全身情况及套叠肠管的病理变化选择进行肠套叠复位、肠切除吻合术或肠造瘘术等。5% ~ 8% 的患儿可有肠套叠复发。灌肠复位比手术复位的复发率高。

第六节　炎症性肠病

炎症性肠病（IBD）是一种慢性复发性炎症性肠道疾病，最常见类型为克罗恩病（CD）和溃疡性结肠炎（UC）。克罗恩病是一种肠道慢性透壁性炎症性疾病，又称局限性肠炎、节段性肠炎，也有称为肉芽肿性结肠炎。溃疡性结肠炎是结肠黏膜的慢性炎症和溃疡性病变。

一、病因

UC 与 CD 的病因几乎完全相同。有研究认为，炎症性肠病与种族、遗传、肠道免疫紊乱以及生活环境、饮食嗜好、精神、情绪等诸多因素有相关性。IBD 病因很可能是多因素的，包括环境与遗传因素复杂的相互作用，导致对胃肠道菌群产生不适应的免疫应答。遗传相关性明确，5% ~ 30% 的患儿有一个患有炎症性肠病的家族成员，且其兄弟姐妹发展为炎症性肠病的相对风险系数为 10 ~ 20。同卵双胞胎的同时发病率为 15% ~ 36%，表明遗传学固然重要，但不是发展为炎症性肠病的充分条件。

二、临床表现

（一）症状和体征

根据累及部位及类型不同，炎症性肠病有不同的表现，最常见的是炎症引起腹痛、腹泻、血便、发热、厌食、疲劳和体重减轻。CD 也可发展为肠腔狭窄伴腹痛和肠梗阻，或发展为脓肿穿孔或肠瘘、肛周疾病，或发展为阑尾炎的急性症状。溃疡性结肠炎通常表现为痉挛性腹痛、腹泻和血便。

CD 可累及自口唇至肛门间的消化道的任何部位。在儿科患儿中，CD 最常累及回肠末端和结肠，或者可以表现为正常肠道组织中分布着跳跃性的斑片状病灶。相反，溃疡性结肠炎累及整个结肠而无跳跃性病变；或表现为直肠炎，并延伸累及邻近的结肠。发病时年龄越小，病情可能越严重。

两种形式的炎症性肠病，其肠外表现都很常见且可发生于肠道症状出现之前。这些肠外表现包括葡萄膜炎、复发性口腔溃疡、关节炎、生长和青春期延迟、肝受累（通常是原发性硬化性胆管炎）、皮疹（结节红斑和坏疽性脓皮病）和缺铁性贫血。

全身症状有发热、乏力、厌食、贫血、低蛋白血症、体重不增或减轻、生长发育迟缓、青春期延迟，肠外表现较少见，可有关节痛、关节炎、结节性红斑、慢性活动性肝炎等。

（二）并发症

1. 克罗恩病

由慢性活动性疾病、吸收不良、厌食症、蛋白丢失性胃肠病、胆盐吸收不良或继发性乳糖不耐引起的营养性并发症，包括发育迟滞、身材矮小、骨矿密度降低，以及包括铁、钙、锌和维生素 D 等的特定的营养物质缺乏。此外，糖皮质激素治疗也可能影响生长发育和骨矿密度。诱导缓解通常可以改善营养和恢复正常的生长速度。大多数患儿最终可达到成年人正常的身高。但期间也可发生肠梗阻、肠瘘、腹腔脓肿、肛周疾病、坏疽性脓皮病、关节炎和淀粉样变性。克罗恩病有发展为结肠腺癌的风险。

2. 溃疡性结肠炎

尽管有溃疡性结肠炎的典型特征和病程，3% ~ 5% 的患儿可能被误诊为 CD。关节炎、葡萄膜炎、坏疽性脓皮病和营养不良均可能发生。生长缓慢和青春期延迟比 CD 少见，肝疾病（慢性活动性肝病、硬化性胆管炎）比 CD 多见。在患全结肠炎后的 8 年内，结肠腺癌每年的发生率是 1% ~ 2%，明显高于溃疡性结肠炎和硬化性胆管炎患儿。因此，建议在患病 8 年后常规行结肠镜检查和多部位活检以筛查癌症。如果出现持续上皮化生、异倍体或发育不良则需要行结肠切除术。

三、辅助检查

1. 血液检查

血液检查包括全血细胞计数、红细胞沉降率（ESR）、C 反应蛋白、血清肌酐和尿素氮、血清清蛋白、免疫电泳、肝功能。

（1）血红蛋白减少、炎症指标升高（ESR 加快、C 反应蛋白增高）、血小板计数增加、血清清蛋白减少，则提示 IBD。但是某些 UC 患儿，ESR、血红蛋白和血小板计数正常。

（2）血小板计数升高基本上可排除以血便为主要表现的感染性腹泻。

（3）血清标志物如抗酿酒酵母抗体（ASCA）或抗中性粒细胞胞质抗体（pANCA）阳性有助于 CD 或 UC 的诊断。

2. 放射学检查

放射学征象可提示 CD 处于活动期，如黏膜呈鹅卵石样改变、溃疡、小肠袢分离，病变呈跳跃性节段性分布。由于狭窄，结肠镜无法检查全部结肠，钡剂灌肠是有用的检查方法。

3. 内镜检查

上消化道内镜和回肠镜、结肠镜检查是最有用的诊断方法，可显示小肠上段、回肠和结肠受累的严重程度和范围。仅 25% ~ 50% 的 CD 患儿发现有肉芽肿。纵向深部溃疡、斑片状病变和肛周病变提示 CD。在上消化道检查时，表浅溃疡和整个结肠连续病变符合溃疡性结肠炎的表现。两种形式的炎症性肠病均可能伴有轻度胃炎。儿童内镜检查最好在全麻或深度镇静状态下进行。在行结肠镜检查时尽量插入回肠末端，并进行回肠末端黏膜的活检。无论有无上消化道症状，胃镜检查值得在所有疑诊患儿中进行。不仅能诊断胃和十二指肠病变，如溃疡，还可进行活检。

四、诊断

诊断依据包括典型临床表现、病程、影像学检查、内镜检查和组织学检查，并排除其他疾病。没有单一的诊断手段。儿童易感染结核，此病需与结核病进行鉴别诊断。

1. UC 的诊断

（1）病史和体征：①腹痛以左下腹和全腹隐痛为主。②粪便呈黏液或脓血，伴里急后重。③腹泻后腹痛可暂时缓解。

（2）钡剂 X 线检查：①结肠黏膜粗糙紊乱或成细颗粒样改变。②病灶处可能出现小龛影或大小不等充盈缺损。③结肠袋消失或肠管僵硬。

（3）内镜检查：①乙状结肠，甚至直肠和全结肠黏膜充血水肿，血管模糊。②病变肠段黏膜脆，碰之即出血。③病变肠壁有浅表性溃疡或假性肉芽肿形成。

（4）组织病理特征：①广泛炎症改变，黏膜层充血、水肿、糜烂、溃疡。②隐窝处有炎症细胞浸润和小脓肿形成。③肠壁杯状细胞明显减少。

2. CD 的诊断

（1）病史和体格检查：①排便次数不一定很多，粪便性质多为黏液或似豆腐渣样。②腹痛以阵发性锐痛为主，且多位于右下腹。③特别注意有无口腔黏膜糜烂以及肛周病变。

（2）CD 钡剂 X 线检查特征：①病损肠壁呈节段性分布。②病变部位有结节状增生，呈鹅卵石样表现（卵石征）。③受损肠壁可能出现裂隙状溃疡，甚至管壁有瘘管形成或脓肿形成。

（3）CD 内镜特征：①受损肠壁呈跳跃式（节段性）分布。②受损肠壁可见卵石征或有纵行溃疡，且溃疡周围黏膜显示正常。③肠壁有脓肿或瘘管形成。

（4）CD组织病理特征：①呈节段分布的全层性炎症，可见结节状真性肉芽肿。②病变处有大量淋巴细胞聚集和淋巴组织增生。

五、治疗

儿童炎症性肠病的治疗包括用诱导缓解和之后的维持治疗方案。此外，必须纠正营养缺乏以促进正常的生长和发育。治疗药物包括抗感染药、免疫调节药、止泻药和抗生素。没有对所有患儿均有效的药物疗法。对于严重的CD患儿，可能需要应用生长激素以发挥最大的身高潜能。

1.饮食

确保足够的营养以满足正常的生长发育和青春期所需，除总热量之外，还需补充微量元素、钙和缺乏的维生素。推荐高蛋白、高糖类及正常脂肪含量的饮食。在活动性结肠炎或部分性肠梗阻时，低纤维饮食可引起症状；然而，在疾病非活动期增加膳食纤维，细菌产生的脂肪酸可能有利于黏膜健康。对小肠CD，可能暂时需要低乳糖饮食或乳糖酶替代。回肠疾病需要应用抗生素抑制细菌过度生长，并补充不断丢失的脂溶性维生素。对于严重的CD患儿，患儿对以流质饮食或肠内营养（经鼻胃管补充）形式补充热量的耐受性好，且可促进生长发育。应用流质饮食、要素饮食或肠外营养促进肠道恢复是治疗CD复发的一种方法，并可促使身体直线生长和促进性发育。饮食疗法对溃疡性结肠炎疗效较差。

2.氨基水杨酸盐（ASA）

5-氨基水杨酸衍生物的多种制剂可应用于轻度CD和溃疡性结肠炎的诱导缓解和维持治疗，5-氨基水杨酸常见制剂包括柳氮磺吡啶［50mg/（kg·d）］、巴柳氮（0.75～2.5g，口服，每日3次）或美沙拉明，不同剂型在胃肠道内释放的部位不同，剂型可分为片剂、颗粒剂和缓释片。

3.皮质激素

中至重度CD和溃疡性结肠炎患儿通常对皮质激素敏感。病情严重时可静脉应用甲强龙［1mg/（kg·d）］。对于中度患儿，给予泼尼松［1mg/（kg·d），分1～2次口服］，直到症状有所缓解，随后用4～8周时间逐步减量。减量过程中经常出现反弹，需要再诱导和更缓慢的减量过程。激素依赖是应用免疫调节药的指征。布地奈德（9mg，每日上午）可有效治疗回盲肠CD，由于它只在肝代谢，故与全身性类固醇激素相比，体重增加、情绪波动、痤疮、皮纹和骨质脱钙等不良反应减少。皮质类固醇灌肠药和泡沫剂可作为远端直肠炎和左半结肠炎治疗的局部用药，不会有口服或静脉制剂的全身不良反应。在应用糖皮质激素时，应注意补充钙和维生素D，并行抑酸治疗以预防发生胃炎。另外，使用激素前必须通过病史或抗体筛查确认患儿对水痘具有免疫力，并告知家长水痘暴露的风险及其治疗。

4.抗生素

甲硝唑［15～30mg/（kg·d），分3次服用］和环丙沙星已用于治疗肛周CD和细菌过度生长。长期应用甲硝唑可能发生周围神经病变。

5.手术治疗

对于IBD患儿，适时的外科手术可减少并发症。主要手术指征是病情顽固、难治性生长受阻、中毒性巨结肠、可疑肠穿孔、脓肿、肠梗阻、出血和癌症预防。溃疡性结肠炎手术可治愈，手术并不能治愈CD。高达50%的CD患儿最终需要手术治疗，且多次手术也是常见的。

第七节 小儿腹泻

小儿腹泻是一组由多病原、多因素引起的，以大便次数增多和大便性状改变为特点的儿科疾病。多由于饮食不当或肠道内感染所致。小儿腹泻四季皆可发生，尤以夏、秋两季多见，6个月至2岁婴幼儿发病率高，1岁以内患儿约占半数，是造成儿童营养不良、发生发育障碍的常见原因之一。病程在2周以内为急性腹泻，2周到2个月为迁延性腹泻，病程在2个月以上为慢性腹泻。

一、急性腹泻

门诊患儿可根据腹泻病程、大便性状、大便的肉眼和镜检所见、发病季节、发病年龄及流行情况，估计最可能的诊断。

（一）病因

在未明确病因之前，统称为感染性腹泻（或肠炎），病原明确后应按病因学进行诊断，如细菌性痢疾、阿米巴痢疾、霍乱、鼠伤寒沙门菌肠炎、致泻大肠埃希菌肠炎、空肠弯曲菌肠炎、轮状病毒肠炎、蓝氏贾第鞭毛虫肠炎、隐孢子虫肠炎、真菌性肠炎等。非感染性腹泻可根据病史、症状、体征及实验室检查分析，诊断为食饵性腹泻、症状性腹泻、过敏性腹泻、非特异性溃疡性结肠炎、糖源性腹泻等。

（二）急性腹泻的治疗

急性水样便腹泻患儿（约占70%）多为病毒或产肠毒素性细菌感染，一般不用抗生素，只要做好液体疗法，患儿可以自愈。采用中药或肠黏膜保护剂治疗可加快痊愈，对中毒症状较重的患儿，可选用抗菌药物治疗。如疑似霍乱，采用诺氟沙星（氟哌酸）或多西环素治疗。黏液、脓血便患儿（约占30%）多为侵袭性细菌感染，选用一种有效的抗菌药物，如用药48～72h病情未见好转估计有耐药，考虑更换另外一种抗菌药物。

二、慢性腹泻与迁延性腹泻

慢性腹泻又分为慢性持续型和慢性复发型腹泻。慢性持续型指在较长时间内一直腹泻，而慢性复发型为时泻时愈。迁延性腹泻与慢性腹泄多发生在营养不良的患儿，且互为因果，形成恶性循环。迁延性腹泻与慢性腹泻又称为难治性腹泻。

小儿难治性腹泻的诊断依据：①发病年龄小，6个月以内多见。②腹泻病程＞2周。③先前有过急性肠炎。④多数未发现特异病原，少数患儿由于滥用抗生素可继发条件致病菌、真菌或隐孢子虫感染。⑤合并有营养不良与生长发育障碍。⑥经一般治疗无效。⑦预后较严重，病死率高。

（一）病因

1. 宿主

（1）年龄：迁延性腹泻多发生在1岁以内，难治性腹泻多发生在3～6个月以内的婴儿。

（2）营养状况：多伴有营养不良，研究表明，营养不良容易使腹泻迁延，持久腹泻又促进营养不良，互为因果，恶性循环。

（3）免疫状况差：研究发现患儿体液与细胞免疫功能均降低。

2. 肠道微生物

弧菌和病毒（包括轮状病毒）不引起迁延性腹泻，除此之外，国外报道多种引起急性腹泻的病原均可在迁延性腹泻粪便中检出。它们可分两组：①急性与迁延性腹泻分离率相等的病原菌，如痢疾杆菌、沙门菌、产毒素大肠埃希菌、空肠弯曲菌、耶氏菌、难辨梭状芽孢杆菌等。采用相应抗生素治疗之后，迁延性腹泻比较难以消除，可能与宿主免疫功能低下有关。②迁延性腹泻分离率较高的病菌：有吸附型大肠埃希菌（EAEC）、致病性大肠埃希菌（EPEC）和隐孢子虫。

3. 肠黏膜损伤

由于肠黏膜损伤，屏障功能不全，吸收相当量的带有抗原性的完整蛋白质，触发免疫机制，损伤黏膜。胆汁中含有胆酸，其作用是使食物中的脂肪微粒化，易被吸收。当肠内细菌过度繁殖，胆酸被分解，从而影响脂肪吸收引起脂肪泻。另外，肠内细菌可将胆酸转变为二羟胆酸，也可将食物中未被吸收的脂肪转变为羟脂肪酸。这两种代谢产物一旦进入结肠，促使结肠分泌亢进引起腹泻。

（二）治疗

慢性腹泻与迁延性腹泻患儿宜到医院治疗。

1. 液体疗法

积极做好液体疗法预防和治疗脱水，纠正水、电解质、酸碱平衡紊乱。

2. 营养治疗

慢性腹泻与迁延性腹泻患儿多有营养障碍，因此继续饮食是必要的治疗措施，禁食是有害的。

（1）母乳喂养儿继续母乳喂养。

（2）人工喂养儿应调整饮食，6个月以下婴儿，用牛奶或配方奶，加等量米汤或水稀释，由少量逐渐增加，直至恢复正常饮食，或用酸奶，也可用奶 - 谷类混合物，每日喂6次，以保证足够的热量。6个月以上的婴幼儿可用已习惯的日常饮食，选用稠粥、面条，并加些熟植物油、蔬菜、肉末或鱼末等，但需由少到多。

（3）要素饮食：主要由葡萄糖（或多聚糖）、中链脂肪酸及氨基酸或蛋白水解物组成，这种饮食基本不需要消化即能在小肠上部被吸收，对治疗慢性腹泻有效。

（4）静脉营养：少数严重患儿口服营养物质不能耐受，应加支持疗法。有条件者可采用静脉营养。方案：10% 脂肪乳每日 2 ~ 3g/kg，复方结晶氨基酸每日 2 ~ 2.5g/kg，葡萄糖每日 12 ~ 15g/kg，电解质及多种维生素适量，液体每日 120 ~ 150mL/kg，热量每日 209 ~ 376J/kg（50 ~ 90cal/kg）。通过外周静脉输入。总液量在 24h 内均匀输入（最好用电脑输液泵控制速度），好转后改用经口喂养。

3. 药物疗法

（1）抗菌药物慎用，仅用于分离出有特异病原的患儿，并要依据药物敏感试验结果选用。

（2）肠黏膜保护剂：如双八面体蒙托石粉，能与肠道黏液糖蛋白相互作用，增强肠黏膜屏障作用，可吸附病原体和毒素，促进肠细胞正常吸收与减少分泌功能。适用于急性水样便腹泻（病毒性或产毒素细菌性）及迁延性腹泻，对难治性腹泻有的有效，有的则无效。口服剂量：< 1 岁，每次 1/3 袋，每日 3 次，餐前 30min 口服；1 ~ 2 岁，每次 1/2 袋，每日 3 次；2 ~ 3 岁，每次 1/2 袋，每日 4 次；> 3 岁，每次 1 袋，每日 3 次。

第七章　泌尿系统疾病

第一节　急性肾小球肾炎

急性肾小球肾炎（AGN）简称急性肾炎，是儿科常见的一种与感染有关的急性免疫反应性肾小球疾病。其临床主要表现为急性起病，水肿、少尿、血尿和不同程度蛋白尿、高血压或肾功能不全，病程多在1年内。

本病在中国是一种常见的儿科疾患，占小儿泌尿系统疾病的首位。多见于儿童及青少年，2岁以内者少见，男女之比为2：1。发病以秋、冬季节较多。绝大多数预后良好，少数可能迁延。

一、病因与发病机制

本病绝大多数由链球菌感染后引起，故又称急性链球菌感染后肾炎（APSGN）。其他细菌、病毒、原虫或肺炎支原体等也可导致急性肾炎，但较少见。故本节主要介绍APSGN。

目前已明确本病的发生与A组β溶血性链球菌中的致肾炎菌株感染有关。所有致肾炎菌株均有共同的致肾炎抗原性，包括菌壁上的M蛋白内链球菌素、肾炎菌株协同蛋白（NSAP）。

其主要发病机制为抗原抗体免疫复合物引起肾小球毛细血管炎症病变，有循环免疫复合物致病学说、原位免疫复合物致病学说和某些链球菌通过神经氨酸酶的作用或其产物如某些菌株产生的唾液酸酶，与机体的IgG结合，改变了IgG的化学组成或其免疫原性，产生自身抗体和免疫复合物而致病学说。

上述链球菌有关抗原诱发的免疫复合物或链球菌的菌体外毒素激活补体系统，在肾小球局部造成免疫病理损伤，引起炎症性过程。

二、病理

急性肾小球肾炎主要的病理特点为急性、弥漫性、渗出性、增殖性肾小球肾炎。光镜下可见肾小球体积增大、毛细血管内皮细胞和系膜细胞增生肿胀，基质增生。急性期有多型核白细胞浸润，毛细血管腔狭窄甚至闭锁、塌陷。部分患儿可见上皮细胞节段性增生形成的新月体，使肾小囊腔受阻。肾小管病变较轻，呈上皮细胞变性、间质水肿及炎症细胞浸润。电镜检查可见电子致密物呈驼峰状在上皮细胞下沉积，此为本病的特征。免疫荧光检查在急性期可见粗颗粒状的 IgG、C_3 沿肾小球毛细血管祥和（或）系膜区沉积，有时也可见到 IgM 和 IgA 沉积。

三、临床表现

急性肾炎临床表现轻重悬殊，轻者仅表现为无症状性镜下血尿，重者可呈急进性过程，短期内出现肾功能不全。

四、诊断与鉴别诊断

典型病例诊断不难，根据：①起病前 1 ~ 3 周有链球菌前驱感染史。②临床表现有水肿、少尿、血尿、高血压。③尿检有蛋白、红细胞和管型。④急性期血清 C_3 下降，伴或不伴有 ASO 升高即可确诊。但应注意与下列疾病鉴别。

（一）其他病原体感染后引起的肾炎

多种病原体感染可引起急性肾炎，如细菌（葡萄球菌、肺炎球菌等）、病毒（乙肝病毒、流行性感冒病毒、EB 病毒、水痘 - 带状疱疹病毒和腮腺炎病毒等）、支原体、原虫等。可从原发感染灶及各自的临床特点进行鉴别。如病毒性肾炎，一般前驱期短，3 ~ 5d，临床症状轻，无明显水肿及高血压，以血尿为主，补体 C_3 不降低，ASO 不升高。

（二）IgA 肾病

以血尿为主要症状，表现为反复发作性肉眼血尿，常在上呼吸道感染后 1 ~ 2d 出现血尿，多无水肿、高血压、血清 C_3 正常，确诊依靠肾活检。

（三）慢性肾炎急性发作

患儿多有贫血、生长发育落后等体征。前驱感染期甚短或不明显，肾功能持续异常，尿比重低且固定可与急性肾炎鉴别。尿液改变以蛋白增多为主。

五、治疗

本病为自限性疾病，无特异治疗。主要是对症处理，清除残留感染病灶，纠正水电解质紊乱，防止急性期并发症，保护肾功能，以待自然恢复。重点把好防治少尿和高血压两关。

（一）严格休息

急性期（起病 2 周内）绝对卧床休息，水肿消退、血压正常、肉眼血尿消失，即可下床做轻微活动或室外散步。红细胞沉降率（ESR）正常可上学，但 3 个月内应避免重体力活动。待 12h 尿沉渣细胞绝对计数正常后方可恢复体力活动。

（二）合理饮食

有水肿及高血压者应限盐，食盐限制在 1 ～ 2g/d。对有严重少尿、循环充血者，每日水分摄入一般以不显性失水加尿量计算。有氮质血症者应限蛋白入量，可以给予优质动物蛋白 0.5g/（kg·d）。供给高糖饮食以满足小儿热量需要。待尿量增加、水肿消退、血压正常、氮质血症消除后，尽早恢复正常饮食，以保证小儿生长发育的需要。

（三）控制感染

应用抗生素的目的是彻底清除体内感染灶，对疾病本身无明显作用。疾病早期给予青霉素 10 ～ 14d 或根据培养结果换用其他敏感抗生素，注意勿选用有肾损害的药物。

（四）对症治疗

1. 利尿

经控制水盐入量仍水肿、少尿者，可用噻嗪类利尿剂，如氢氯噻嗪 1 ～ 2mg/（kg·d），分 2 ～ 3 次口服。无效时可静脉注射强效的袢利尿剂，如呋塞米每次 1mg/kg，每日 1 ～ 2 次，静脉注射剂量过大时可有一过性耳聋。

2. 降压

经休息、利尿及限制水盐后血压仍高者应给予降压药。首选硝苯地平，开始剂量为0.25mg/（kg·d），最大剂量为 1mg/（kg·d），分 3 次口服。也可以用卡托普利等血管紧张素转换酶抑制剂，初始剂量为 0.3 ～ 0.5mg/（kg·d），最大剂量为 5 ～ 6mg/（kg·d），分 3 次口服，与硝苯地平交替使用降压效果更佳。严重病例可以用利舍平，首剂量为0.07mg/kg（每次最大量不超过 2mg）肌内注射，必要时间隔 12h 重复一次，用 1 ～ 2 剂后改为 0.02 ～ 0.03mg/（kg·d），分 2 ～ 3 次口服。

第二节　慢性肾小球肾炎

慢性肾小球肾炎是指各种原发性或继发性肾炎病程超过 1 年，伴有不同程度的肾功能不全和（或）持续性高血压、预后较差的肾小球肾炎。其病理类型复杂，常见有膜性增殖性肾炎、局灶节段性肾小球硬化、膜性肾病等。此病在儿科少见，为慢性肾功能不全最常见的原因。

一、临床表现

慢性肾小球肾炎起病缓慢，病情轻重不一，临床一般可分为普通型、肾病型、高血压型、急性发作型。

（一）共同表现

1. 水肿

均有不同程度的水肿。轻者仅见于颜面部、眼睑及组织松弛部位，重者则全身普遍水肿。

2. 高血压

部分患儿有不同程度的高血压，血压升高为持续性或间歇性，以舒张压中度以上升高为特点。

3. 蛋白尿和（或）尿沉渣异常

持续性中等量的蛋白尿和（或）尿沉渣异常，尿量改变，夜尿增多，尿比重偏低或固定在 1.010 左右。

4. 贫血

中 - 重度贫血，乏力，生长发育迟缓，易合并感染、低蛋白血症或心功能不全。

5. 其他

不同程度的肾功能不全、电解质紊乱。

（二）分型

凡具备上述各临床表现均可诊断为慢性肾小球肾炎。

1. 普通型

无突出特点者。

2. 高血压型

高血压明显且持续升高者。

3. 肾病型

突出具备肾病综合征特点者。

4.急性发作型

感染劳累后短期急性尿改变加重和急剧肾功能恶化，经过一段时期后，恢复至原来的状态者。

（三）实验室检查

1. 尿常规检查

尿蛋白可从 + ~ +++，镜检有红细胞及各种管型，尿比重低且固定。

2. 血常规检查

呈正色素、正细胞性贫血。

3. 肾功能检查

肾小球滤过率下降，内生肌酐清除率、酚红排泄试验均降低；尿素氮及肌酐升高，尿浓缩功能减退。

4. 其他

部分患儿尿FDP升高，血清补体下降，红细胞沉降率增快，肾病型可示低蛋白血症、高胆固醇血症。

二、诊断

肾小球肾炎病程超过 1 年，尿变化包括不同程度的蛋白尿、血尿和管型尿，伴有不同程度的肾功能不全和（或）高血压者，临床诊断为慢性肾炎。尚需排除引起小儿慢性肾功能不全的其他疾病，如泌尿系先天发育异常或畸形、慢性肾盂肾炎、溶血尿毒综合征、肾结核、遗传性肾病等。

三、治疗

目前尚无特异治疗，治疗原则为去除已知病因，预防诱发因素，对症治疗和中西医结合的综合治疗。有条件的最好根据肾组织病理检查结果制订具体治疗方案。

（一）一般措施

加强护理，根据病情合理安排生活制度。

（二）调整饮食

适当限制蛋白的摄入，以减轻氮质血症。蛋白质以每日 1g/kg 为宜，供给优质的动物蛋白如牛奶、鸡蛋、鸡、鱼等。根据水肿及高血压的程度，调整水和盐的摄入。

（三）防治感染

清除体内慢性病灶。

（四）慎重用药

必须严格掌握各种用药的剂量及间隔时间，勿用肾毒性药物。

第三节　急进性肾小球肾炎

急进性肾小球肾炎（RPGN）简称急进性肾炎，是一综合征，临床呈急性起病，以大量血尿和蛋白尿等肾炎综合征或肾病综合征为临床表现，病情迅速发展到少尿及肾衰竭，可在几个月内死亡。主要病理改变是广泛的肾小球新月体形成。

急进性肾炎可见于多种疾病：①继发于全身性疾病，如系统性红斑狼疮、肺出血肾炎综合征、结节性多动脉炎、过敏性紫癜、溶血尿毒综合征等。②严重链球菌感染后肾炎或其他细菌感染所致者。③原发性急进性肾炎，只限于排除链球菌后肾炎及全身性疾病后才能诊断。发病机制尚不清楚，目前认为主要是免疫性损害和凝血障碍两方面引起，免疫损害是关键，凝血障碍是病变持续发展和肾功能进行性减退的重要原因。

一、临床表现

（1）常见于较大儿童及青春期，年龄最小者5岁，男多于女。

（2）病前2～3周内可出现疲乏、无力、发热、关节痛等症状。约一半患儿有上呼吸道前驱感染。

（3）起病多与急性肾小球肾炎相似，一般在起病后数天至3个月内发生进行性肾功能不全。

（4）全身水肿，可出现各种水、电解质紊乱。

（5）少数病例也可具有肾病综合征特征。

二、实验室检查

（1）尿比重低且恒定，大量蛋白尿，血尿、管型尿。持续血尿是本病重要特点。血红蛋白和红细胞数呈进行性下降，血小板可减少。

（2）肾功能检查有尿素氮上升，肌酐清除率明显降低，血肌酐明显升高。

（3）约5%患儿血抗基膜抗体可阳性。血清免疫复合物可阳性。补体 C_3 多正常，但由于链球菌感染所致者可有一过性补体降低。冷球蛋白可阳性。血纤维蛋白原增高，凝血时间延长，血纤维蛋白裂解产物（FDP）增高。并可出现低钠血症、高钾血症、高镁血症、低氯血症、低钙血症、高磷血症及代谢性酸中毒。红细胞沉降率（ESR）增快。

（4）约30%患儿抗中性粒细胞胞浆抗体（ANCA）阳性。

（5）除血纤维蛋白原增高外，尿FDP可持续阳性。

三、诊断与鉴别诊断

目前较公认的急进性肾炎诊断标准是：①发病3个月内肾功能急剧恶化。②少尿或无尿。③肾实质受累表现为大量蛋白尿和血尿。④既往无肾病史。⑤肾大小正常或轻度增大。⑥病理改变为50%以上肾小球呈新月体病变。对诊断有困难者，应做肾活组织检查。

本病主要需与急性链球菌后肾炎及溶血性尿毒症综合征鉴别。

四、治疗

急进性肾炎治疗原则是保护残余肾功能，针对急性肾功能不全的病理生理改变及其并发症及时采取对症治疗的综合治疗；并根据急进性肾炎的可能发病机制采取免疫抑制和抗凝治疗。

（一）肾上腺皮质激素冲击疗法

甲泼尼龙15～30mg/kg，溶于5%葡萄糖注射液150～250mL中，在1～2h内静脉滴注，每日1次，连续3d为一疗程。继以泼尼松2mg/（kg·d），隔日顿服，减量同肾病综合征。

（二）血浆置换疗法

可降低血浆中免疫活性物质，清除引起损害的递质，即抗原抗体复合物、抗肾抗体、补体、纤维蛋白原及其他凝血因子等，因此阻止和减少免疫反应，中断或减轻病理变化。

（三）透析疗法

本病临床突出症状为进行性肾衰竭，故主张早期进行透析治疗。一般可先做腹膜透析。不满意时可考虑做血液透析。

（四）肾移植

肾移植须等待至血中抗肾抗体阴转后才能进行，否则效果不好。一般需经透析治疗维持半年后再行肾移植。

第四节　泌尿系感染

泌尿系感染是由病原体直接侵入尿路，在尿液中生长繁殖，并侵犯尿路黏膜或组织而引起损伤。感染可累及上、下泌尿道，因定位困难统称为泌尿系感染，又称尿路感染。

一、病因

小儿容易发生尿路感染有其自身的生理解剖特点，因此在临床上也与成人不尽相同。

1. 生理解剖特点

小儿时期的生理解剖具有特殊性，因而易患泌尿系感染。

（1）婴幼儿输尿管相对较长而弯曲，管径相对宽，管壁肌肉及弹力纤维发育不良，因而易被压扁、扭曲，发生尿流不畅，易致感染。女婴尿道短粗，外口暴露，易被粪便污染。卫生习惯不良也是造成感染的因素之一。

（2）婴幼儿泌尿道局部的抗感染能力差，如上皮的抗病能力、局部的 pH、分泌型 IgA 都与成人不完全一样，也是促发泌尿系感染的又一个因素。

2. 病理因素

各种原因引起的尿潴留，包括先天性和后天性两种。

（1）先天尿路畸形：肾盂输尿管连接处狭窄、后尿道瓣膜、严重尿道下裂、尿道外口瓣膜、多囊肾、马蹄肾等。

（2）后天性因素：尿路结石、神经性膀胱、腹腔肿物压迫尿路、肿瘤造成尿路梗阻等。

此外，泌尿道器械检查、导尿、寄生虫感染、维生素 A 缺乏及全身健康状况不良等也是导致泌尿系感染的诱因。

3. 常见的致病菌

有 80% ~ 90% 由肠道杆菌致病。在首发的原发性泌尿系感染病例中，最常见的是大肠杆菌，其次为变形杆菌、克雷伯菌及副大肠杆菌等。少数为粪链球菌和金黄色葡萄球菌等，偶由病毒、支原体或真菌引起。

二、分类

（1）小儿泌尿系感染按病情缓急可分为急性和慢性泌尿系感染。急性泌尿系感染是指病程在 6 个月以内；慢性泌尿系感染是指病程在 6 个月以上，病情迁延者。

（2）根据感染部位分为上尿路感染即肾盂肾炎，下尿路感染即膀胱炎和尿道炎。

（3）按功能和解剖学上是否存在异常可分为复杂性和非复杂性泌尿系感染。伴有泌尿系解剖和功能异常者为复杂性泌尿系感染，反之为非复杂性泌尿系感染。

三、诊断

（一）临床表现

因年龄和泌尿系感染部位不同而异，年长儿与成人相似，年幼儿以全身症状为主要表现，泌尿系统症状不易表达或不明显。

1. 新生儿期

通过血行或上行感染，男性发病多于女性，全身症状明显，表现如败血症，有体重下降、发热或体温不升、苍白、发绀、黄疸、呕吐、腹泻、嗜睡感、激动及喂养困难等（约30% 血培养与尿培养一致）。

2. 婴幼儿期

以上行感染多见，女孩占多数，全身中毒症状严重而尿路局部症状轻微或缺如。常以发热最突出，而呕吐、腹泻、纳差、精神萎靡或烦躁、面色苍白等其他全身症状也较明显，偶发惊厥。排尿时哭闹、尿频、新近出现遗尿或有顽固性尿布疹应考虑本病。

3. 学龄前和学龄期

年长儿上尿路感染除发热、寒战、腹痛等全身症状外，常伴腰痛和肾区叩击痛；下尿路感染以尿频、尿急、尿痛、排尿困难或一过性血尿为主。

（二）实验室检查

1. 尿常规检查

清洁中段尿，离心后白细胞（WBC）> 10/HPF 或不离心 WBC > 5/HPF，偶见成堆，红细胞少见，可有微量蛋白和白细胞管型。

2. 耻骨上膀胱穿刺尿液培养

只要有细菌生长即可确诊。

3. 离心尿沉渣涂片

革兰染色找细菌，细菌大于 1/HPF，结合临床尿感症状即可确诊。

（三）影像学检查

以了解肾的大小、有无瘢痕形成、肾受累程度及是否有畸形、梗阻、结石、积水及肿物等影响治疗及加重感染的因素。

影像学检查包括双肾 B 超检查、静脉尿路造影，如怀疑膀胱输尿管反流（VUR），应做排泄性膀胱尿道造影。磁共振在评价肾瘢痕时敏感性为 100%，然而特异性只有 78%，故在评价肾瘢痕时不可能取代 ^{99m}Tc 二巯基丁二酸扫描。

四、鉴别诊断

（一）急性肾小球肾炎

初期偶有膀胱刺激症状，但水肿较明显，伴少尿、高血压，尿常规红细胞较多，血补体 C_3 可下降，但无菌尿。肾穿刺肾病理组织学检查和细菌培养有助于两者鉴别。

（二）肾结核

若累及膀胱，可有血尿、脓尿和膀胱刺激症状。但起病缓慢，有结核中毒症状，PPD 试验阳性，尿培养找到结核杆菌，肾盂造影显示肾盂、肾盏破坏有助于诊断。

（三）出血性膀胱炎

可作为尿路感染的特殊类型，在成人多由大肠杆菌引起，儿童多由腺病毒 11 型、21 型引起。急性起病，男性多见，有严重的肉眼血尿和膀胱刺激症状，膀胱区有压痛。尿常规检查有大量的红细胞、少量白细胞，尿培养阴性。症状在 3 ~ 4d 内自然缓解，病程不超过 7d，B 超检查肾正常，膀胱壁不规则增厚。

五、治疗

（一）一般治疗

急性感染时应卧床休息，多饮水，勤排尿，减少细菌在膀胱内停留时间。女孩应注意外阴部清洁，积极治疗蛲虫。

（二）抗感染治疗

早期积极应用抗生素治疗。

1. 药物选择的一般依据

（1）对肾盂肾炎应选择血浓度高的药物，而下尿路感染则应选择尿浓度高的药物如呋喃类或磺胺类抗菌药。

（2）尿培养及药物敏感结果。

（3）肾损害小的药物。

2.急性初次感染

经以下药物治疗，症状多于 2 ～ 3d 内好转，菌尿消失。如治疗 2 ～ 3d 症状仍不见好转或菌尿持续存在，多表明细菌对该药可能耐药，应及早调整，必要时可两种药物联合应用。

（1）磺胺甲噁唑（又名复方新诺明）：为初次感染首选药，每日 25 ～ 50mg/kg，分 2 次口服。

（2）头孢噻肟钠：每日 100 ～ 200mg/kg，分 3 次静脉注射。

（3）头孢曲松钠：每日 50 ～ 75mg/kg，分 2 次肌内注射或静脉注射。

急性期用药 2 ～ 3 周，重症 6 ～ 8 周。停药 2 周后尿培养 2 次阴性为临床痊愈。

（三）积极矫治尿路畸形

膀胱输尿管反流（VUR）最常见，其次是尿路梗阻和膀胱憩室，一经证实应及时予以矫治，否则泌尿系感染难被控制。

第五节　泌尿系结石

小儿和成人相似，在泌尿系统各部位均可发生尿路结石。含钙结石占 50% ～ 80%，尿酸结石占 5% ～ 10%。小儿尿结石较少见。小儿尿石症中以膀胱结石和尿道结石较多见，主要是男孩发病。

一、肾结石

（一）临床表现

1.急性发作

（1）腰部绞痛：突然发病，主要位于患侧腰部，并向下腹部及股部放射，疼痛可持续数分钟至几小时。部分患儿可合并恶心、呕吐、腹胀、出汗等症状。

（2）血尿：多在绞痛发作时出现。

（3）发热、脓尿：说明尿路有继发感染。

2.缓解期或静止期

（1）腰部隐痛或不痛：后者见于肾内结石或大而不活动的结石。

（2）血尿：多在患儿剧烈活动后出现。

（3）泌尿系感染征象：除脓尿外，尚有低热、食欲不振、生长发育迟缓等。

（二）诊断与鉴别诊断

X线检查发现结石影，可以作出确切诊断。部分患儿可通过 IVP、B超、CT协助诊断，了解有无泌尿系统畸形，了解有无肾积水，提供鉴别肿瘤、血块、结石的资料。MSCT对X线检查阴性的结石的诊断更为准确。尿常规检查以镜下血尿为主。

根据患儿临床症状和上述检查结果可以获得诊断。但注意排除肾肿瘤、肾结核钙化。右肾结石须与胆囊结石鉴别。

（三）治疗

1.急性发作期镇痛

可使用哌替啶、山莨菪碱、阿托品解痉镇痛，还可选用以下方法。

（1）吲哚美辛疗法：该药有解除输尿管结石引起绞痛的作用，每次 0.5 ~ 1mg/kg，每日 2 ~ 3 次，可内服，也可以用肛门栓剂。

（2）黄体酮疗法：该药能使泌尿系统平滑肌松弛扩张，并有利尿作用。每次 5 ~ 20mg，肌内注射，每日 2 次，连续 3 ~ 7d。

（3）硝苯地平疗法：该药为钙拮抗药，可使输尿管平滑肌松弛，每次 2.5 ~ 10mg，舌下含服。

（4）针刺：可选用肾俞、三阴交、京门穴。

2.中药

疼痛解除后可服中药，以清热利湿、排尿通淋为治则。

3.抗感染

可酌情选用青霉素、头孢呋辛钠、头孢曲松钠等。

4.手术治疗

结石大或有梗阻导致肾积水及急性梗阻性无尿、少尿者，应考虑手术。

二、输尿管结石

（一）临床表现

输尿管结石多发生在输尿管下段，可出现典型的绞痛，并常伴有血尿。

（二）诊断与鉴别诊断

根据患儿临床症状和 X 线检查、IVP、B 超检查可以获得诊断。但注意右侧输尿管结石易与急性阑尾炎相混淆。

（三）治疗

同肾结石的处理。若结石直径 < 4mm，中药配合针刺治疗效果较好。若结石直径 > 4mm，自然排出的可能性很小，应采取外科干预，包括 ESWL 和 URS（输尿管镜技术）及手术取石。

三、膀胱结石

（一）临床表现

膀胱结石多见于 2 ~ 7 岁男孩。主要症状是排尿困难和排尿痛，有时有尿中断或尿滴沥现象。常有继发感染，出现脓尿和尿频，血尿不太多见。较大的结石，直肠指检有时可触及。

泌尿系平片及膀胱区 B 超检查对诊断大有帮助。

（二）治疗

主要原则同肾结石。此外应注意：①遇有尿中断病例，可让患儿变换体位排尿。②遇有膀胱颈部结石嵌顿者，因合并急性尿潴留，可考虑耻骨上膀胱穿刺或行急诊膀胱切开取石术。③较小的膀胱结石可试用中药排石。④部分结石经纤维膀胱镜碎石后排出。

四、尿道结石

（一）临床表现

主要症状为排尿困难和排尿痛，有时有排尿中断或尿滴沥现象。尿道结石一般是单个，多从上段尿路进入尿道，引起急性尿潴留。

1. 前尿道结石

常在阴茎腹侧触及结石，部分病例结石卡在尿道口处，可直接看到。

2. 后尿道结石

有时在会阴部触及。

3. 导尿管触及结石

尿潴留时，插导尿管经常受阻，插金属导尿管有触及结石感觉。

（二）诊断

本病诊断多无困难。化验尿时除有红细胞外还有白细胞。B 超及 X 线平片对诊断大有帮助。

（三）治疗

男性尿道有三处狭窄部位，就是尿道出口、尿道膜部和尿道外口处。尿道结石多发生在这三个部位。如结石在后尿道，可用尿道探子将结石推入膀胱，再切开膀胱取石。如结石在接近尿道口附近，可应用纹氏钳将结石取出。结石在尿道膜部或球部且嵌顿在尿道内引起尿潴留者，则需在局部切开取石，用可吸收线缝合尿道，尿道内放硅胶尿管 2 周。

第六节　肾小管性酸中毒

肾小管性酸中毒（RTA）是由于近端肾小管再吸收 HCO_3^- 和（或）远端肾小管泌 H^+ 功能障碍所致酸碱平衡失调的一组临床综合征。其主要表现为：①慢性高氯性酸中毒。②电解质紊乱。③肾性骨病。④尿路症状等。原发性者为先天缺陷，多有家族史，早期无肾小球功能障碍。继发性者可见于许多肾疾病和全身疾病。

一、远端肾小管酸中毒（Ⅰ型）

远端肾小管酸中毒（DRTA）是由于远端肾小管排泌 H^+ 障碍，尿 NH_4^+ 及可滴定酸排出减少所致酸碱平衡失调，引起一系列临床表现。

（一）病因

1. 原发性

见于先天性肾小管功能缺陷，多为常染色体显性遗传，也有隐性遗传和特发病例。

2. 继发性

见于很多疾病，如肾盂肾炎、特发性高 γ-球蛋白血症、干燥综合征、原发性胆汁性肝硬化、系统性红斑狼疮、纤维素性肺泡炎、甲状旁腺功能亢进、甲状腺功能亢进、维生素 D 中毒、特发性高钙尿症、肝豆状核变性、药物性或中毒性肾病、肾髓质囊性病、珠蛋白生成障碍性贫血、碳酸肝酶缺乏症等。

（二）临床表现

1. 原发性病例

可在出出生后即有临床表现。

（1）慢性代谢性酸中毒：表现为厌食、恶心、呕吐、腹泻、便秘、生长发育迟缓，尿 pH > 6。

（2）电解质紊乱：主要为高氯血症和低钾血症，患儿出现全身肌无力和周期性麻痹。

（3）骨病：常表现为软骨病或佝偻病，出牙延迟或牙齿早脱，维生素 D 治疗效果差。患儿常有骨痛和骨折，可有骨畸形和侏儒症等。

（4）尿路症状：由于肾结石和肾钙化，患儿可有血尿、尿痛等表现，易导致继发感染与梗阻性肾病。肾浓缩功能受损时，患儿还常有多饮、多尿、烦渴等症状。

2. 继发性病例

在基础疾病的基础上出现的上述与原发性病例相似的临床表现。

（三）影像学检查

1. X 线检查

骨骼显示密度普遍降低和佝偻病表现，可见陈旧性骨折；腹部平片可见肾发育不良及泌尿系结石影，晚期见肾钙化。

2. 超声检查

约 1/4 病例可见肾发育不良，半数可见双侧肾钙盐沉积，表现为双肾集合系统回声增强、肾结构模糊；也可见尿路结石及其引起的肾盂积水。

（四）治疗

1. 纠正酸中毒

给予 2.5 ~ 7mmol /（kg·d）的碱性药物。常口服碳酸氢钠或复方枸橼酸溶液(Shohl 液，含枸橼酸 140g，枸橼酸钠 98g，加水 1000mL)，每毫升 Shohl 液相当于 1mmol 的碳酸氢钠盐。开始剂量 2 ~ 4mmol/（kg·d），最大可用至 5 ~ 14mmol/（kg·d），直至酸中毒纠正。

2. 纠正电解质紊乱

低钾血症可服 10% 枸橼酸钾 0.5 ~ 1mmol/（kg·d），每日 3 次。不宜用氯化钾，以免加重高氯血症。

3. 肾性骨病的治疗

可用维生素 D、钙剂。维生素 D 剂量 5000 ~ 10000U/d，或 1,25(OH)$_2$D$_3$。但应注意：①从小剂量开始，缓慢增量。②监测血药浓度及血钙、尿钙浓度，及时调整剂量，防止高钙血症的发生。

二、近端肾小管酸中毒（Ⅱ型）

近端肾小管酸中毒（PRTA）是由于近端肾小管重吸收 HCO_3^- 功能障碍所致。

（一）病因

1. 原发性

多为常染色体显性遗传，也可与隐性遗传和 X- 连锁遗传有关，多见于男性，部分为散发性病例。

2. 继发性

可继发于重金属盐中毒、过期四环素中毒、甲状旁腺功能亢进、高球蛋白血症、半乳糖血症、胱氨酸尿症、肝豆状核变性、干燥综合征、肾髓质囊性病变、多发性骨髓瘤等。

（二）临床表现

临床症状与Ⅰ型肾小管酸中毒相似，但较轻。其特点为：①生长发育落后，但大多数无严重的骨骼畸形，肾结石、肾钙化少见。②明显的低钾表现。③高氯性代谢性酸中毒。④常有多尿、脱水、烦渴症状。⑤少数病例只有尿的表现，而无代谢性酸中毒。

（三）治疗

1. 纠正酸中毒

补碱 10 ~ 15mmol/（kg·d）。

2. 纠正低血钾

纠正低血钾。

3. 低钠饮食加氢氯噻嗪

氢氯噻嗪 1 ~ 3mg/（kg·d）口服。

第七节 药物性肾损害

药物性肾损害是指在应用药物对疾病进行诊断、预防、治疗过程中，出现由药物引起的肾结构和（或）功能损害，并具有相应临床表现的一类疾病。肾是药物代谢和排泄的重要器官，药物引起的肾损害日趋增多，主要表现为肾毒性反应及过敏反应。

一、病因

（一）肾易发生药源性损害的原因

肾对药物毒性反应特别敏感，其原因主要有以下几方面。

1. 肾血流丰富

肾血流量占心输出量的20% ~ 25%。按单位面积计算，是各器官血流量最大的一个，因而大量的药物可进入肾，肾受药物毒性作用影响也大。

2. 肾有丰富的毛细血管

肾内毛细血管的表面积大易发生抗原 - 抗体复合物的沉积。

3. 排泄物浓度

作用于肾小管表面的排泄物浓度高，这是由于血流浓缩系统的作用所致，此外近端小管对多种药物有分泌和重吸收作用，也增加了药物与肾小管上皮细胞的作用机会。

（二）小儿肾储备力不足

小儿肾小球、肾小管到一定年龄才发育成熟，特别在新生儿期，本身肾储备力不足，更易受多种因素影响。

二、诊断

（一）临床表现分型

1. 急性肾衰竭综合征

药物肾毒性所致急性肾衰竭综合征多为非少尿型者，但血肌酐、尿素氮快速升高，肌酐清除率下降，尿比重及尿渗透压下降，可伴代谢性酸中毒及电解质紊乱。重症、病情复杂者，常不可恢复而逐渐演变成慢性肾功能不全，需依靠透析治疗以维持生命。

2.急性过敏性间质性肾炎综合征

由于药物过敏所致用药后出现各种临床表现。①全身过敏反应，包括药物热、药疹、全身淋巴结大及关节酸痛，血嗜酸性粒细胞升高，血 IgE 升高。②肾过敏反应，表现为无菌性白细胞尿。③肾小管功能损害，重症可致急性肾衰竭。④及时停药，应用泼尼松等免疫抑制剂或脱敏药物，可使肾功能恢复，尿检正常。

3.急性肾炎综合征或肾病综合征

由于药物引起免疫反应导致肾小球肾炎，临床表现呈蛋白尿、血尿、血压升高及水肿，少数病例高度水肿呈肾病综合征表现。

（二）实验室检查

1.尿酶增高和肾小管性蛋白尿

这是诊断药物性肾损害早期敏感指标，无法确定时考虑肾活检病理学检查。

2.病理学检查

肾小球病变轻，肾小管、间质病变重，易致慢性间质纤维化，注意血管病变。

三、鉴别诊断

（一）非药物急性肾小管坏死

药物性肾损害以急性肾小管坏死最为常见，需与其他原因导致的急性肾小管坏死相鉴别。如有明显用药史，用药过程中或用药后肌酐清除率较正常下降 50% 以上，B 超显示双肾增大或正常，在除外肾前性与肾后性氮质血症应考虑药物性肾小管坏死。

（二）急性肾衰竭

药物所致急性肾衰竭应与由急性肾小球肾炎、急进性肾炎、原发性肾病综合征及狼疮性肾炎及小血管炎相关性肾炎所致的急性肾衰竭相鉴别。其鉴别要点是，上述非药物性急性肾衰竭有肾小球滤过率下降的共同表现，但各自还有原发病的特征性表现，病理变化也具有相应特点。肾损害多发生于使用药物之前。

（三）急性间质性肾炎

药物性急性间质性肾炎有可疑的过敏药物应用史，有全身过敏表现，尿检可见无菌性白细胞尿（其中嗜酸性粒细胞约占 1/3）和（或）蛋白尿，肾功能检查肾小球滤过功能在短期内出现进行性下降，伴近端和（或）远端肾小管功能的部分损伤。血中 IgE 升高有助于诊断，肾活检有助于确诊。

四、治疗

（一）停用引起肾损害的药物

一旦疑诊药物性肾损害，立即减量甚至停药，患儿肾功能常可迅速恢复，尿改变逐渐消失。

（二）饮水利尿

磺胺类药物、抗肿瘤药物形成结晶损害肾时可以采用大量饮水、应用呋塞米（每次2mg/kg）来清除阻塞肾小管的结晶。但表现为肾衰竭的患儿则不宜大量饮水，以免增加容量负荷。

（三）免疫抑制剂

用于由 NSAIDs 所引起的间质性肾炎，且肾上腺皮质激素治疗效果不满意时使用。对马兜铃酸肾病，可阻止肾损害进展，ACEI 及血管紧张素受体抑制剂具有抗炎及抗纤维化作用，对于丙硫氧嘧啶、甲巯咪唑引起血管炎，病理表现为新月体肾炎患儿，甲泼尼龙冲击联合霉酚酸酯，有较好疗效。

（四）透析疗法

急性肾衰竭时采用血液净化或腹膜透析治疗，透析还有助于药物的清除。

第八节　肾病综合征

肾病综合征（NS）简称肾病，是由多种原因引起的肾小球滤过膜通透性增高，致使大量血浆蛋白质从尿中丢失，从而引起一系列病理生理改变的一种临床综合征。其临床特征为大量蛋白尿、低蛋白血症、高脂血症和不同程度的水肿。

本病是小儿常见的肾疾病，发病率仅次于急性肾炎。多见于学龄前儿童，3～5岁为发病高峰。男女比例为 3.7：1。NS 按病因可分为原发性、继发性和先天性 3 种类型。原发性 NS 约占小儿时期 NS 总数的 90% 以上，故本节主要介绍原发性 NS（PNS）。

一、病因与发病机制

尚未完全阐明。近年来研究已证实，肾小球毛细血管壁结构或电荷变化可导致蛋白尿。微小病变时肾小球滤过膜阴离子大量丢失，静电屏障破坏，使大量带阴电荷的中分子血浆清蛋白滤出，形成高选择性蛋白尿。也可因分子滤过屏障损伤，大中分子量的多种蛋白从尿中丢失，形成低选择性蛋白尿。非微小病变型则常见免疫球蛋白和（或）补体成分在肾内沉积，局部免疫病理过程损伤滤过膜正常屏障作用，形成蛋白尿。而微小病变型的肾小球则无以上沉积，其滤过膜静电屏障损伤可能与细胞免疫功能紊乱有关。患儿外周血淋巴细胞培养上清液经尾静脉注射可使小鼠发生肾病的病理改变和大量蛋白尿，表明 T 淋巴细胞异常参与了本病的发病。

近年来研究发现，NS 的发病具有遗传基础。国内报道，糖皮质激素敏感型患儿以 HLA-DR7 抗原频率高达 38%，频复发患儿则与 HLA-DR9 相关。另外 NS 还有家族性表现，且绝大多数是同胞患病。在流行病学调查发现，黑种人患 NS 症状表现重，对激素反应差。提示 NS 发病与人种及环境有关。

二、病理生理

原发性肾损害使肾小球通透性增加引起蛋白尿，而低蛋白血症、高脂血症及水肿是继发的病理生理改变。其中大量蛋白尿是 NS 最主要的病理生理改变，也是导致本病其他三大特点的根本原因。

（一）低蛋白血症

低蛋白血症是 NS 病理生理改变的中心环节，对机体内环境（尤其是渗透压和血容量）的稳定及多种物质代谢产生多方面的影响。主要原因包括：①大量血浆蛋白从尿中丢失。②大部分从肾小球滤过的清蛋白被肾小管重吸收并分解成氨基酸。③另外一些因素，如肝清蛋白的合成和分解代谢率的改变，使血浆清蛋白失衡，也可形成低蛋白血症。

（二）高脂血症

高脂血症是 NS 的实验室特征，血浆胆固醇、三酰甘油、低密度脂蛋白（LDL）和极低密度脂蛋白（VLDL）均增高；血清高密度脂蛋白（HDL）正常。但高胆固醇血症和高三酰甘油血症的严重性与低蛋白血症和蛋白尿的严重性密切相关。高脂血症的原因：①大多数认为是由于低蛋白血症刺激肝大量合成各种蛋白质，其中也包括脂蛋白，因其分子量较大，不能从肾小球滤出，使之在血中蓄积而增高。②还可能由于肾病时脂蛋白酯酶活力下降，造成脂蛋白分解代谢障碍所致。持续高脂血症，脂质由肾小球滤出导致肾小球硬化和肾间质纤维化。

三、临床表现

一般起病隐匿，常无明显诱因。约 30% 有病毒或细菌感染病史。单纯性肾病较多见，约占 68.4%。发病年龄多见于 2 ~ 7 岁小儿，男多于女，约为 2：1。主要表现为水肿，呈凹陷性。轻者表现为晨起眼睑水肿，重者全身水肿，常合并腹水、胸腔积液。男孩阴囊水肿可使皮肤变薄而透明，甚至有液体渗出。水肿同时伴有尿量减少，尿色变深。一般无明显血尿及高血压。

肾炎症性肾病约占31.6%。发病年龄多为7岁以上小儿。水肿不如单纯性肾病明显，多伴有血尿、不同程度的高血压和氮质血症。此外，患儿长期从尿中丢失蛋白可引起蛋白营养不良，出现面色苍白、皮肤干燥、精神萎靡、倦怠无力等症状。

四、并发症

NS治疗过程中可出现多种并发症，是导致病情加重或肾病复发的重要原因，应及早诊断和及时处理。

（一）感染

感染是最常见的并发症。常见感染有呼吸道、皮肤、泌尿道和原发性腹膜炎等，尤以上呼吸道感染最多见，占50%以上。其中病毒感染常见，细菌感染以肺炎链球菌为主，结核杆菌感染也应引起重视。另外，医院内感染不容忽视，以呼吸道和泌尿道感染最多见，致病菌以条件致病菌为主。

（二）电解质紊乱和低血容量休克

常见的电解质紊乱有低钠血症、低钾血症和低钙血症。最常见的为低钠血症，患儿表现为厌食、乏力、嗜睡、血压下降甚至出现休克、抽搐等。可能与患儿不恰当长期禁盐、过多使用利尿剂及感染、呕吐及腹泻等因素有关。另外，由于低蛋白血症，血浆胶体渗透压下降、显著水肿而常有血容量不足，尤其在各种诱因引起低钠血症时易出现低血容量性休克。

（三）血栓形成

肾病时血液高凝状态易致各种动、静脉血栓形成。以肾静脉血栓最常见，表现为突发腰痛、腹痛、肉眼血尿或血尿加重，少尿甚至发生肾衰竭。但临床以不同部位血栓形成的亚临床型更多见，包括下肢动脉或深静脉血栓、肺栓塞和脑栓塞等。

五、诊断与鉴别诊断

凡具有以下4项之一或多项者属于肾炎症性肾病：①2周内分别进行3次以上离心尿检查，其RBC > 10/HP，并证实为肾小球源性血尿者。②反复或持续高血压，学龄儿童 > 17.3/12.0kPa（130/90mmHg），学龄前儿童 > 16.0/10.7kPa（120/80mmHg），并排除糖皮质激素等原因所致。③肾功能不全，并排除由于血容量不足等所致。④持续低补体血症。

PNS 还需与继发于全身性疾病的肾病综合征鉴别，如狼疮性肾炎、过敏性紫癜性肾炎、乙型肝炎病毒相关性肾炎、药源性肾炎等，均可伴有肾病样表现。有条件的医疗单位应开展肾活检以确定病理诊断。

六、治疗

本病病情迁延，易复发，要求家长和患儿树立信心，坚持系统而正规的治疗，同时应积极防治并发症。目前小儿 NS 的治疗主要是以糖皮质激素为主的综合治疗。

（一）一般治疗

1. 休息

除高度水肿或严重高血压、并发感染外，一般不需卧床休息。病情缓解后逐渐增加活动量。

2. 饮食

显著水肿和高血压者应短期限制水钠摄入，病情缓解后不必继续限盐，活动期病例供盐 1 ~ 2g/d。蛋白质摄入 1.5 ~ 2g/（kg·d），以高生物价的优质蛋白如乳、鱼、蛋、牛肉等为宜。应用糖皮质激素期间每日应给予维生素 D 400U 及适量钙剂。

3. 防治感染

肾病患儿一旦发生感染应及时治疗，但不主张预防性应用抗生素。各种预防接种可导致肾病复发，故应推迟到完全缓解且停用激素 3 个月后进行。患儿应避免去人多的公共场所，更不宜与急性传染病患儿接触。

（二）糖皮质激素

临床实践证明，激素仍是目前缓解肾病的首选药物。应用激素总原则为始量要足、减量要慢、维持要长。

（三）免疫抑制剂治疗

主要用于 NS 频繁复发、激素依赖、激素耐药或激素治疗出现严重不良反应者，在小剂量激素隔日使用的同时选用。环磷酰胺（CTX）最常用，使用方法：剂量为 2 ~ 2.5mg/（kg·d），分 3 次口服，疗程 8 ~ 12 周，总量不超过 200mg/kg；或用环磷酰胺冲击治疗，10 ~ 12mg /（kg·d）加入 5% 葡萄糖生理盐水 100 ~ 200mL 内静脉滴注 1 ~ 2h，连续 2d 为一疗程，每 2 周重复一疗程，累积量 < 150mg/kg。CTX 近期不良反应有胃肠道反应、白细胞减少、脱发、肝功能损害、出血性膀胱炎等，少数可发生肺纤维化。远期不良反应

是对性腺的损害。因此应根据病情需要小剂量、短疗程、间断用药，用药期间多饮水；每周查血常规，白细胞 $< 4.0 \times 10^9/L$ 时暂停用药，避免青春期前和青春期用药。

其他免疫抑制剂有苯丁酸氮芥、雷公藤多苷、环孢素 A 或霉酚酸酯等，可酌情选用。

第九节　溶血性尿毒症综合征

溶血性尿毒症综合征（HUS）是临床表现以微血管溶血性贫血、血小板减少及急性肾衰竭（ARF）为主要特征的临床综合征，是小儿急性肾衰竭常见的病因之一，1/3 以上的 HUS 患儿可有神经系统受累的表现。本病几乎发生于世界各地，南美及南非，平均年龄小于 18 个月，无明显性别差异。本病发病急，病情重，病死率为 0 ～ 5%，大多有肾功能损害，部分患儿可发展为慢性肾衰竭。

一、病因

（一）感染

目前比较明确的是产生螺旋细胞毒素的大肠杆菌 O157、志贺痢疾杆菌 I 型、肺炎双球菌、伤寒杆菌、空肠弯曲菌、耶辛那菌、假结核菌属、假单胞菌属、类杆菌的感染，一些病毒感染如柯萨奇病毒、埃可病毒、流行性感冒病毒、EB 病毒，以及立克次体的感染。

（二）继发于某些免疫缺陷病

如无丙种球蛋白血症及先天性胸腺发育不全等。

（三）家族性

本病为常染色体隐性或显性遗传，发生于同一家族或同胞兄弟中，中国曾有同胞兄弟三人发病的报道。

（四）药物

如环孢素、丝裂霉素及避孕药等。

（五）其他

如合并妊娠、器官移植、肾小球疾病及肿瘤患儿。

二、发病机制

有研究表明，本病发病主要是由于各种原因造成的内皮细胞损伤，其中尤以大肠杆菌及志贺痢疾杆菌Ⅰ型产生的螺旋细胞毒素引起的内皮细胞损害为典型，其他如病毒及细菌产生的神经氨基酶、循环抗体以及药物等也可引起内皮损伤，同时也与白细胞介导的炎症反应、血小板及凝血系统瀑布反应活化等多种因素有关。

三、临床表现

前驱症状多是消化道表现，表现为腹痛、腹泻、呕吐，少数前驱症状为呼吸道感染症状，表现为发热、咳嗽、流涕等。

前驱期后经过数小时即可急性起病，数小时内即有严重表现包括溶血性贫血、急性肾衰竭及出血倾向等。最常见的主诉是黑便、呕血、无尿、少尿或血尿，查体可见贫血、皮肤黄染、出血点或出血瘀斑。

四、诊断与鉴别诊断

根据先驱症状及突然出现的溶血性贫血、血小板减少及急性肾衰竭三大特征不难作出诊断，但应与其他原因引起的急性肾衰竭、肾小球肾炎、血小板减少及溶血性贫血等鉴别。

五、治疗

本病无特殊治疗。主要是早期诊断，早期治疗水及电解质紊乱，及早控制高血压，尽早进行腹膜透析及血液透析。

（一）急性肾衰竭的治疗

与一般急性肾衰竭治疗相似。应强调严格控制入量，积极治疗高血压，适当给静脉高营养。

（二）透析的适应证

24h无尿；血 BUN 迅速升高；严重水负荷过重如充血性心力衰竭及容量性高血压而对呋塞米无反应者；电解质及酸碱平衡紊乱对非透析疗法无反应者，如血钾超过 6mmol/L。

第八章　内分泌系统疾病

第一节　生长激素缺乏症

生长激素缺乏症（GHD）又称垂体性侏儒症，是由于垂体前叶合成和分泌的生长激素部分或完全缺乏，或由于生长激素分子结构异常、受体缺陷等所致的生长发育障碍性疾病，其身高在同年龄、同性别正常健康儿童生长曲线第 3 百分位数以下或低于正常儿两个标准差。

一、病因与发病机制

（一）病因

生长激素缺乏症是由于生长激素分泌不足所致，其原因如下。

1. 原发性（特发性）

占绝大多数：①遗传因素，约有 5% GHD 患儿由遗传因素造成。②特发性下丘脑、垂体功能障碍，下丘脑、垂体无明显病灶，但分泌功能不足。③发育异常：垂体不发育或发育异常。

2. 继发性（器质性）

继发于下丘脑、垂体或其他颅内肿瘤、感染、放射性损伤、头颅外伤、细胞浸润等病变，其中产伤是中国生长激素缺乏症的最主要原因，这些病变侵及下丘脑或垂体前叶时都可引起生长迟缓。

3. 暂时性

体质性青春期生长延迟、社会心理性生长抑制、原发性甲状腺功能减退等可造成暂时性生长激素分泌不足，不良刺激消除或原发疾病治疗后，这种功能障碍即可恢复。

（二）发病机制

生长激素由垂体前叶细胞合成和分泌，其释放受下丘脑分泌的生长激素释放激素（GHRH）和生长激素释放抑制激素（GHRIH）的调节，前者刺激垂体释放生长激素，后者则对生长激素的合成和分泌有抑制作用。垂体在这两种激素的交互作用下以脉冲方式释放生长激素。儿童时期每日生长激素的分泌量超过成人，在青春期更为明显。

生长激素的基本功能是促进生长。人体各种组织细胞增大和增殖，骨骼、肌肉和各系统器官生长发育都有赖于生长激素的作用。当生长激素缺乏时，患儿表现出身材矮小。

二、临床表现

（一）原发性生长激素缺乏症

1. 身材矮小

出生时身高和体重都正常，1 ~ 2 岁后呈现生长缓慢，每年身高增长速度 < 4cm，故随着年龄增长，其身高明显低于同龄儿。患儿头颅圆形，面容幼稚，脸圆胖，皮肤细腻，头发纤细，下颌和颏部发育不良。患儿虽然身材矮小，但身体各部比例正常，体形匀称，与实际年龄相符。

2. 骨成熟延迟

出牙及囟门闭合延迟，恒齿排列不整，骨化中心发育迟缓，骨龄小于实际年龄 2 岁以上。

3. 伴随症状

生长激素缺乏症患儿可同时伴有一种或多种其他垂体激素的缺乏，从而出现相应伴随症状。若伴有促肾上腺皮质激素缺乏容易发生低血糖；若伴有促甲状腺激素缺乏可有食欲不振、不爱活动等轻度甲状腺功能低下的症状；若伴有促性腺激素缺乏，性腺发育不全，到青春期仍无性器官发育和第二性征，男孩出现小阴茎（即拉直的阴茎长度小于 2.5cm），睾丸细小，多伴有隐睾症，女孩表现为原发性闭经、乳房不发育。

（二）继发性生长激素缺乏症

可发生于任何年龄，发病后生长发育开始减慢。因颅内肿瘤引起者多有头痛、呕吐等颅内高压和视神经受压迫等症状和体征。

三、辅助检查

（一）生长激素刺激试验

生长激素缺乏症的诊断依靠生长激素测定。正常人血清 GH 值很低且呈脉冲式分泌，受各种因素的影响，因此随意取血测血 GH 对诊断没有意义，须做测定反应生长激素分泌功能的试验。

1. 生理性试验

运动试验、睡眠试验。可用于可疑患儿的筛查。

2. 药物刺激试验

所用药物包括胰岛素、精氨酸、可乐定、左旋多巴。由于各种 GH 刺激试验均存在一定局限性，所以必须 2 种以上药物刺激试验结果都不正常时，才可确诊为 GHD。一般多选择胰岛素加可乐定或左旋多巴试验，对于年龄较小的儿童，特别注意有无低血糖症状，以防引起低血糖惊厥等反应。

（二）其他检查

1. X 线检查

常用左手腕掌指骨片评定骨龄。生长激素缺乏症患儿骨龄落后于实际年龄 2 岁或 2 岁以上。

2. CT 或 MRI 检查

对已确诊为生长激素缺乏症的患儿，根据需要选择此项检查，以了解下丘脑和垂体有无器质性病变，尤其对肿瘤诊断有重要意义。

四、鉴别诊断

（一）家族性矮身材

父母身高均矮，小儿身高在第 3 百分位数左右，但骨龄与年龄相称，智力和性发育均正常。父母中常有相似的既往史。

（二）体质性青春期延迟

男孩多见，有遗传倾向。2 ~ 3 岁时身高低矮，一般 3 岁后生长速度又恢复至每年 > 5cm。GH 正常，骨龄落后，骨龄和身高一致。青春期发育延迟 3 ~ 5 年，但最终达正常成人身高。

（三）宫内生长迟缓

出生时身高、体重均低于同胎龄儿第 10 百分位，约 8% 患儿达不到正常成人身高。

五、治疗

（一）生长激素替代治疗

目前广泛使用基因重组人生长激素（r-hGH），每天 0.1U/kg，每晚睡前皮下注射。治疗后身高和骨龄均衡增长，其最终身高与开始治疗的年龄有关，治疗愈早效果愈好，治疗后第 1 年效果最显著，以后疗效稍有下降。GH 可持续使用至骨骺融合，骨骺闭合后禁用。治疗过程中，密切观察甲状腺功能，若血清甲状腺素低于正常，应及时补充甲状腺激素。

（二）合成代谢激素

可增加蛋白合成，促进身高增长。可选用氧甲氢龙、氟甲睾酮或苯丙酸诺龙。由于此类药可促使骨骺提前融合，反而影响最终身高，故应谨慎使用。疗程不能长于 6 个月。

（三）性激素

同时伴有性腺轴功能障碍的患儿在骨龄达 12 岁时可开始用性激素治疗，促进第二性征发育。男孩用长效庚酸睾酮，女孩用妊马雌酮（一种天然合成型雌激素）。

第二节　甲状腺功能亢进症

甲状腺功能亢进症（简称甲亢）是由于甲状腺激素分泌过多，导致全身各系统代谢率增高的一种综合征。临床上包括两种主要病变：弥漫性甲状腺肿伴突眼者，又称毒性弥漫性甲状腺肿、Graves 病；另一种为甲状腺呈结节性肿大，以后继发甲状腺功能亢进症状，称为毒性结节性甲状腺肿。目前儿童甲亢有增多趋势。

一、病因

Graves 病是一种器官特异性自身免疫性疾病，为自身免疫性甲状腺疾病中的一种。其发病与遗传有关，亲属中可有同样疾病者，且抗甲状腺抗体阳性。另外与免疫系统功能紊乱有关，在环境因素及应激等条件下，激发细胞免疫及体液免疫功能紊乱，其体内有针对甲状腺细胞上 TSH 受体的自身抗体（TRAb），TSH 受体抗体能刺激甲状腺增生，甲状腺素合成和分泌增多而导致甲亢的发生。同时在 Graves 病中还可测出甲状球蛋白抗体（TGAb）、甲状腺微粒体抗体（TMAb）以及甲状腺过氧化物酶抗体（TPOAb）。另外，精神刺激、情绪波动、思想负担过重以及青春发育、感染等均可诱发本病。

二、临床表现

（一）症状

1. 基础代谢率增高

产热多，食欲亢进，易饥饿，但体重反而下降。大便次数增多、消瘦、乏力、怕热、多汗。

2. 交感神经兴奋症状

常感到心悸，两手有细微震颤，脾气急躁，心率加快，心音亢进，可伴有心律失常。

3. 眼球突出

多数为轻、中度突眼，恶性突眼少见。还可伴有上眼睑退缩、眼睑不能闭合、瞬目减少、辐辏反应差，少数伴眼肌麻痹。

4. 甲亢危象

常因急性感染、创伤、手术、应激及不恰当停药而诱发，起病突然且急剧进展，表现为高热、大汗淋漓、心动过速、频繁呕吐及腹泻，严重者可出现谵妄、昏迷。常死于休克、心肺功能衰竭及电解质紊乱。

（二）体征

甲状腺肿大，多数为整个腺体弥漫性肿大、两侧对称（部分患儿甲状腺肿大可不对称）、质地中等、无结节、无疼痛，在肿大时甲状腺上可闻及血管杂音或扪及震颤。

三、诊断与鉴别诊断

（一）诊断

典型甲亢病例根据病史、症状和体征诊断并不难，如下辅助检查有助确诊。

1. 甲状腺功能测定

血清甲状腺激素总 T_3（TT_3）、总 T_4（TT_4）、游离 T_3（FT_3）、游离 T_4（FT_4）均可升高，特别是 FT_4 升高对早期诊断价值更高。TT_3 和 FT_3 升高对 T_3 型甲亢诊断有特殊意义。促甲状腺激素（TSH）水平则明显降低。

2. 抗体测定

TRAb、TGAb、TMAb、TPOAb 等抗体升高，提示自身免疫引起的甲亢。

3. RH 兴奋试验

甲亢患儿 TSH 无反应，少数患儿反应减低。

（二）鉴别诊断

1. 单纯性甲状腺肿

多发生在青春期前和青春期，女性多于男性，临床除甲状腺轻度肿大外，一般无其他临床表现。甲状腺功能检查大多正常。

2. 甲状腺结节及肿瘤

可通过甲状腺功能检测及甲状腺扫描和 B 超检查帮助明确甲状腺结节或肿块的性质。儿童甲状腺癌非常少见。必要时可穿刺活检辅助诊断。

四、治疗

甲亢有 3 种治疗方法，即抗甲状腺药物治疗、甲状腺次全切除术和放射性核素 ^{131}I 治疗，儿科很少应用后两种方法，主要采用抗甲状腺药物治疗。

1. 一般治疗

甲亢急性期注意卧床休息，减少体力活动。加强营养，多食蛋白质、糖类食物，特别是富含维生素的新鲜蔬菜和水果。避免食用含碘高的食物，如海带、紫菜等。最好用无碘盐，若没有无碘盐，可将含碘盐热炒后去除碘再用。

2. 药物治疗

（1）咪唑类：常用甲巯咪唑，又名他巴唑，每日 0.5 ~ 1.0mg/kg，治疗 2 ~ 3 个月待甲状腺功能正常后须减量，逐渐减到维持量，每日 0.3 ~ 0.6mg/kg。注意剂量个体化，以期获得最佳疗效。

（2）硫脲类衍生物：常用丙硫氧嘧啶，每日 4 ~ 6mg/kg，维持量每日 1 ~ 3mg/kg。需注意以上药物的不良反应，定期复查血常规、肝功能，遇有皮肤变态反应者，酌情更换药物。大剂量时还需注意对肝、肾功能的损害。一般总疗程在 2 ~ 5 年。

五、预后

本病为自身免疫性疾病，有一定自限性。儿童应用抗甲状腺药物治疗的永久缓解率报道不一，一般在 38% ~ 60%。

第三节　先天性甲状腺功能减低症

先天性甲状腺功能减低症（简称甲减）是由于甲状腺激素合成不足造成的一种疾病。根据病因的不同可分为两类：①散发性甲减，是先天性甲状腺发育不良或异位、甲状腺激素合成途径中酶缺陷、促甲状腺激素缺乏、甲状腺或靶器官反应低下等造成，多为散发病例，少数有家族史，发生率为 1/7000 ~ 1/5000。②地方性甲减，多见于甲状腺肿流行区，是由于该地区水、土和食物中碘缺乏所致，随着我国碘化食盐的广泛应用，其发病率明显下降。

一、临床表现

症状出现的早晚及轻重程度与残留甲状腺组织的多少及甲状腺功能低下的程度有关。

（一）新生儿期

患儿常为过期产儿、巨大儿；胎便排出延迟，腹胀，便秘，脐疝，生理性黄疸期延长；少吃多睡，对外界反应低下，肌张力低，呼吸慢，哭声低且少，体温低，四肢冷，皮肤出现斑纹或有硬肿现象等。

（二）典型症状

（1）特殊面容和体态：头大，颈短，皮肤粗糙，面色苍黄，毛发稀疏、无光泽，面部黏液水肿，眼睑水肿，眼距宽，鼻梁低平，唇厚，舌大而宽厚、常伸出口外。

（2）身材矮小，躯干长而四肢短小，上部量/下部量 > 1.5。

（3）腹部膨隆，常有脐疝。

二、相关检查

（一）新生儿筛查

出出生后 2 ~ 3d 的新生儿干血滴纸片检测 TSH 浓度作为初筛，结果大于 20mU/L 者，再检测血清 T_4、TSH 以确诊。

（二）血清 T_4、T_3、TSH 测定

如 T_4 降低、TSH 明显升高即可确诊。血清 T_3 浓度可降低或正常。必要时测定游离

T_3、游离 T_4 及甲状腺素结合球蛋白。

三、诊断与鉴别诊断

（一）诊断

1. 新生儿筛查

TSH > 20mU/L 时，抽静脉血检测 T_4、TSH 以确诊。这是诊断的重要手段，可早期诊断，以便早期治疗，避免神经精神发育缺陷。

2. 血清 T_4、TSH 检测

若血清 T_4 降低、TSH 明显升高即可确诊。若血清 T_4、TSH 均低，应行 TRH 刺激试验以确定是否垂体或下丘脑病变所致。

（二）鉴别诊断

应与先天性巨结肠、21- 三体综合征、佝偻病、骨骼发育障碍等疾病鉴别。

四、治疗

（1）一旦诊断确立，用甲状腺制剂从小量开始，逐步增加到足量，然后用维持量终身服用。治疗越早，对脑发育越有利。一般出生后 3 个月内开始治疗，预后较佳。如果未能及时诊断，出生后 6 个月后才开始治疗，智能常受到损害。

常用甲状腺制剂有两种：①L- 甲状腺素钠，是首选药物，半衰期较长，血清浓度较稳定，每日服一次即可，用量：0 ～ 6 个月为 25 ～ 50μg（8 ～ 10μg/kg）；6 ～ 12 个月为 50 ～ 70μg（6 ～ 8μg/kg）；1 ～ 5 周岁为 75 ～ 100μg（5 ～ 6μg/kg）；12 岁以上为 150 ～ 200μg（2 ～ 3μg/kg）。②甲状腺片，动物甲状腺制剂，含 T3、T4，不稳定，若长期服用，可使 T3 升高。开始量应从小至大，间隔 1 ～ 2 周加量一次，直至临床症状改善，血清 T4、TSH 正常，即作为维持量使用。一般每日参考剂量：1 岁以内 4.2 ～ 9.0mg/kg；2 ～ 5 岁为 3.0 ～ 4.4mg/kg；6 岁以上为 1.8 ～ 3.0mg/kg。

（2）治疗开始之后，定期复查甲状腺功能、骨龄，监测身高、体重，指导调整剂量。

（3）一旦诊断确立，必须终身服用甲状腺制剂，不能中断。

第四节 先天性肾上腺皮质增生症

先天性肾上腺皮质增生症是肾上腺性征综合征中的一种。主要由于肾上腺皮质激素生物合成过程中必需的酶存在先天缺陷，致使皮质激素合成不正常，糖皮质激素、盐皮质激素不足而激素合成过程中前身物及雄性激素过多，故临床上出现不同程度的肾上腺皮质功能减退，伴有女孩男性化，而男孩则表现为性早熟，此外尚可有低血钠或高血压等多种症候群。

一、病因与病理生理

在各种酶的作用下，皮质醇等的前身胆固醇转变为皮质醇、醛固酮、性激素等。本病患儿由于合成以上激素的过程中有不同部位酶的缺陷，以致皮质醇、皮质酮合成减少，而在阻断部位以前的各种中间产物随之在体内堆积起来，致使肾上腺产生的雄激素明显增多。由于血中皮质醇水平降低，通过反馈抑制减弱，下丘脑促肾上腺皮质激素释放因子（CRF）和 ACTH 分泌增多，致肾上腺皮质增生，从而皮质醇的合成量得以维持生命的最低水平，但网状带也随之增生，产生大量雄激素引起男性化。由于不同酶的缺陷，如 21-羟化酶缺陷、17-羟化酶缺陷、3β-羟类固醇脱氢酶缺陷者及 20、22 碳链酶缺陷者，还可伴有低血钠。11β-羟化酶缺陷者，由于盐皮质激素过多可伴有高血压等症状，并在患儿体内出现阻断部位以前各种中间代谢产物如 17-羟孕酮、17-酮类固醇、孕三醇、17-羟孕烯醇酮等堆积。

造成肾上腺皮质激素生物合成过程中酶缺陷的根本原因，是由于控制这些酶合成的基因的缺陷。21-羟化酶缺陷型患儿的发病基因位于第 6 号染色体短臂 HLA-B 位点，隐匿型 21-羟化酶缺乏者以及表型正常的同胞及双亲的基因也与 HLA-B 位点紧密连锁。本病通过常染色体隐性基因传递，在两个携带致病的基因同时存在时（即纯合子）发病，仅有一个致病的基因存在时（即杂合子）不发病。一个家庭成员中一般只出现同一类型的缺陷。

二、临床表现

本病以女孩为多见，男性与女性之比约为 1 : 4。由于酶缺陷的部位和缺陷的严重程度不同，临床上本病分为六种类型。较多见的为 21-羟化酶缺陷（占患儿总数的 90% 以上）和 11β-羟化酶（约占患儿总人数的 5%）的缺陷。其他如 17-羟化酶、3β-羟类固醇脱氢酶、18-羟化酶、20、22 碳链酶等缺陷则非常少见。

三、诊断

本病若能早期诊断及早开始治疗，可防止两性畸形或男性性早熟的发展，患儿得以维持正常生活及生长发育。

诊断主要根据临床表现，参考家族史，对可疑病例可测定其 24h 尿 17- 酮类固醇排出量。正常婴儿出出生后 3 周内尿 17- 酮类固醇排出量较多，每天可达 2.5mg，以后减少，1 岁以内 < 1mg，1 ~ 4 岁 < 2mg，4 ~ 8 岁 < 3mg，青春期前 < 5mg，患儿可高达 5 ~ 30mg，并随年龄而增加。

四、治疗

（一）盐皮质激素

失盐型先天性肾上腺皮质增生症患儿除应用糖皮质激素外，需应用适量盐皮质激素替代。常采用醋酸去氧皮质酮（DOCA）1 ~ 2mg/d 肌内注射，或 9α 氟氢皮质素 0.05 ~ 0.1mg/d，晚上一次口服。肌内注射 DOCA 1mg 相当于口服 9α 氟氢皮质素 0.05mg。

（二）其他治疗

失盐危象时常需静脉补充氯化钠以纠正脱水及低血钠，补钠量可根据血钠及脱水程度计算。轻型失盐者，可不用盐皮质激素，每天加用 2 ~ 3g 食盐即能维持电解质平衡。经补钠及激素治疗，高钾血症常可自行缓解，很少需用胰岛素降低血钾。对出现性早熟者可加环丙氯地孕酮或黄体生成素释放激素类似物（LHRH-a）治疗。

第五节　儿童糖尿病

糖尿病（DM）是由于胰岛素绝对或相对缺乏造成的糖、脂肪、蛋白质代谢紊乱，致使血糖升高、尿糖增加的一种疾病。糖尿病可分为 1 型、2 型和其他类型糖尿病，儿童糖尿病大多为 1 型糖尿病。

一、病因与发病机制

（一）病因

1 型糖尿病的发病机制目前尚未完全阐明，认为与遗传、自身免疫反应及环境因素等有关。其中，环境因素可能有病毒感染（风疹、腮腺炎、柯萨奇病毒）、化学毒素（如亚硝铵）、饮食（如牛奶）、胰腺遭到缺血损伤等因素的触发。机体在遗传易感性的基础上，病毒感染或其他因子触发易感者产生由细胞和体液免疫参与的自身免疫过程，最终破坏了胰岛 G 细胞，使胰岛分泌胰岛素的功能降低以致衰竭。

（二）发病机制

人体中有 6 种涉及能量代谢的激素：胰岛素、胰高糖素、肾上腺素、去甲肾上腺素、皮质醇和生长激素。胰岛素是其中唯一降低血糖的激素（促进能量储存），其他 5 种激素在饥饿状态时均可升高血糖，为反调节激素。1 型糖尿病患儿胰岛 B 细胞被破坏，致使胰岛素分泌不足或完全丧失，是造成代谢紊乱的主要原因。

二、临床表现

（一）儿童糖尿病特点

起病较急剧，部分患儿起病缓慢，表现为精神不振、疲乏无力、体重逐渐减轻等。多数患儿表现为多尿、多饮、多食和体重下降等三多一少的典型症状。学龄儿可因遗尿或夜尿增多而就诊。

约有 40% 患儿首次就诊即表现为糖尿病酮症酸中毒，常由于急性感染、过食、诊断延误或突然中断胰岛素治疗等而诱发，且年龄越小者发生率越高。表现为恶心、呕吐、腹痛、食欲不振等胃肠道症状及脱水和酸中毒症状：皮肤黏膜干燥，呼吸深长，呼吸中有酮味（烂苹果味），脉搏细速，血压下降，随即可出现嗜睡、昏迷，甚至死亡。

（二）婴幼儿糖尿病特点

遗尿或夜尿增多，多饮多尿不易被察觉，很快发生脱水和酮症酸中毒。

三、鉴别诊断

（一）婴儿暂时性糖尿病

病因不明。多数在出出生后 6 周左右发病。表现为发热、呕吐、体重不增、脱水等症状。血糖升高，尿糖和酮体阳性。经补液等一般处理后即可恢复。

（二）非糖尿病性葡萄糖尿症

Fanconi 综合征、肾小管酸中毒等患儿都可发生糖尿，鉴别主要靠空腹血糖测定，肾功能检查，必要时行糖耐量试验。

（三）与酮症酸中毒昏迷相鉴别的疾病

如重度脱水、低血糖、某些毒物的中毒等。可根据原发病及病史鉴别。

四、治疗

（一）治疗原则与目标

①消除糖尿病症状。②防止酮症酸中毒，避免低血糖。③保证患儿正常生长发育和青春期发育，防止肥胖。④早期诊断与预防急性并发症，避免和延缓慢性并发症的发生和发展。⑤长期、系统管理和教育，包括胰岛素的应用、计划饮食、身体锻炼和心理治疗，并使患儿和家属学会自我管理，保持健康心理，保证合理的学习生活能力。

（二）胰岛素的应用

1 型糖尿病患儿必须终身使用胰岛素治疗。

1. 常用制剂及用法

常用制剂有短效的普通胰岛素（RI）、中效的珠蛋白胰岛素（NPH）和长效的鱼精蛋白锌胰岛素（PZI）三类制剂。PZI 在儿童中很少单独使用。

2. 胰岛素笔

为普通注射器的改良，用喷嘴压力和极细的针头将胰岛素推入皮下，操作简便，注射剂量准确。

（三）饮食管理

合理饮食是治疗糖尿病的重要环节之一，制订饮食计划时，既要使血糖控制在正常范围，又要满足小儿生长发育的需要。每日所需热量（kcal）为 1000+[年龄 ×（80 ~ 100）]。饮食供热量按蛋白质占 15% ~ 20%，碳水化合物占 50% ~ 55%，脂肪 30%。蛋白质宜选用动物蛋白，脂肪应以植物油为主，碳水化合物最好以米饭为主。全日热量分 3 餐供应，分别占 1/5、2/5、2/5，并由每餐中留少量食物作为餐间点心。

第六节 持续低血糖症

低血糖是指某些病理或生理原因使血糖下降至低于正常水平。低血糖症的诊断标准是血糖在婴儿和儿童 < 2.8mmol/L，足月新生儿 < 2.2mmol/L，当出生婴儿血糖 < 2.2mmol/L 就应开始积极治疗。

正常情况下，血糖的来源和去路保持动态平衡，血糖水平在正常范围内波动，当平衡被破坏时可引起高血糖或低血糖。葡萄糖是脑部的主要能量来源，由于脑细胞储存葡萄糖的能力有限，仅能维持数分钟脑部活动对能量的需求，且不能利用循环中的游离脂肪酸作为能量来源，脑细胞所需要的能量几乎全部直接来自血糖。因此，持续时间过长或反复发作的低血糖可造成不可逆性脑损伤，甚至死亡，年龄越小，脑损伤越重，出现低血糖状态时需要紧急处理。

一、诊断

（一）采集病史

1. 起病情况

临床症状与血糖下降速度、持续时间长短、个体反应性及基础疾病有关。通常血糖下降速度越快，持续时间越长，原发病越严重，临床症状越明显。

2. 主要临床表现

交感神经过度兴奋症状：恶心、呕吐、饥饿感、软弱无力、紧张、焦虑、心悸、出冷汗等。

急性脑功能障碍症状：轻者仅有烦躁不安、焦虑、淡漠，重者出现头痛、视物不清，反应迟钝，语言和思维障碍，定向力丧失，痉挛、癫痫样小发作，偶可偏瘫。婴儿低血糖的症状不典型，并且无特异性，常被忽略。

（二）体格检查

面色苍白、血压偏高、手足震颤，如低血糖严重而持久可出现意识模糊，甚至昏迷，各种反射消失。

二、治疗

（一）治疗原则

（1）一经确诊低血糖，应立即静脉给予葡萄糖。

（2）针对病因治疗。

（二）治疗计划

1. 尽快提高血糖水平

静脉推注 25%（早产儿为 10%）葡萄糖，每次 1 ～ 2mL/kg，继以 10% 葡萄糖液滴注，按 5 ～ 8mg/（kg·min）用输液泵持续滴注，严重者可给 15mg/（kg·min），注意避免超过 20mg/（kg·min）或一次静脉推注 25% 葡萄糖 4mL/kg。一般用 10% 葡萄糖，输糖量应逐渐减慢，直至胰岛素不再释放，防止骤然停止引起胰岛素分泌再诱发低血糖。

2. 升糖激素的应用

如输入葡萄糖不能有效维持血糖正常，可以使用皮质激素增加糖异生，如氢化可的松 5mg/（kg·d），分 3 次静脉注射或口服，或泼尼松 1 ～ 2mg/（kg·d），分 3 次口服。效果不明显时改用胰高糖素 30μg/kg，最大量为 1mg，促进肝糖原分解，延长血糖升高时间。肾上腺素可阻断葡萄糖的摄取，对抗胰岛素的作用，用量为 1：2000 肾上腺素皮下注射，从小量渐增，每次 < 1mL。二氮嗪 10 ～ 15mg/（kg·d）分 3 ～ 4 次口服，对抑制胰岛素的分泌有效。

3. 高胰岛素血症的治疗

（1）糖尿病母亲的婴儿由于存在高胰岛素血症，输入葡萄糖后又刺激胰岛素分泌可致继发性低血糖，因此葡萄糖的输入应维持到高胰岛素血症消失才能停止。

（2）非糖尿病母亲的婴儿或儿童的高胰岛素血症时应进行病因的鉴别，建议按以下步骤进行治疗，静脉输入葡萄糖急救后开始服用皮质激素，效果不明显时试用人生长激素每日肌内注射 1U，或直接改服二氮嗪，连服 5d。近年报道长效生长抑素治疗能抑制胰岛素的释放和纠正低血糖。药物治疗效果不明显时需剖腹探查，发现胰腺腺瘤则切除，如无胰腺瘤时切除 85% ～ 90% 的胰腺组织。

第七节　尿崩症

尿崩症是指患儿尿浓缩功能减低或丧失，临床以多饮、多尿（排低张尿）为特征。以抗利尿激素分泌不足所致多见（中枢性尿崩症），少数为因肾小管对抗利尿激素不敏感（原发性肾性尿崩症）。

一、抗利尿激素分泌的生理调节

抗利尿激素（ADH 或称精氨酸加压素，AVP）在下丘脑的视上核和室旁核的神经元内合成后，沿视上 - 神经垂体束的神经轴向下运至神经垂体储存备用。

AVP 与受体结合后，激活受体使肾小管上皮细胞对水的通透性增加，促进水和尿素的重吸收，使尿浓缩，尿量减少。AVP 分泌主要受血浆渗透压和血容量的影响。渗透压感受器位于视上核渴觉中枢附近。血浆渗透压的维持（正常 280 ~ 290mmol/L）主要依靠 AVP 的张力性分泌。血浆渗透压为 280mmol/L 是 AVP 分泌的阈值，当其在 290 ~ 292mmol/L 时尿液达最大浓缩。血 AVP 每升高 1 ng/L 可使尿液渗透压升高 200mmol/L。容量对 AVP 的调节依赖于容量感受器或压力感受器，它们位于左心房、大血管壁和静脉壁。当血压下降 5% ~ 10% 和（或）血容量下降 8% ~ 10% 时刺激 AVP 分泌。

二、病因

（一）中枢性尿崩症

1. 原发性

①编码 AVP 的基因突变，AVP 不能转录合成，合成 AVP 的神经元继发性退行性变。②颅脑中线结构发育缺陷，下丘脑视上核和室旁核神经元发育不全或退行性变，可伴垂体发育不良、视神经发育异常。呈散发性为多，少数为遗传性，或是某些遗传综合征的一部分。

2. 继发性

下丘脑、垂体柄或神经垂体的器质性病损均可引起中枢性尿崩症。①原发颅内肿瘤或其他浸润性病变：如颅咽管瘤、神经胶质瘤或胚胎组织瘤；浸润性病变见于朗格汉斯细胞组织细胞增生症、生殖细胞瘤或白血病。②外伤：颅脑外伤、产伤、手术损伤或缺血缺氧性脑病后。③颅内感染：如结核、病毒性脑炎或放线菌感染。

（二）肾性尿崩症

1. 家族遗传性

X-性连锁遗传的为AVP的U型受体基因突变，常染色体隐性遗传的AQP2基因突变。

2. 获得性

药物所致，如锂、利福平和顺铂；代谢异常所致高钙尿症、低钾血症。

三、临床表现

起病年龄取决于病因，原发性的可在婴儿期即起病。症状主要为多饮、多尿，尿为低张尿，每日尿量可达3～4L。因大量饮水与尿量相近，患儿往往食欲差伴生长迟缓、少汗、皮肤干燥，多饮为多尿的结果，但需注意有两种情况虽多尿但无多饮。其一为继发于中枢性尿崩症，当原发病变同时损害了渴觉中枢，使多尿所致水分丢失不能及时主动摄入；其二为遗传性肾性尿崩症，因出生后早期即发病，多尿未能被及时发现而脱水，但患儿又不会表示口渴，而似无多饮。两种情况都可致高渗性脱水并继发脑损害，年龄越小继发脑损害越重。

四、诊断与鉴别诊断

（一）中枢性尿崩症

按临床和实验室检查确诊为中枢性尿崩症者，无论是完全性或部分性AVP缺乏，均需做鞍区CT或MRI努力寻找可能的原发病灶，后者敏感性高。无中枢器质性病变依据可循时考虑为特发性或先天性遗传性病变。

（二）原发性肾性尿崩症

禁水-垂体后叶素试验显示禁水和垂体后叶素均不能使尿浓缩时考虑为肾性尿崩症。肾性尿崩症是指肾小管对AVP无应答状态。原发性的为家族性遗传基因缺陷病，但也有获得性的，包括肾小管-肾间质性病变（多囊肾、髓质海绵肾、肾淀粉样变）或电解质紊乱（低钾性肾病、高钙尿症），以及药物损害（锂、两性霉素、长春新碱和利福平）。

五、治疗

主要指对中枢性尿崩症和原发性肾性尿崩症的治疗，包括病因治疗、AVP替代治疗以及水、电解质紊乱的处理。对原发性中枢性尿崩症需判断是否同时有腺垂体功能异常而给以相应处理，继发性的则分别对病因处理。如有脱水、高钠血症时应积极处理，尤其是AVP抵抗者，以防止中枢损害，但处理需按高渗性脱水原则，以防脑水肿。

（一）AVP 替代治疗

主要用于中枢性尿崩症，用外源AVP补充替代以改善尿浓缩，其制剂常用的有两类。

1. 鞣酸加压素混悬液

鞣酸加压素混悬液是动物神经垂体的抽提物，制品应在 4℃ 条件保存，用前置于室温内复温或稍加热至 20℃ 左右，并充分摇匀后抽吸。每次 0.1 ~ 0.3mL 深部肌内注射（从 0.1mL 开始），当天即发生作用，剂量合适者疗效可维持 3 ~ 7d，至多尿症状重现时注射第 2 次，如次日仍未见尿量减少则可逐步加量至起效。开始阶段因患儿多饮已呈惯性，故当见尿量减少时应限制饮水量以防水中毒。此外，过量会致高血压和水中毒，需监测。

2. 去氨加压素

1- 脱氧 -8-D- 精氨酸加压素 DDAVP：是人工合成的 AVP 类似物，作用时间 8 ~ 24h，缩血管作用弱。本品有三种制剂，一种为口服片剂，每日 0.1 ~ 0.2mg，分 2 次服，按病情轻重及治疗应答调整剂量。另两种为其鼻喷雾剂（每喷 10μg）和滴鼻剂（0.1mg/mL），婴儿每次 0.5μg，儿童 2.5μg 起逐步加量至出现满意疗效时为合理剂量。需注意水中毒和高血压不良反应。

（二）其他非激素药物治疗

对部分性 AVP 缺乏者选用以下药物能增加内源性 AVP 分泌或增强肾髓质腺苷酸环化酶对 AVP 的反应：①氯磺丙脲每日 150mg/m^2，分 2 次口服，需注意低血糖反应。②卡马西平每日 10 ~ 15mg/kg。③氯贝丁酯每日 15 ~ 25mg/kg，分次口服，可有胃肠反应或肝功能损害。

第八节 性早熟

性早熟是一种生长发育异常；表现为青春期特征提早出现。一般认为女孩在 8 岁以前、男孩在 9 岁以前出现第二性征，或女孩月经初潮发生在 10 岁以前即属性早熟。女孩发生性早熟较男孩多 4 ~ 5 倍。

一、病因与分类

（一）真性性早熟

由下丘脑 - 垂体 - 性腺轴提前发动、功能亢进所致，可导致生殖能力提前出现，其中非器质性病变所致者称为特发性或体质性性早熟。

（二）假性性早熟

由于内源性或外源性性激素的作用，导致第二性征提早出现，在女孩甚至引起阴道出血，但血中存在的大量性激素对下丘脑 - 垂体产生显著的抑制作用，故患儿并不具备生殖能力。

（三）部分性性早熟

乳房或阴毛提早发育，但不伴有其他性征的发育。第二性征与遗传性别一致者为同性性早熟，相矛盾时则为异性性早熟，如男孩出现乳房发育等女性化表现，或女孩出现阴蒂肥大、多毛、肌肉发达等男性化表现。

二、临床表现

（一）真性性早熟

1. 特发性性早熟

以女孩多见，占女孩性早熟的80%以上，占男孩性早熟的40%。部分患儿有家族性。绝大多数在4～8岁出现，但也有婴儿期发病者。发育顺序与正常青春发育相似，但提前并加速。女孩首先出现乳房发育，可有触痛，继而外生殖器发育、阴道分泌物增多及阴毛生长，然后月经来潮和腋毛出现。开始多为不规则阴道出血，无排卵，以后逐渐过渡到规则的周期性月经，故有妊娠的可能。男孩首先出现睾丸及阴茎增大，以后可有阴茎勃起及排精，并出现阴毛、痤疮和声音低沉，体力较一般同龄儿强壮。

2. 颅内肿瘤

男孩远多于女孩。往往先出现性早熟表现，病情发展至一定阶段方出现中枢占位性症状，故应警惕。肿瘤多位于第三脑室底、下丘脑后部，故常可伴有多饮、多尿、过食、肥胖等下丘脑功能紊乱的表现。常见者为下丘脑错构瘤、胶质瘤、颅咽管瘤、松果体瘤等。

（二）假性性早熟

1. 卵巢肿瘤

因瘤体自律性分泌大量雌激素所致。患儿乳房发育，乳晕及小阴唇色素沉着，阴道分泌物增多并可有不规则阴道出血。恶性肿瘤有卵巢颗粒细胞瘤及泡膜细胞瘤，良性的多为卵巢囊肿。切除后阴道出血停止，第二性征可完全消退。有的卵巢囊肿也可自行消退。

2. 先天性肾上腺皮质增生症

在男孩引起同性性早熟，但睾丸不增大，女孩则为异性性早熟（假两性畸形）伴原发性闭经。因肾上腺皮质 21- 羟化酶或 11β - 羟化酶缺陷引起脱氢异雄酮分泌过多所致。男性患儿用皮质激素替代治疗开始过晚者，往往发展为真性性早熟。

三、诊断与鉴别诊断

对性征过早出现的患儿，首先确定是同性还是异性，其次确定性征发育程度及各性征是否相称，再次区分真性还是假性，最后则区分其病因是特发性还是器质性。

详细询问病史，全面体格检查，并选择下列有关的实验室检查进行鉴别诊断。

（一）骨龄

骨龄代表骨骼的成熟度，能较准确地反映青春发育的成熟程度。真性性早熟及先天性肾上腺皮质增生症骨龄往往较实际年龄提前，单纯性乳房早发育骨龄不提前，而原发性甲状腺功能减低则骨龄显著落后。

（二）盆腔 B 超

可观察子宫的形态，测定子宫、卵巢体积，卵泡直径，了解内生殖器官发育情况，并可确定卵巢有无占位性病变。

四、治疗

（一）药物治疗

1. 促性腺激素释放激素拟似剂（GnRH agonist）

促性腺激素释放激素拟似剂是目前治疗真性性早熟最有效的药物。这类药物是将天然的 GnRH 的肽链序列进行化学改变后产生，可引起对受体的亲和力增加，并增强对酶降解的抵抗力，从而使活性增高，半衰期延长。用药后最初 2 ~ 3 周内刺激促性腺激素分泌，但接着便引起垂体促性腺细胞的 GnRH 受体发生降调节，造成受体位点显著减少，使垂体对内源性 GnRH 失敏，促性腺激素分泌减少，从而使性激素水平下降，性征消退，并能有效地延缓骨骼的成熟，防止骨骺过早融合，有利于改善最终身高，这种抑制作用是高度可逆的。

2. 甲孕酮

能反馈抑制垂体分泌促性腺激素，使性激素水平下降，从而使性征消退，但不能控制骨骼生长过速，故不能防止身材矮小。口服剂量为 20 ~ 60mg/d，分次服用，或肌内注射

100 ~ 150mg，每2周1次。甲地孕酮效价较高，疗效较好，剂量为4 ~ 8mg/d，分次服用。出现疗效后减量。

（二）手术治疗

（1）颅内肿瘤所致的真性性早熟，可采用立体定向放射外科技术治疗。经头颅MRI将肿瘤准确定位后，由计算机自动控制的射线或高能粒子束聚焦在病灶部位。经照射治疗后肿瘤显著缩小、机化，性征明显消退，而对病灶周围正常的中枢神经组织损伤很小。由于这种手术安全、不良反应小、并发症少而疗效肯定，因此使此类患儿的预后大为改善。

（2）确诊性腺、肾上腺肿瘤所致的假性性早熟，应尽早手术切除。

第九章　血液系统疾病

第一节　营养性缺铁性贫血

缺铁性贫血是体内铁缺乏导致红细胞的血红蛋白合成减少的一种贫血。临床上以小细胞低色素性贫血、血清铁蛋白减少和铁剂治疗有效为特点。缺铁性贫血是小儿最常见的一种贫血，以 6 个月至 3 岁的婴幼儿发病率最高，严重危害小儿健康，是我国重点防治的小儿常见病之一。

一、铁的代谢

（一）体内铁元素的含量及其分布

正常人体内的含铁总量随着年龄、体重、性别和血红蛋白水平的不同而异。体内总铁量正常成人男性约为 50mg/kg，女性约为 35mg/kg，新生儿约为 75mg/kg。总铁量中约 64% 用于合成血红蛋白，约 3.2% 合成肌红蛋白，约 32% 以铁蛋白及含铁血黄素形式储存于骨髓、肝和脾内，0.4% 存在于含铁酶（如各种细胞色素酶、单胺氧化酶等），0.4% 以运转铁存在血浆中。

（二）铁的来源

铁的来源主要有两方面。

1. 从食物中摄取铁

食物中的铁分为血红素铁和非血红素铁，前者吸收率高，而后者吸收率较低。动物性食物尤其是精肉、血、内脏含铁高，且为血红素铁，吸收率达 10% ~ 25%；蛋黄含铁量高，但吸收率较低；母乳与牛乳含铁量均低，但母乳的铁吸收率比牛乳高约 5 倍。植物性食物中以大豆含铁量最高，木耳、发菜、海带等含量也较高，其次为麦芽、水果等。但属非血红素铁而吸收率低，一般为 1.7% ~ 7.9%。必须指出的是，铁制炊具在烹调食物时可有大量无机铁混入食物。

2. 红细胞释放的铁

红细胞在体内破坏后，从血红蛋白中分解出的铁几乎全部重新合成血红蛋白，或为其他组织提供所需要的铁。

二、病因

(一)储铁不足

胎儿从母体获得的铁以妊娠最后 3 个月最多,故早产、双胎或多胎、胎儿失血(胎儿 - 胎儿输血或胎儿 - 母体输血等)和孕母严重缺铁等均可使胎儿储铁减少,因而较易发生缺铁性贫血。

(二)铁摄入量不足

这是营养性缺铁性贫血的主要原因。人乳、牛乳、谷物中含铁量均低,如不及时添加含铁较多的辅食,容易发生缺铁性贫血。

三、发病机制

(一)缺铁对血液系统的影响

铁是合成血红蛋白的原料,缺铁时血红素形成不足,进而血红蛋白合成也减少,导致新生的红细胞内血红蛋白含量不足,细胞浆不足,细胞变小;而缺铁对细胞的分裂、增殖影响较小,故红细胞数量减少程度不如血红蛋白减少明显,从而形成小细胞低色素性贫血。

缺铁通常经过以下三个阶段才发生贫血:①铁减少期,此阶段体内储存铁已减少,但供红细胞合成血红蛋白的铁尚未减少。②红细胞生成缺铁期,此期储存铁进一步耗竭,红细胞生成所需的铁也不足,但循环中血红蛋白的量尚未减少。③缺铁性贫血期,此期出现小细胞低色素性贫血,还有一些非造血系统的症状。

(二)缺铁对其他系统的影响

缺铁可影响肌红蛋白的合成。人体内有多种酶(如细胞色素 C、单胺氧化酶、核糖核苷酸还原酶、琥珀酸脱氢酶等)均含有与蛋白质结合的铁,这些含铁酶与生物氧化、组织呼吸、神经介质分解与合成有关。当铁缺乏时,这些含铁酶的活性减低,造成细胞功能紊乱,尤其是单胺氧化酶的活性降低,造成重要的神经介质如 5- 羟色胺、去甲肾上腺素、肾上腺素及多巴胺发生明显变化,不能正常发挥功能,因而产生一些非造血系统的表现,如体力减弱、易疲劳、表情淡漠、注意力不集中、注意力减退和智力减低等。缺铁还可引起组织器官的异常,如口腔黏膜异常角化、舌炎、胃酸分泌少、脂肪吸收不良和反甲等。此外,缺铁还可引起细胞免疫功能降低,对感染的易感染性增高。

四、鉴别诊断

这主要与其他各种小细胞低色素贫血的鉴别：珠蛋白生成障碍性贫血（海洋性贫血）、异常血红蛋白病、维生素缺乏性贫血、铁粒幼红细胞性贫血、先天性无转铁蛋白血症等可表现为小细胞低色素性贫血，可根据各病临床特点和实验室检查特征加以鉴别。

五、治疗

治疗的主要原则为去除病因和补充铁剂。

（一）一般治疗

加强护理，保证充足睡眠；避免感染，如伴有感染者积极控制感染；重度贫血者注意保护心脏功能。根据患儿消化能力，适当增加含铁质丰富的食物，如蛋黄、瘦肉、豆制品等。注意饮食的合理搭配，以增加铁的吸收。

（二）去除病因

对饮食不当者应纠正不合理的饮食习惯和食物组成，有偏食习惯者应予纠正。如有慢性失血性疾病，如钩虫病、肠道畸形等，应予及时治疗。

第二节　营养性巨幼红细胞性贫血

营养性巨幼红细胞性贫血是由于缺乏维生素 B_{12} 或（和）叶酸所致的一种大细胞性贫血。主要临床特点是贫血、神经精神症状、红细胞的胞体变大、骨髓中出现巨幼红细胞、用维生素 B_{12} 或（和）叶酸治疗有效。

一、病因

（一）维生素 B_{12} 缺乏的原因

1. 摄入量不足

胎儿可通过胎盘获得维生素 B_{12}，如孕妇缺乏维生素 B_{12}，可致婴儿维生素 B_{12} 储存不足。单纯母乳喂养而未及时添加辅食的婴儿，尤其是乳母长期素食或患有维生素吸收障碍疾病者，可致维生素 B_{12} 摄入不足。动物性食物含维生素 B_{12} 丰富，而植物性食物一般不含维生素 B_{12}，偏食或仅进食植物性食物也可出现维生素 B_{12} 不足。

2.吸收和运输障碍

维生素 B_{12} 的吸收是先与胃底部壁细胞分泌的糖蛋白结合成 B_{12}-糖蛋白的复合物后由末端回肠黏膜吸收，进入血液循环后需与转钴蛋白结合，再运送到肝储存。此过程任何一个环节异常，都可致维生素 B_{12} 缺乏。

（二）叶酸缺乏的原因

1.摄入量不足

羊乳含叶酸量很低，牛乳中的叶酸如经加热也遭破坏，故单纯用这类乳晶喂养而未及时添加辅食的婴儿可致叶酸缺乏。

2.药物作用

长期应用广谱抗生素，可使正常结肠内细菌所含的叶酸被清除而减少叶酸的供应。抗叶酸代谢药物（如甲氨蝶呤、巯嘌呤等）抑制叶酸代谢而致病。长期服用抗癫痫药（如苯妥英钠、苯巴比妥等），也可导致叶酸缺乏。

3.代谢障碍

慢性腹泻可影响叶酸的吸收。先天性叶酸代谢障碍（如小肠吸收叶酸缺陷及叶酸转运功能障碍），也可致叶酸缺乏。

二、发病机制

体内叶酸经叶酸还原酶的还原作用和维生素 B_{12} 的催化作用后变成四氢叶酸，后者是 DNA 合成过程中必需的辅酶。因此，维生素 B_{12} 或叶酸缺乏都可致四氢叶酸减少，进而引起 DNA 合成减少。

三、临床表现

以 6 个月至 2 岁多见，起病缓慢。

（一）一般表现

多呈虚胖或颜面轻度水肿，毛发纤细稀疏、黄色，严重者皮肤有出血点或瘀斑。

（二）贫血表现

皮肤常呈现蜡黄色，睑结膜、口唇、指甲等处苍白，偶有轻度黄疸；疲乏无力，常伴有肝脾大。

四、诊断

根据临床表现、血象和骨髓象可诊断为巨幼红细胞性贫血。在此基础上，如精神症状明显，则考虑为维生素 B_{12} 缺乏所致。有条件时测定血清维生素 B_{12} 和叶酸水平可进一步协助确诊。

五、治疗

治疗原则是去除病因，加强营养，补充维生素 B_{12} 和（或）叶酸。

（一）一般治疗

加强营养，及时添加辅食；加强护理，防止感染；震颤明显、不能进食者可用鼻饲数天。

（二）去除病因

对引起维生素 B_{12} 和叶酸缺乏的原因应予去除。

（三）维生素 B_{12} 和叶酸治疗

1. 维生素 B_{12} 治疗

有精神神经症状者，应以维生素 B_{12} 治疗为主，如单用叶酸反有加重症状的可能。维生素 B_{12} 每次肌内注射 $100\mu g$，每周 2 ~ 3 次，连用数周，直至临床症状好转，血象恢复正常为止；当有神经系统受累表现时，可予每日 1mg，连续肌内注射 2 周以上；由于维生素 B_{12} 吸收缺陷所致的患儿，每月肌内注射 1mg，长期应用。用维生素 B_{12} 治疗后 6 ~ 7h，骨髓内巨幼红细胞可转为正常幼红细胞；精神症状 2 ~ 4d 后好转；网织红细胞 2 ~ 4d 开始增加，6 ~ 7d 达高峰，2 周后降至正常；精神神经症状恢复较慢。

2. 叶酸治疗

叶酸口服剂量为 5mg，每日 3 次，连续数周至临床症状好转、血象恢复正常为止。同时口服维生素C有助叶酸的吸收。服叶酸后 1 ~ 2d 食欲好转，骨髓中巨幼红细胞转为正常；2 ~ 4d 网织红细胞增加，4 ~ 7d 达高峰；2 ~ 6 周红细胞和血红蛋白恢复正常。因使用抗叶酸代谢药物而致病者，可用甲酰四氢叶酸钙治疗。先天性叶酸吸收障碍者，口服叶酸剂量应增至每日 15 ~ 50mg 才有效。

第三节　溶血性贫血

溶血性贫血是指红细胞寿命缩短，破坏加速，超过造血组织的代偿功能所致的一组贫血性疾病。根据发病原因及发病机制，可分为红细胞内因异常为主和红细胞外因异常为主两大类。

一、诊断

患儿的溶血特征表现如下。

（一）红细胞破坏过多的依据

（1）贫血，红细胞及血色素均可减低。

（2）高胆红素血症，黄疸，血清间接胆红素多增高。

（3）尿胆原、粪胆原增加。

（4）血红蛋白尿或葡萄酒色尿，尿潜血试验阳性，而镜下无红细胞。

（5）含铁血黄素尿。

（二）代偿性红细胞增生的依据

（1）网织红细胞增多（正常值为 0.5% ~ 1.5%）为溶血代偿的主要依据。

（2）肝脾大，常以脾大为主，发病急者可以肝大为主。

（3）末梢血相出现有核红细胞及豪 - 焦小体，严重溶血者红细胞可以大小不等，大细胞较多且呈多染性，白细胞多增加，血小板正常或增多。

（4）骨骼改变：长期慢性溶血者，X 线检查可见骨质疏松，骨皮质变薄，髓腔增大，扁平骨增生等。

二、治疗

（一）治疗休克

急性溶血休克时，抢救休克。

（二）输血

当红细胞短期内大量破坏，出现血红蛋白明显下降时，应急输新鲜红细胞或全血，每次 10mL/kg。在后天获得性溶血性贫血（特别是自身免疫性溶血性贫血）需输红细胞时，最好是洗涤过的红细胞。

（三）肾上腺皮质激素

自身免疫性溶血性贫血主要使用肾上腺皮质激素治疗：氢化可的松 10mg/（kg·d）或地塞米松 0.3mg/（kg·d），静脉滴注，待病情好转改为口服。病情稳定后减量，以最小适合量维持，疗程较长，可达数月。

第四节　原发性血小板减少性紫癜

原发性血小板减少性紫癜（ITP），又称自身免疫性血小板减少性紫癜，是小儿最常见的出血性疾病。其主要临床特点是：皮肤、黏膜自发性出血，血小板减少，骨髓巨核细胞数正常或增多，出血时间延长，血块收缩不良，束臂试验阳性。本病分为急性与慢性两种类型。

一、病因与发病机制

本病的病因和发病机制尚未完全清楚。急性 ITP 发病前常有急性病毒感染病史，少数病例发病前有疫苗接种史。病毒感染或其他因素使机体产生血小板相关抗体（PAIgG），PAIgG 与血小板膜发生交叉反应，使血小板受到损伤而被单核 - 巨噬细胞系统破坏，使血小板的寿命缩短，导致血小板减少。PAIgG 产生的机制尚未完全清楚，有研究显示，T 细胞功能缺陷可能是抗体产生的重要原因。实验证明，ITP 患儿细胞因子明显异常，代表 Th1 型细胞因子升高，而代表 Th2 型细胞因子则下降，说明 ITP 时 Th1 与 Th2 之间失衡。PAIgG 的含量与血小板数呈负相关，即 PAIgG 越高，血小板数越低；但也有少数患儿的 PAIgG 含量不增高，其原因尚有待研究。

此外，在病毒感染后，体内形成的抗原 - 抗体复合物可附着于血小板表面，使血小板易被单核 - 巨噬细胞系统吞噬和破坏而导致血小板减少。补体在 ITP 的发病也起一定作用，ITP 患儿血小板检测到 G_3、G_4 与 IgG 相关，引起血小板寿命缩短。

二、临床表现

急性 ITP 较为常见，多见于 2 ~ 8 岁小儿，男女发病数无差异。患儿于发病前 1 ~ 3 周常有急性病毒感染史，如上呼吸道感染、流行性腮腺炎、水痘、风疹、麻疹、传染性单核细胞增多症等，偶见于接种麻疹减毒活疫苗或皮内注射结核菌素之后。起病急骤，常有发热，以自发性皮肤和黏膜出血为突出表现，多为针尖大小的皮内或皮下出血点，或瘀斑和紫癜，分布不均，通常以四肢较多，在易于碰撞的部位更多见，躯干则较少见，常伴有鼻出血或牙龈出血，胃肠道大出血少见，偶见肉眼血尿。青春期女性患儿可有月经过多。少数患儿可有结膜下和视网膜出血。颅内出血少见，如一旦发生，则预后不良。出血严重者可致贫血。淋巴结不肿大。肝脾偶见轻度肿大。

三、诊断

根据病史、临床表现和实验室检查，即可作出诊断。本病必须与急性白血病、急性感染如流行性感冒、败血症、伤寒等和药物所致的血小板减少相鉴别。

四、治疗

（一）一般治疗

在急性出血期间以住院治疗为宜，应避免外伤；明显出血时应卧床休息。

（二）肾上腺皮质激素

其主要药理作用是：降低毛细血管通透性，抑制血小板抗体产生，抑制巨噬细胞破坏有抗体吸附的血小板。常用泼尼松，剂量为 1.5 ~ 2mg/（kg·d），分 3 次服。出血严重者可用冲击疗法：地塞米松 1.5 ~ 2mg/（kg·d），或甲基泼尼松 20 ~ 40mg/（kg·d），静脉滴注，连用 3d，症状缓解后改服泼尼松。用药至血小板数回升至接近正常水平时即可逐渐减量，疗程一般不超过 4 周。停药后如有复发，可再用泼尼松治疗。

第十章 传染性疾病

第一节 流行性感冒

流行性感冒简称流行性感冒，是流行性感冒病毒引起的急性呼吸道传染病。根据本病毒的核蛋白（NP）及基质蛋白（M）的抗原性不同可分为甲、乙、丙三型。本病毒在自然界中不断发生抗原性变异，其中甲型病毒的血凝素和神经氨基酸酶抗原易发生定期漂移或抗原转变，产生新的亚型及变种，因而引起反复流行。历史上多次世界性流行性感冒大流行均由甲型流行性感冒病毒所致，常突然发生，迅速蔓延，沿交通线散布的迹象明显，其传播速度和广度与人口拥挤程度有关。乙型流行性感冒病毒可引起局限小流行，丙型一般只引起散发，多表现为小儿上呼吸道感染。大流行无明显季节性，散发以冬、春季节为多。流行性感冒病毒各型之间和各亚型之间均无交叉免疫，故人们可反复感染不同型的流行性感冒，人群对流行性感冒病毒免疫力的强弱是流行性感冒能否流行的主要因素。在非流行期间，流行性感冒病毒引起婴儿和儿童的散发病例，一般占所有较重呼吸道感染的5% ～ 10%。目前北京、上海等地区均有流行性感冒监测站，掌握中国外流行性感冒流行动态与病毒变异的情况，对流行性感冒的防治作出努力。

一、临床表现

临床表现可多种多样，从与普通感冒相似的轻型，到较少呼吸道症状体征的严重衰竭的中毒型均可见到。

（一）单纯型流行性感冒

急性发病，畏寒，发热，体温高达39 ～ 40℃，有头痛、乏力、全身酸痛等症状。同时出现鼻塞、流涕、咽痛、咳嗽等上呼吸道炎症状。体检可见眼结膜充血、咽红等，发热一般持续3 ～ 4d。

（二）胃肠型流行性感冒

以发热、呕吐、腹痛、腹泻等胃肠道症状为主要表现。

（三）肺炎型流行性感冒

主要发生在婴幼儿、慢性疾病及应用免疫抑制剂者。初起与单纯型流行性感冒相似，后病情加重，持续高热、剧咳，气急发绀，病情日益恶化，易并发葡萄球菌感染，重者可因心血管功能不全或呼吸衰竭而死亡，小儿病死率较高。

二、诊断

（一）细胞学检查

鼻咽部涂片或下鼻甲印片细胞学检查，可发现柱状纤毛上皮细胞坏死及胞浆内有嗜酸性包涵体，用荧光抗体直接或间接染色检查抗原敏感性较高，有早期诊断价值。

（二）血清学检查

免疫荧光或血凝抑制试验可确定流行性感冒病毒型别和亚型，取发病 3d 内及病后 10 ~ 14d 的双份血清测定抗体效价，如有 4 倍以上增长，有助于回顾性诊断，补体结合试验可检出型特异性抗体。

三、治疗

（一）隔离

本病早期传染性很强，发现患儿应立即进行呼吸道隔离至热退后症状消失。

（二）一般治疗与护理

患儿必须卧床休息，精心护理，多饮开水，给予易消化有营养的饮食，不能进食者酌情补液，以保证水与电解质平衡。

（三）对症治疗

对高热、头痛、全身酸痛者给予退热镇痛药物，如氯苯那敏、银翘解毒片、复方乙酰水杨酸或对乙酰氨基酚等。咳嗽、痰多者应给予祛痰镇咳药物。

第二节　水痘

一、病因与流行病学状况

水痘 - 带状疱疹病毒属疱疹病毒科，核心为双链 DNA。仅一种血清型，在体外抵抗力薄弱，人类是该病毒唯一已知自然宿主。

患儿是唯一传染源。自发病前 1 ~ 2d 至皮疹干燥结痂均有传染性，通过飞沫和接触传染，传染性极强。任何年龄均可发病，婴幼儿和学龄前儿童发病较多，病后免疫力持久。全年均可发生，但以冬、春季多见。

二、临床表现

（一）潜伏期

潜伏期平均为 14d 左右（10 ~ 20d）。

（二）前驱期

常无前驱症状或仅有上呼吸道感染症状，在出疹前或同时常有发热，出疹时全身症状较轻。

（三）皮疹特征

发热数小时至 24h 即出现皮疹，初为红色斑疹或丘疹，数小时或 1d 后变成疱疹，疱液初清亮，呈珠状，后稍浑浊，周围红晕。数日后成为结痂疹，再经 1 ~ 3 周脱落，不留瘢痕。皮疹呈向心性分布，以躯干、头、腰处多见。皮疹分批出现，丘疹、疱疹、结痂疹同时存在，故呈多形性。

三、诊断

（一）实验室检查

1. 血常规检查

白细胞大多正常，淋巴细胞可增多。继发细菌感染者白细胞数和中性粒细胞数升高。

2. 病原学检查

仅用于诊断困难者。起病 3d 内，取新疱疹浆液可分离出病毒；荧光抗体检查可检测病毒抗原，双份血清补体结合试验抗体效价增高 4 倍以上。

（二）诊断依据

主要诊断依据如下：① 10 ~ 24d 前有水痘接触史。②在同一时期内查见丘疹、疱疹、结痂疹、痂盖等不同类型的皮疹。③皮疹呈向心性分布。

四、治疗

（一）一般治疗与护理

水痘患儿应隔离至全部疱疹变干、结痂为止。患儿应卧床休息，给予易消化的食物，保证液体及电解质平衡。高热者酌情应用退热药物，因阿司匹林衍生物与 Reye 综合征有关，故患儿应避免服用阿司匹林。

加强护理，勤换衣服，保持皮肤清洁，剪短指甲，防止抓破水疱引起继发感染。水痘皮疹多时奇痒，患儿哭吵不安，可用镇静剂，抗组胺类药物，局部涂擦止痒剂或收敛药，如 1% 炉甘石洗剂或龙胆紫等。

水痘患儿忌用肾上腺皮质激素。原较长时间用激素的其他疾病患儿（如肾病综合征或白血病等）发生水痘后，应将肾上腺皮质激素尽快减至最小剂量并停用，以免引起严重的出血性或播散性水痘。

（二）病原治疗

1. 麻疹减毒活疫苗

小儿每次 1 支，每日 1 次，肌内注射，共 2d。减毒麻疹病毒进入机体可能干扰及阻止水痘 - 带状疱疹病毒繁殖，可加速疱疹转成干痂，阻止新皮疹出现。

2. 利巴韦林（病毒唑）

利巴韦林为广谱抗病毒药，能阻止多种RNA和DNA病毒的复制，于病程初期应用有效。

3. 阿昔洛韦（ACV，无环鸟苷）

对免疫功能低下的水痘，或有严重并发症者，可用本药，剂量 10 ~ 15mg/（kg·d），静脉滴注，共 5 ~ 7d。

第三节　病毒性肝炎

一、病因

1. 甲型肝炎病毒（HAV，甲肝病毒）

此病毒抗原成分单一且稳定，只有一种甲肝病毒抗原（HAAg）- 抗体系统。甲肝病毒对外界抵抗能力较强，耐热，耐酸，耐有机溶剂如乙醚、氯仿等，在 56℃ 30min 不能灭活，100℃ 5min 全部灭活，低温 - 20℃ 以下可长期存活。对游离氯及甲醛敏感，紫外线照射可灭活。

2. 乙型肝炎病毒（HBV，乙肝病毒）

此病毒具有双壳结构，外壳含乙肝表面抗原（HBsAg），内核的表面为乙肝核心抗原

（HBcAg）和 e 抗原（HBeAg），内核含双链环状 DNA 和 DNA 多聚酶。

（1）乙肝表面抗原（HBsAg）：HBV 感染者体液中检出，有抗原性，单独存在无传染性，只表明有乙肝病毒感染。乙肝表面抗体（抗 HBs）于急性 HBV 感染者 HBsAg 在血清中消失数周后出现，表示感染的恢复和免疫的产生，能在血清中较长时间存在，为保护性抗体。儿童慢性乙肝或 HBsAg 携带者较难出现抗 HBs。

（2）乙肝核心抗原（HBcAg）：存在于 HBV 感染者的肝细胞核内，一般在血清中难以测出。而乙肝核心抗体（抗 HBc）为 HBV 感染的标志之一，多数感染者血清中可以测出。抗 HBc-IgM 阳性表现为现症感染，可见于急性乙肝、慢性乙肝活动期。抗 HBc-IgG 表示既往或现症感染。总抗 HBc 的意义与抗 HBc-IgG 基本相同。

3. 丙型肝炎病毒（HCV，丙肝病毒）

丙肝病毒经血传播，潜伏期较长，感染后可长期带毒或导致丙肝，丙肝更易发展为慢性肝炎。但 HCV 在血清中滴度较低，长期未能用血清学方法检出。抗 HCV 出现较晚，慢性感染者抗 HCV 可持续高滴度。

HCV 对有机溶剂敏感，甲醛、37℃ 96h、60℃ 1h、100℃ 5min 均可灭活。

4. 丁型肝炎病毒（HDV，丁肝病毒）

HDV 本身不能致病，只有 HBsAg 阳性者才能感染。HDV 感染急性期血清中可一过性出现 HDAg，继之抗 HDIgM 阳性。滴度较低，持续时间短。抗 HD 及抗 HD-IgG 持续阳性是慢性 HDV 感染的标志。

5. 戊型肝炎病毒（HEV，戊肝病毒）

该病毒不稳定，4～8℃时 3～5d 可自行降解，但 -170℃可较长期保存。感染者潜伏期末和急性早期粪便中可检出病毒颗粒。急性感染血清抗 HEV-IgM 阳性，恢复期抗 HEV 滴度升高。

二、发病机制

1. 甲型肝炎

以前认为 HAV 对肝细胞有直接杀灭作用。后来发现 HAV 在组织培养中并不产生细胞病变，Kurane 等更证明杀伤性 T 细胞可以特异性地溶解感染 HAV 的靶细胞，并与组织相容性抗原有关，提示甲肝对肝细胞的损伤可能主要通过细胞免疫作用，至于甲肝为什么不慢性化，则可能主要与 HAV 的抗原性较强有关。

2. 乙型肝炎

可能与机体的免疫反应有关，病毒在肝细胞内复制和逸出本身并不引起明显的肝细胞病变，只有当人体的免疫功能杀伤含有病毒抗原物质的肝细胞膜时，才引起肝细胞的损害，因此，如果人体免疫功能正常，肝炎病毒数量较少，仅部分肝细胞受损，则表现为急性无黄疸型；如果病毒数量较多，较多的肝细胞受损，则表现为急性黄疸型。如果人体免疫功能严重缺损或免疫功能耐受，肝细胞可不出现或仅出现轻微损害，则表现为乙肝病毒携带者；如果人体免疫功能低下，只能清除部分病毒，肝细胞不断受损，则表现为慢性迁延性肝炎；如果肝组织受损较重或产生自身免疫或其他免疫病理，则表现为慢性活动性肝炎；如果机体发生超敏反应，引起大量肝细胞坏死，则表现为重型肝炎。此外，肿瘤坏死因子在重型肝炎中也起着重要的作用，肝外病变则主要与循环免疫复合物有关。关于肝细胞损害的机制，一般认为靶抗原在急性乙肝时为 HBsAg，恢复期抗 HBs 产生，HBsAg 被清除，肝病变即消失。慢性肝炎时的靶抗原主要是 HBeAg，但也有人认为 HBsAg 也可能是靶抗原。效应细胞主要是杀伤性 T 细胞，而且必须是 HLA 同型。自身免疫对慢性活动性肝炎也比较重要，其靶抗原可能是肝细胞膜脂蛋白（LSP）；效应细胞可能是 K 细胞，通过抗体依赖性细胞毒（ADCC）作用而引起肝细胞损害，在靶抗原与效应细胞相互作用的过程中，还受许多调节因素的影响，如辅助性 T 细胞、抑制性 T 细胞、血清抑制因子、E 玫瑰花结抑制因子、白细胞介素、干扰素、淋巴毒素、肿瘤坏死因子等。重型肝炎的大片肝坏死可能与局部 Shwartzman 反应有关。门脉中高浓度的抗 HBs 与肝细胞中的 HBV 抗原相结合，引起局部的超敏反应，肝窦状隙内形成微小血栓，引起肝细胞广泛的缺血性坏死。乙型肝炎慢性化的机制，一是 HBV 的抗原性较差；二是机体的免疫功能缺陷（包括免疫耐受），而且后者是主要的。

三、临床表现

（一）临床特点

潜伏期：甲型肝炎为 30d 左右（15～49d），乙型肝炎为 28～160d，丙型肝炎为 35～82d，丁型肝炎为 28～140d，戊型肝炎为 15～75d。各型肝炎引起的临床症状大体相似，但各有其特点。

1. 甲型肝炎

儿童多见，以黄疸表现为多，预后较好，一般不会转为慢性。此病主要以粪 - 口途径传播，可呈水源性和食物源性暴发流行。近年甲肝疫苗的广泛接种降低了发病率。

2. 乙型肝炎

此病成人多见，无黄疸型占多数，容易转变为慢性，可发展成肝硬化和肝癌。主要以血液、母婴和生活的密切接触传播。

3. 丙型肝炎

类似乙型肝炎，临床症状较轻，但更易转变为慢性，也可发展为肝硬化和肝癌，丙型肝炎病毒为输血后肝炎的主要病原。

4. 丁型肝炎

主要发生于 HBsAg 慢性者，常可使 HBV 感染加重。

5. 戊型肝炎

酷似甲型肝炎，但有两点不同：发病以青壮年为主；孕妇戊型肝炎病死率高，可达 10% ~ 20%。

（二）急性黄疸型肝炎

按病程可分为三期，总病程为 2 ~ 4 个月。

1. 黄疸前期

主要为厌食、恶心、呕吐等胃肠道症状及乏力为主。少数患儿伴有呼吸道症状。偶有剧烈腹痛者。本期可持续 1 周左右。

2. 黄疸期

本期主要表现为巩膜黄染和周身发黄，肝脾大，本期可持续 2 ~ 6 周。

3. 恢复期

黄疸多渐渐消退，肝功能恢复正常，肿大的肝、脾也开始回缩，本期持续 1 个月左右。

四、诊断

1. 急性黄疸型肝炎

在黄疸出现之前不易诊断，应注意流行病学资料及临床症状，可疑时查转氨酶可获得早期诊断。

2. 急性无黄疸型肝炎

症状轻，不易发现。有些病例仅血清 ALT 增高，有时仅有肝脾大而 ALT 正常。应参考流行病学资料，及时进行化验检查，确定诊断。

3. 急性重型肝炎

应注意精神方面的异常表现。当患儿出现黄疸进行性加重、明显嗜睡、谵语及其他早期精神障碍时，应及早诊断并采取积极治疗措施。

4. 慢性肝炎

根据病程、症状、体征及有关化验检查诊断。但临床不能确定慢性肝炎的类型，应进行肝穿刺活检。

5. 淤胆型肝炎

黄疸重，持续不退，消化道症状轻，肝大明显，ALT 轻或中度增高，若能除外肝外胆道梗阻，可试用糖皮质激素治疗，数日后黄疸减轻。

五、治疗

病毒性肝炎临床表现多样，变化较多，治疗方法很多，应根据病毒性肝炎不同病期、不同类型区别对待，一般采取综合治疗。

1. 休息

急性肝炎患儿应住院隔离，需要充分卧床休息，减轻肝负担，促进肝功能恢复。黄疸消退症状好转，再逐渐起床活动。至隔离期满，症状消失，肝功能基本正常后，出院继续休息观察 3 个月，病情稳定可入托或入学，但学龄儿童半年内不应参加剧烈的体育运动。慢性肝炎急性发作时应按急性肝炎对待，病情好转后应注意动静结合，避免过劳，以利恢复。乙肝表面抗原携带者可以上学，但应经常随访肝功能。

2. 饮食

适当的营养在急性或慢性肝炎的治疗中颇为重要。急性肝炎患儿开始食欲不振，应给易消化、清淡的食物，如豆腐、藕粉、稀粥、水果等。若呕吐剧烈不能进食者，则应静脉补液，可用高渗葡萄糖，保持电解质和酸碱平衡。根据需要多吃些水果、奶类、瘦肉、鸡蛋、豆制品、蔬菜等，恢复期患儿食欲增加，应注意适当控制患儿饮食，勿使进食过多，限制脂肪入量，以防过度肥胖发生脂肪肝等。

3. 一般药物治疗

（1）急性肝炎：针对肝炎的类型给予不同的治疗。

1）甲型肝炎与戊型肝炎：一般为自限性疾病，不转为慢性，多数在 3 ~ 6 个月痊愈，适当休息，注意营养，一般支持和对症疗法，各地可根据情况，因地制宜选用维生素 B、维生素 C、维生素 K，以及肝泰乐等保肝药，或中草药清热利湿进行治疗。甲型和戊型肝炎虽不发展为慢性肝炎，但应密切随访观察，预防病情进展发生重症肝炎。

2）乙型肝炎：临床上应区别是真正的急性乙型肝炎抑或慢性乙肝急性发作。前者处理与甲型肝炎相似，而后者应按慢性肝炎治疗。

3）丙型肝炎：部分病例早期诊断尚有困难，急性按甲型肝炎处理。一般口服垂盆草冲剂，茵陈冲剂，黄疸较深者可静脉注射茵栀黄注射液 4 ~ 8mL 加入 10% 葡萄糖注射液 50 ~ 100mL，强力宁注射液 10mL 加入 10% 葡萄糖注射液 50mL，或 10% 门冬氨酸钾镁注射液 10mL 加入 10% 葡萄糖注射液 100mL，每日 1 次，静脉滴注。

（2）慢性肝炎：包括乙型、丙型、丁型肝炎，可用维生素 C、维生素 B、肝泰乐，也可口服益肝灵，每次 1 ~ 2 片，每日 3 次。齐墩果酸片，每次 1 ~ 2 片，每日 3 次。其他降酶药物效果不佳时，可用联苯双酯，每次 1 ~ 2 片，每日 3 次，均为口服，应逐渐减量，疗程至少 3 个月，有的可达 1 年以上。

（3）重症肝炎：加强护理，绝对卧床休息，补充足量 B 族维生素和维生素 C，有条件时应多次输注白蛋白、新鲜全血或血浆，注意水、电解质及酸碱平衡，如有失衡应予纠正，密切观察病情变化，进行监护，加强支持疗法，预防和治疗各种并发症。

第四节　细菌性痢疾

一、病因

痢疾杆菌为肠杆菌科志贺菌属，革兰阴性杆菌，无鞭毛及荚膜，不形成芽孢，有菌毛。依据抗原结构不同，分为 A、B、C、D 四群，即志贺痢疾杆菌、福氏痢疾杆菌、鲍氏痢疾杆菌及宋内痢疾杆菌，以及 42 个血清型（含亚型）。国外自 20 世纪 60 年代后期逐渐以 D 群占优势，我国目前仍以 B 群为主（占 62.8% ~ 77.3%），D 群次之，近年局部地区 A 群有增多趋势。

二、发病机制

痢疾杆菌进入胃，易被胃酸杀灭，未被杀灭的细菌到达肠道，正常人肠道菌群对外来菌有拮抗作用；肠黏膜表面可分泌特异性 IgA，阻止细菌吸附侵袭。当机抵抗力下降或病原菌数量多时，痢疾杆菌借助于菌毛贴附并侵入结肠黏膜上皮细胞，在细胞内繁殖，随之侵入邻近上皮细胞，然后通过基底膜进入固有层内继续增殖、裂解，释放内毒素、外毒素，引起局部炎症反应和全身毒血症。大部分细菌在固有层被单核 - 巨噬细胞吞噬杀灭，少量可达肠系膜淋巴结，也很快被网状皮系统消灭，因此痢疾杆菌菌血症少见。当肠黏膜固有层下小血管循环障碍，水肿、渗出、上皮细胞变性、坏死，形成浅表性溃疡等炎症性病变时，刺激肠壁神经丛使肠蠕动增加，临床上表现为腹痛、腹泻、里急后重、黏脓血便等。感染 A 群菌可释放外毒素，由于外毒素的特性，故肠黏膜细胞坏死，如水样腹泻及神经系统症状明显。

中毒型细菌性痢疾（简称菌痢）是机体对大量病原菌毒素产生的异常强烈反应。表现为急性微循环障碍和细胞代谢功能紊乱。病程中出现感染性休克、DIC、脑水肿及中枢性呼吸衰竭，甚至多脏器功能衰竭（MOF）。慢性菌痢发生机制尚不明了，可能与急性期治疗不及时、不彻底，或者机体抵抗力下降，尤其胃肠道的原有疾患或营养不良等因素有关。

三、临床表现

潜伏期一般为 1 ~ 3d（数小时至 7d）。流行期为 6 ~ 11 月，发病高峰期在 8 月。病前多有不洁饮食史。临床上依据其病程及病情分为急性菌痢、慢性菌痢。

1. 急性菌痢

主要有全身中毒症状与消化道症状，可分为四型。

（1）普通型（典型），起病急，有中度毒血症表现，畏寒、发热达 39℃、乏力、食欲减退、恶心、呕吐、腹痛、腹泻、里急后重。先为稀水样便，1 ~ 2d 后稀便转成脓血便，每日排便数十次，量少，失水不显著。常伴肠鸣音亢进和左下腹压痛。一般病程为 10 ~ 14d。

（2）轻型（非典型），全身中毒症状、腹痛、里急后重、左下腹压痛均不明显，可有低热、糊状或水样便，混有少量黏液，无脓血，一般腹泻次数每日 10 次以下。粪便镜检有红细胞、白细胞，培养有痢疾杆菌生长，可以此与急性肠炎相鉴别。一般病程为 3 ~ 6d。

（3）重型，多见于年老体弱或营养不良的患者。有严重全身中毒症状及肠道症状。起病急、高热、恶心、呕吐，剧烈腹痛及腹部（尤为左下腹）压痛，里急后重明显，脓血便，便次频繁，甚至失禁。病情进展快，明显失水，四肢发冷，极度衰竭，易发生休克。

（4）中毒型，此型多见于 2 ~ 7 岁体质好的儿童。起病急骤，全身中毒症状明显，高热达 40℃以上，患者精神萎靡、面色青灰、四肢厥冷、呼吸微弱、皮肤花纹、反复惊厥、嗜睡，甚至昏迷，而肠道炎症反应极轻。按临床表现可分为休克型（以感染性休克为主要表现）、脑型（以中枢神经系统症状为主要表现）和混合型（兼具以上两型的表现，最为凶险）。这是由于痢疾杆菌内毒素的作用，并且可能与某些儿童的特异性体质有关。

2. 慢性菌痢

菌痢患者可反复发作或迁延不愈达 2 个月以上，可能与急性期治疗不当或致病菌种类（福氏菌感染易转为慢性）有关，也可能与全身情况差或胃肠道局部有慢性疾患有关。主要病理变化为结肠溃疡性病变，溃疡边缘可有息肉形成，溃疡愈合后留有瘢痕，导致肠道狭窄。分型如下。

（1）慢性隐匿型，患者有菌痢史，但无临床症状，大便病原菌培养阳性，做乙状结肠镜检查可见黏膜炎症或溃疡等菌痢的表现。

（2）慢性迁延型，患者有急性菌痢史，长期迁延不愈，腹胀或长期腹泻，黏液脓血便，长期间歇排菌，为重要的传染源。

（3）慢性型急性发作，患者有急性菌痢史，急性期后症状已不明显，受凉、饮食不当等诱因致使症状再现，但较急性期轻。

四、诊断

1. 流行病学资料

菌痢多发生于夏、秋季节。多见于学龄前儿童，病前1周内有不洁饮食或与患儿接触史。

2. 主要临床表现

（1）急性典型菌痢：发热伴腹痛、腹泻、黏脓血便、里急后重、左下腹压痛等，临床诊断并不困难。

（2）急性非典型菌痢：急性发作性腹泻，每日便次超过3次或腹泻连续2d以上，仅有稀水样或稀黏液便者，应注意：①病前1周内有菌痢接触史。②伴有"里急后重"感。③左下腹明显压痛。④粪便镜检10个高倍视野（HP），平均每个高倍视野白细胞多于10个，或连续2次镜检白细胞总数每个高倍视野超过5个（不含灌肠液或肠拭子）。⑤粪便培养检出痢疾杆菌。具有上述前3项中的一项和后2项中的一项者即可诊断。

新生儿及乳幼儿菌痢症状常不典型，多表现为消化不良样粪便，易引起肠道菌群失调。

（3）急性中毒型菌痢：该型病情进展迅猛、高热、惊厥，常于起病数小时内发生意识障碍或伴循环、呼吸系统衰竭的临床表现先后或同时出现。

（4）慢性菌痢：有持续轻重不等的腹痛、腹泻、里急后重，排黏液脓血便的痢疾症状，病程超过2个月。

五、治疗

（一）中毒型细菌性痢疾

中毒型痢疾发病急剧、病情严重，治疗必须分秒必争。虽然中毒型痢疾的发病机制还不十分清楚，但是由于痢疾杆菌内毒素所致的感染性休克和颅内压增高症状都很明显，因此这两方面的处理为抢救的重点。一些发病急骤、高热惊厥患儿，虽无呼吸、循环衰竭症状，其甲皱微循环及眼底可见微小动脉痉挛，提示早期应用解除微血管痉挛药物，对中毒型痢疾的治疗是非常重要的，对出现重症休克者应积极给予抗体综合治疗。对超高热、反复惊厥、伴有呼吸及循环衰竭者，应立即采用人工冬眠疗法，同时予以抗休克、维持呼吸功能等治疗。患儿如出现呼吸衰竭症状，说明患儿有脑水肿及颅内高压，应及时采用脱水疗法。如果患儿同时存在休克和脑水肿，治疗时需注意边补边脱治疗。

1. 抗感染治疗

选择有效、快速、联合的办法，一般采用庆大霉素、卡那霉素、丁胺卡那霉素等静脉滴注，必要时加用氨苄青霉素、第三代头孢菌素，病情好转后改用肌内注射或其他口服药物。

2. 扩容治疗

30 ~ 60min 内，用 0.9% 氯化钠注射液或 2∶1 等渗含钠溶液（2 份 0.9% 氯化钠注射液，1 份等渗碳酸氢钠溶液）20mL/kg 静脉滴注。随后继续滴入 0.9% 氯化钠注射液 40mL/kg，维持至休克明显改善，一般补液按需供给，最好根据中心静脉压来调节输液量和输液速度。

3. 解除微血管痉挛

山莨菪碱（654-2）每次 1 ~ 3mg/kg，每隔 10 ~ 15min 静脉注射 1 次，至面色红润，呼吸、循环好转，即可延长给药时间，每隔 0.5 ~ 1h 给药 1 次。病情稳定后每隔 4h 给药 1 次。东莨菪碱适用于频繁惊厥伴呼吸衰竭者。如病情无改善，应分析原因考虑增加或换用其他药物。

（二）急性细菌性痢疾

1. 一般治疗

急性期需要隔离，卧床休息，注意饮食调理，进食无渣或少渣流质饮食或半流质饮食，避免产气、油腻、富刺激性和不易消化的饮食。高热、呕吐、不能进食和失水者应予适当补液，以保证必需的热量和维持电解质平衡，防止酸中毒。

2. 消毒隔离

患儿应按消化道传染病隔离，隔离时间以黏液脓血便消失，粪便培养阴性时为止。

（三）慢性细菌性痢疾

应采取综合性措施，多注意生活规律性、饮食和胃肠功能的调理，经常保持适量、少渣、易消化、少刺激、富营养的饮食，避免过冷、过热和过度疲劳。有情绪紧张、肠道功能紊乱者，应酌情给予镇静药、解痉药和收敛药。对痢疾杆菌培养阳性者，应根据药敏试验选药或使用急性期有效的药物，适当延长疗程至 10 ~ 14d，对确无病原学依据者，不应滥用抗生素，以免造成肠道正常菌群失调。必要时还可进行中医辨证，辅以中医治疗。

第十一章　遗传性疾病

第一节　苯丙酮尿症

一、病因与发病机制

苯丙酮尿症分典型（约占99%）和非典型（约占1%）两型。本节重点介绍典型苯丙酮尿症，病因是由于基因突变致苯丙氨酸羟化酶缺陷而引起苯丙氨酸代谢障碍，使苯丙氨酸不能转变为酪氨酸，从而在体内蓄积并转化为过多苯丙酮酸、苯乳酸及苯乙酸等旁路代谢产物并从尿液中排出，从而出现一系列临床症状：①过量苯丙酮酸由尿排出形成苯丙酮尿。②由于酪氨酸生成减少以及血中过量苯丙氨酸对酪氨酸羟化酶起抑制作用，使酪氨酸转变为黑色素的过程受阻，患儿毛发色素减少。③高浓度的苯丙氨酸及其旁路代谢产物导致脑细胞受损，此外，多巴胺及5-羟色胺缺乏，使脑的发育和功能受到显著影响，导致患儿智能落后，并出现神经系统症状。

二、临床表现

患儿出生时正常，3～6个月时开始出现症状，1岁时症状明显。

（一）神经系统

智能低下为本病最主要症状。可伴行为异常和抽搐等，严重者可出现脑性瘫痪。

（二）外观

患儿出生数月后因黑色素合成不足，患儿毛发逐渐变为棕色或黄色，皮肤白嫩，虹膜色素变淡。

（三）其他

呕吐和皮肤湿疹常见，尿和汗液有特殊的鼠尿臭味。

三、治疗

本病为少数可治性遗传代谢病之一，应力求早诊断、早治疗。一经确诊，立即给予低苯丙氨酸饮食，以预防脑损害及智能低下的发生。对于婴儿可喂低苯丙氨酸奶粉，幼儿添加辅食时应给以淀粉类、水果和蔬菜等低蛋白饮食。对于非典型病例除饮食控制外，还应给予四氢生物蝶呤（BH₄）、5- 羟色氨酸和 L-DOPA 等药物。

第二节　染色体病

染色体病是由于各种原因引起的染色体的数目和（或）结构异常的疾病，又称染色体畸变综合征，分为常染色体病和性染色体病两大类。在新生儿中的总发生率约为 0.6%，其中性染色体异常占 0.22%，常染色体异常占 0.40%。由于染色体畸变往往发生在亲代生殖细胞形成过程中，因而父母染色体大多正常，个体畸变的染色体也可在产前染色体检查中加以确诊。

一、21- 三体综合征

21- 三体综合征又称唐氏综合征、先天愚型，是人类最早被确定的染色体病，在活产婴儿中发生率约为 1 ∶ 600 ~ 1 ∶ 1000，它是人类最早发现、最为常见的染色体畸变，占小儿染色体病的 70% ~ 80%。本病发病率随孕妇年龄增高而增加。临床主要特征为智能障碍、特殊面容和体格发育落后，并叫伴有多发畸形。

（一）发病机制

细胞遗传学特征是第 21 号染色体呈三体征（trisomy 21），其发生主要是由于亲代之一的生殖细胞在减数分裂形成配子时，或受精卵在有丝分裂时，21 号染色体发生不分离。由于单体型患儿多不能存活，故一般只能出生三体型后代。胚胎体细胞内存在一条额外的 21 号染色体。发病机制多数与孕妇高龄导致卵细胞老化有关；父源之因者占 5%。仅有极少数为家族遗传（父母之一是唐氏综合征患者），其生殖细胞在减数分裂时形成次级不分离。由于本病男性患儿不能生育，故不存在遗传子代的问题。

（二）临床表现

本病主要特征为智能落后、特殊面容和生长发育迟缓，并可伴有多种畸形。临床表现的严重程度随正常细胞核型所占百分比而定。

1. 特殊面容

出生时即有明显的特殊面容，表情呆滞。眼裂小，眼距宽，双眼外眦上斜，可有内眦赘皮，鼻梁低平，外耳小，硬腭窄小，常张口伸舌，流涎多，头小而圆，前囟大且关闭延迟，颈短而宽，常呈现嗜睡和喂养困难。

2. 智能落后

这是本病最突出、最严重的临床表现。绝大部分患儿有不同程度的智能发育障碍，随年龄的增长日益明显。嵌合体型患儿若正常细胞比例较大则智能障碍较轻。其行为动作倾向于定型化，抽象思维能力受损最大。

3. 生长发育迟缓

患儿出生的身长和体重均较正常儿低，出生后体格、动作发育均迟缓，身材矮小，骨龄落后于实际年龄，出牙迟且顺序异常；四肢短，韧带松弛，关节可过度弯曲；肌张力低下，腹膨隆，可伴有脐疝；手指粗短，小指尤短，中间指骨短宽，且向内弯曲。

（三）诊断与鉴别诊断

典型病例根据特殊面容、智能与生长发育落后、皮纹特点等不难作出临床诊断，但应做染色体核型分析以确诊。新生儿或症状不典型者更需进行核型分析确诊。

本病应与先天性甲状腺功能减低症鉴别，后者有颜面黏液性水肿、头发干燥、皮肤粗糙、喂养困难、便秘腹胀等症状，可测血清 TSH、FT_4 和染色体核型分析进行鉴别。

（四）治疗

目前尚无有效治疗方法。要采用综合措施，包括医疗和社会服务，对患儿进行长期耐心的教育。要训练弱智儿体能训练，促进智能发育，掌握一定的工作技能。患儿要注意预防感染，如伴有先天性心脏病、胃肠道或其他畸形，可考虑手术矫治。

二、先天性卵巢发育不全

先天性卵巢发育不全又称特纳综合征（Turner syndrome，TS）是人类唯一能生存的单体综合征。TS 的主要临床特征是身材明显矮小、特殊体型、性发育呈幼稚型和（或）原发性闭经。

（一）发病机制

TS 的发生是由于亲代生殖细胞在减数分裂过程中或早期合子分裂期中性染色体不分裂、合子卵裂中姐妹染色单体不分离或染色体在有丝分裂中部分缺失（嵌合体）所致，故临床可见多种染色体核型：单体型、嵌合型及结构变异型，其中以 X 染色体单体型最为常见（约占 95%）。结构变异型包括等长臂染色体、短（长）臂缺失及少数病例存在 Y 染色体（物质）或小标记染色体。患儿可存在 Y 染色体 / 常染色体易位而致部分常染色体丢失，可见精神发育迟缓和（或）多种先天异常。

（二）临床表现

TS 患儿呈女性表型，临床表现多样。典型的 TS 综合征患儿在出生时即呈现身高、体重落后，在新生儿时期可见颈后皮肤过度折叠以及手、足背发生水肿等特殊症状。患儿多因身材矮小、青春期无性征发育、原发性闭经等就诊。

（三）治疗

本病治疗以改善其成人期最终身高、促进性征发育、辅助生殖技术、社会心理治疗及相关疾病防治。

1. 矮身材治疗

治疗目的在于提高患儿生长速率，改善成年身高。重组人生长激素对 TS 患儿身高改善有一定作用，明确诊断后每晚临睡前皮下注射 0.15U/kg。影响生长激素疗效的因素包括开始治疗年龄及骨龄、生长激素用药剂量及疗程、遗传靶身高、雌激素替代治疗的时间等。

2. 雌性激素替代治疗

在青春期可用雌激素替代疗法，一般从 12 ～ 14 岁开始，先用小剂量结合雌激素片治疗 6 ～ 12 个月，逐步增加到成年人替代治疗剂量，以促使乳房及外阴发育。2 年后可进行周期性的雌激素 - 孕激素疗法（人工周期治疗），有助于患儿的第二性征发育及提高生活质量。由于性激素具有促进骨骺愈合，限制骨骼生长，故在青春期前忌用，12 岁后方可考虑使用。诱导患儿性发育须遵循个体化原则。极少数嵌合型患儿可能有生育能力，但其流产或者死胎率极高，30% 后代患有染色体畸变。

第三节　肝豆状核变性

肝豆状核变性（hepatolenticulardegeneration，HLD）由 Wilson 于 1912 年系统描述，又称 Wilson 病，是一种遗传性铜代谢缺陷病，属常染色体隐性遗传。其特点是由于铜沉积在肝、脑、肾和角膜等组织，而引起一系列临床症状，发病率为 1/（50 万 ~ 100 万）。

一、发病机制

铜是人体所必需的微量元素之一。人体内总铜量（约 100mg）的 8% 储存于肝内，居各脏器之首，其次为脑、心、肾等组织。正常成人肝铜中约 80% 与金属硫蛋白（一种小分子蛋白）相结合而储存于细胞质内，其余则与各种肝酶结合存在。许多重要的酶，如过氧化物歧化酶、细胞色素 C 氧化酶、酪氨酸酶、赖氨酸氧化酶和铜蓝蛋白等，都需铜离子的参与合成。但机体内铜含量过多，高浓度的铜会使细胞受损和坏死，导致脏器功能损伤。其细胞毒性可能是铜与蛋白质、核酸过多结合，或使各种膜的脂质氧化，或是产生了过多的氧自由基，破坏细胞线粒体、过氧化物小体、溶酶体等。因此，铜缺乏或过量贮积都会造成疾病。人体内铜的稳定是通过肠道吸收和胆汁排出两者间的动态平衡维持的。肝是铜代谢的主要器官，食物中的铜有 40% ~ 60% 在小肠上段被吸收，经门静脉进入肝。肝细胞靠其溶酶体合成铜蓝蛋白，每日有 0.5 ~ 1mg 铜合成铜蓝蛋白，并分泌入胆汁由大便排出。每日由胆汁排出铜 1.2 ~ 1.7mg，尿中排出量约为 0.07mg。

当上述机制发生缺陷时，铜与铜蓝蛋白的结合力下降，以致自胆汁中排出铜量减少，而肠道吸收铜功能正常，大量铜贮积在肝细胞中，最终导致肝功能异常和肝硬化。同时由于肝合成铜蓝蛋白速度减慢，血液中铜蓝蛋白降低，而非铜蓝蛋白铜增高，致使由尿中排出增加。同时铜由血液循环再转移到体内其他各组织中，逐渐沉积在脑、心、肾和眼等组织中，造成细胞损伤，临床出现各系统被累及的复杂的相应症状。

二、病理

肝细胞最初呈现脂肪浸润改变，以门静脉区周围为显著。在电镜下可见线粒体形状、大小不一，基质密度增加，内、外层膜分离，嵴间距增宽，同时可见基质内有空泡状或结晶状包涵体。溶酶体内含有脂质颗粒，过氧化酶体形态不一，且其基质呈颗粒状或絮状。随病程进展，肝组织出现纤维化和肝硬化改变。脑的病变主要位于基底神经节的豆状核及尾状核，脑胶质细胞内及毛细血管周围可见铜沉积。肾可见肾小管上皮细胞变性，胞浆内有铜沉积。角膜铜颗粒主要沉积于周边部分，形成环状，称为 K-F 环。

三、临床表现

该病的发病年龄为 3 ~ 60 岁，以 7 ~ 12 岁最多见。男女发病率几乎相等。临床表现有明显的个体差异，与地理环境、饮食结构、基因突变在不同组织的表达不同等有关。50% 以上的病例以肝病的症状开始，约 20% 以神经系统异常为首发症状，其余约 30% 以肝病合并神经系统异常开始。少数病例以溶血性贫血、骨关节症状、血尿或精神障碍等起病。患儿肝内铜的贮积在婴儿期即已开始，大多在学龄期发病，但也有早在 3 岁或晚至成人期发病的。

四、诊断

对具有典型症状和 K-F 环、血清铜蓝蛋白低下的患儿即可作出诊断。对早期无症状的患儿，可选择相应的实验室检查以助诊断。

五、治疗

本病是可治性的，治疗越早，预后越好。治疗原则是减少铜的摄入和增加铜的排出，避免铜在体内的沉积，以恢复和改善正常功能。

（一）低铜饮食

每日食物中含铜量不应大于 1mg，不宜进食动物内脏、鱼虾海鲜、坚果、巧克力和蘑菇等含铜量高的食品。

（二）减少铜吸收

口服锌制剂可促进肝和肠黏膜细胞合成分泌金属硫蛋白，与铜离子结合后减少肠道对铜离子的吸收。常用硫酸锌（每 100mg 含元素锌 20mg），每日口服量以相当于 50mg 锌为宜，分 2 ~ 3 次，餐间服用。对轻症或病情改善后可单用锌剂；对病情较重开始治疗时，与青霉胺联合使用，但两药须间隔 2 ~ 3h，以免疗效降低。

第四节　软骨发育障碍

软骨发育不全是遗传性软骨发育障碍中最常见的一种，属常染色体显性遗传，发病率 1/25000，80% ~ 90% 患儿属新的基因突变型。本病主要为软骨内成骨障碍，长骨骨骺板软骨细胞增殖及成熟不良，软骨基质缺乏，不能形成正常的钙化带，长骨纵向生长不良，但长骨横向生长（膜内成骨）正常，因此长骨（主要为四肢骨）粗而短，临床上则表现为非匀称性、短肢性矮小。

一、诊断

本病的诊断主要依靠典型的临床表现。

（一）临床表现

主要表现为非匀称性、短肢性矮小。

（1）四肢短小：肢体短小在出生时即可见，而躯干正常。随年龄增长，四肢与躯干的比例不匀称越加明显，成年后的身材被形容为"成人的躯干，小孩的四肢"。因肢短而呈现不对称性矮小，成人平均身高男性为 131.5cm，女性为 125cm。

（2）手指改变：手指短而宽，拇指一组，示指与中指一组，环指与小指一组成三叉形状，即所谓"三叉戟手"。肘关节伸展、旋前受限。

（3）弓型腿，走路呈滚动步态或鸭步。

（4）1岁前常胸腹段脊柱后凸畸形，以后则渐变为腰椎前凸、臀部后翘。

（二）X线检查

几乎所有软骨内成骨的部位均可见异常，但四肢骨（尤其股骨、肱骨）最明显。长管状骨骨短、弯曲，骨皮质变厚，骨松质与骨髓腔结构正常。干骺端变宽，呈喇叭口状，轮廓光整，干骺端改变是本病特征，也是与佝偻病等鉴别的要点。肋骨短厚，胸腔扁小。椎体较小，有时呈楔形。从第1至第5腰椎可见椎间隙逐渐变小。腰骶角变小，甚至骶骨呈水平位。骨盆小，盆腔扁窄，髂嵴上缘和侧缘弧度变平，髂翼呈方形。髋臼顶变宽、变平，呈水平状。颅底短小，颅盖相对较大，前额、后枕凸出，蝶鞍正常。

（三）特殊检查

突变基因检测，症状典型的患儿，可能检出 $FGFR_3$ 基因突变，本病依靠临床特征一般可诊断，不必常规做基因检测。

二、治疗

本病目前无特异性治疗方法。对下肢严重畸形者，可在进入青春期后行外科手术切骨、牵拉。有试用药理剂量的基因重组人生长激素（rhGH）治疗，以改善矮身材，但效果待定，且价格昂贵。

第五节　糖代谢障碍

一、糖原贮积病

糖原贮积病（glycogenstoragedisease，GSD）是一组由酶缺失引起糖代谢过程异常而导致糖原积聚的先天性疾病。糖原（正常或异常结构）主要贮积在肝、肌肉、心、肾等组织而造成一系列的临床症状。糖原贮积病有很多类型，其中Ⅰ、Ⅲ、Ⅵ、Ⅸ型以肝脏病变为主，Ⅱ、Ⅴ、Ⅶ型以肌肉受损为主。

（一）临床表现

临床表现轻重不一，大多数起病隐袭，婴儿期除肝大外，其他表现往往不典型。重症：在新生儿期发病，表现为严重低血糖（出汗、苍白，甚至抽搐、昏迷，多在空腹或饥饿状态下出现，血糖最低可至 0.5mmol/L）、酸中毒、呼吸困难、肝大。轻症，婴幼儿期发病，常因生长迟缓、腹部鼓胀等就诊。

主要的临床表现有以下几种。

1. 生长发育落后

由于慢性乳酸酸中毒和长期胰岛素 / 胰高糖素比例失常以及肝的损害，使蛋白分解过度、合成障碍及生长介质降低，患儿身材矮小，骨龄落后，骨质疏松，但身体各部比例和智能正常。向心性肥胖，皮下脂肪堆积，可有脂肪泻。

2. 腹部膨胀

肝持续增大而坚实，常占据右腹的大部，表面光滑，无触痛，不伴黄疸或脾大，少数可有肝功能不全表现，如 GPT 增高、低蛋白血症。

3. 肾肿大

一般不引起临床症状。常因肝大不易触及，但在 X 线下可见其增大的阴影。肾功能检查一般正常，但严重患儿可有肾小球滤过率下降、肾小管功能障碍，出现肾小管酸中毒的临床表现。

（二）治疗

本病的病理生理基础是在空腹低血糖时，由于胰高血糖素的代偿分泌促进肝糖原分解，导致患儿体内 6- 磷酸葡萄糖累积和由此生成过量的乳酸、三酰甘油和胆固醇等一系列病理生化过程。因此，维持正常血糖水平可阻断这种异常的生化过程，减轻临床症状。

1. 饮食治疗

少量多餐，高糖饮食。饮食中蛋白质含量不宜过多，脂肪应少，以高碳水化合物为主。

2. 其他治疗方法

（1）肝细胞或肝移植：如果患儿存在难以控制的低血糖、肝衰竭或肝腺瘤，可行肝细胞或肝移植。如合并肾衰竭可行肝、肾联合移植。

（2）骨髓移植：也成功应用于Ⅰb型（G-6-9 微粒体转移酶缺乏）患儿中。

（3）酶替代治疗：近几年利用重组 α - 葡糖苷酶治疗晚发型 Po 支原体 e 病获得成功。

二、黏多糖贮积症

（一）临床表现

各型黏多糖贮积症（MPS）的病程都是进行性的，病变常累及多器官，有相似的临床表现，大多在 1 周岁左右发病。但各型的病情轻重不一，且有各自的临床特征。虽然各型MPS 的病程进展与病情严重程度差异较大，但患儿在临床表现上有以下共同特征。

1. 体格发育障碍

患儿大多在 1 周岁以后呈现生长落后，身材矮小并具有特殊面容：头大呈舟状，面部丑陋，前额和双颧突出，毛发多而发际低，眼裂小、眼距宽，鼻梁低平、鼻翼肥大、鼻孔大，下颌小、唇厚外翻、舌大外突等。

2. 智能障碍

精神神经发育在 1 周岁后逐渐迟缓，表现为反应迟钝、语言落后、表情呆板等，常进行性加重。

3. 其他

常见耳聋、心瓣膜损伤、动脉硬化，还有皮肤水肿、增厚、粗糙等。随着病情进展，可发生肺功能不全、颈神经压迫症状和交通性脑积水等继发病变。

（二）诊断与鉴别诊断

本病患儿的临床表现有共同特征，根据临床特征和 X 线检查可提示本病。尿筛查和黏多糖定性可以诊断，但确诊则需进行酶活性测定。

1. 骨骼 X 线检查

骨质普遍疏松且有特殊形态改变：颅骨增大，蝶鞍浅长；脊柱后、侧凸，椎体呈楔形，胸、腰椎体前下缘呈鱼唇样前突；肋骨的脊柱端细小而胸骨端变宽，呈飘带状；尺、桡骨粗短，掌骨基底变窄，指骨远端窄圆。

2. 尿液黏多糖检测

尿液的黏多糖定性、定量检查。甲苯胺蓝呈色法为本病的筛查试验，也可用醋酸纤维薄膜电泳来区分尿中排出的黏多糖类型，协助分型。

3. 酶学分析

各型支原体的确切诊断都应依据酶活性测定为准，可以采用外周血白细胞、血清或培养成纤维细胞进行。本病应与佝偻病，先天性甲状腺功能减低症，骨、软骨发育不良和黏脂病等相鉴别。

（三）治疗与预后

1. 酶替代治疗

酶替代治疗在黏多糖贮积症 Ⅰ、Ⅱ、Ⅲ型中已经取得成功。通过酶替代治疗，患儿尿中黏多糖明显减少，肝、脾明显缩小，生长发育速度加快，关节活动能力提高。

2. 骨髓移植

骨髓移植可改善部分临床症状。黏多糖贮积症 I-H 型经骨髓移植后，智力改善，末梢组织的黏多糖消失，角膜清亮，肝、脾缩小，上肢关节的活动性好转，但不能改变 Hurler 综合征骨骼异常的自然病程，对于已经形成的骨骼畸形无改善。

3. 造血干细胞移植、脐血移植

早期造血干细胞移植、脐血移植可使 Hurler 综合征患儿病情停止恶化，延长寿命。

第十二章　小儿急性中毒与意外事故

第一节　中毒概述

各种有毒物质通过不同途径进入体内，引起某些器官和组织的生理功能和（或）组织结构的损害，并在临床上出现中毒症状和体征者称为中毒。大量毒物在短时间内进入人体，引起一系列中毒症状，严重者可危及生命，称为急性中毒。

引起小儿急性中毒的毒物种类繁多，常见的有药物性毒物、农业性毒物、植物性毒物、动物性毒物、工业性毒物及日常生活性毒物。

据中国医科大学附属盛京医院 PICU 统计，在小儿急、重、危症中占第一位的为呼吸系统疾病，第二位为神经系统疾病，第三位为心血管疾病及各种原因所致休克，而第四位则为急性中毒。在急性中毒中以口服常用药物所致中毒最为常见，其次为进食被有机磷农药喷洒过的蔬菜、水果而引起中毒，再次为灭鼠药中毒，最后饮酒中毒也不少见。此外，由各种毒物引起的散发病例也时有发生。

一、小儿急性中毒的特点

（一）与成人不同，小儿药物中毒多是误食

由于家中生活常用药物保管不善，特别是带糖衣的片剂，因有甜味，小儿年幼无知，往往误食致中毒，极少数因错用、误服药物或剂量过大引起中毒。

（二）小儿不会叙述病史

重者也处昏迷状态，因而急救者必须详细向患儿或陪伴人员了解误服、误食或接触毒物的种类、食入量、服入时间、出现哪些中毒症状和发展经过。但有时问不出中毒史，若健康小儿突然发病，昏迷、烦躁，甚至惊厥或发绀，皮肤潮红或腹痛、呕吐等，不能用常见疾病解释时都应考虑有急性中毒的可能。此时更要细致询问小儿生活环境，并注意搜查小儿衣袋、活动场所有无剩余毒物。有时周围人群或同玩的小朋友能提供重要线索。

（三）中毒症状出现迅速

小儿胃肠黏膜血管丰富，尤其婴幼儿肠壁通透性高，使毒物易于吸收，加之血液循环

快，因此中毒症状出现迅速，应予重视。

应当明确的是，凡能使人发生中毒症状的毒物最小剂量称为中毒量，而使人中毒致死的毒物最小剂量称为致死量。在诊断急性中毒时都应详细了解并计算出该患儿中毒量，明确该毒物的致死量是多少，以估计患儿预后。临床上常见到患儿虽误食药物，但其量未达到中毒剂量，也未出现中毒症状或引起生理功能与组织结构的损害，此时不能诊断为中毒，而只能诊断误食药物或服药过量。

二、小儿急性中毒的诊断步骤

（一）了解患儿的中毒史

毒物的性质和剂量，何时出现何种中毒症状，然后再检查各种毒物特有的症状和体征。

（二）体格检查

要注意患儿是清醒、嗜睡还是昏迷。然后再查呼吸、脉搏、血压、体温等生命体征。特别注意皮肤颜色、瞳孔大小、对光反应等。并检查口腔黏膜有无糜烂、呼吸有无特殊气味、有无呼吸困难或肺部音以及心率的快慢和节律是否规整。因各种毒物性质不同，可产生不同表现，有些体征可能有其特异性，对诊断有一定帮助。

（三）毒物的鉴定

除非中毒性质已经明确，中毒患儿均应留取毒物标本，并做相应的化验明确中毒原因，以利治疗。

一般可采集剩余毒物、呕吐物或插入胃管抽吸胃内容物。有的中毒患儿还要采取血液、尿液或大便做相应的化验。有些药物中毒还要送药品检验所进行鉴定。

三、小儿急性中毒的治疗

尽管中毒原因不同，但基本急救原则是相同的。

（一）清除毒物

首先应迅速地把已进入体内尚未吸收或已被吸收的毒物清除体外，防止中毒症状继续加重。

1. 口服中毒

大多数中毒是经口吸入、经过胃和肠吸收的，故采取催吐、洗胃、洗肠和导泻等措施，以排出胃肠道内剩余的毒物。

（1）催吐：吸入毒物在 6h 以内，都应采用催吐。特别适用于神志清醒、合作、听话的小儿。但不适用于婴儿及强酸、强碱中毒者。急救的方法就是先让患儿饮服 1∶2000 高锰酸钾溶液刺激胃黏膜引起呕吐。此液还可氧化多种生物碱，也可饮服温开水，每次 100 ~ 200mL，然后用压舌板或筷子刺激咽后壁，引起反射性呕吐。可反复饮服多次，直到呕吐物不含毒物为止。也可让患儿喝饱和盐水或口服吐根糖浆，每次 0.1 ~ 0.2mL/kg 催吐。

（2）洗胃：对婴幼儿或昏迷小儿（强酸、强碱中毒不能洗胃）因不能口服催吐，故应尽早洗胃。一般要求吸入毒物 6h 以内者都应洗胃，以迅速清除毒物，减轻中毒症状。以下情况洗胃不应受时间限制：①服入毒物量较多。②毒物在胃内排空时间延长者（如有机磷中毒）。③毒物吸收后还可经胃再分泌者（如有机磷中毒）。④带肠衣的药片。

洗胃液常用温开水或生理盐水。也可根据毒物种类不同采用特殊洗胃液，如杀鼠药磷化锌中毒用 0.2% 硫酸铜溶液（沉淀作用）或者液状石蜡（使磷化锌呈混悬液防止吸收），也可用 1∶5000 高锰酸钾液（氧化作用）等。

（3）导泻：一般在催吐或洗胃后给予泻药（洗胃时可从胃管注入）。对于强酸、强碱中毒及严重腹泻者禁用。泻药常用 25% 硫酸镁溶液，剂量每次 0.4 ~ 0.5mL/kg（或每岁 1g，最大不超过 10g）。也可用中药六明粉（朴硝 1.5 ~ 2.5g 或大黄末 2.5 ~ 10g，温水冲服或自胃管注入）。中毒 6h 以上的小儿或已服过泻药 2h 还未排便者，应用生理盐水或 0.5% ~ 1% 肥皂水洗肠。

2. 皮肤接触中毒

应迅速脱去污染衣物，冲洗皮肤、毛发等。强酸、强碱污染皮肤，要用干布擦干后冲洗。

强酸用 3% ~ 5% 碳酸氢钠溶液或肥皂水。强碱用 3% ~ 5% 醋酸溶液或食用淡醋。有机磷用肥皂水或微温清水冲洗。

（二）促进毒物排泄

因毒物大多经肾排泄，故应大量饮水增加排尿。不能饮水者应用 10% 葡萄糖注射液静脉滴注。必要时应用利尿剂。

（三）特效解毒药物

针对不同毒物采用不同的特效解毒药物，如有机磷中毒用阿托品，亚硝酸盐中毒用亚甲蓝等。应用这些药物要及时，并注意其不良反应。

（四）对症处理

要根据具体情况，有目的地进行：①控制惊厥。②救治呼吸衰竭。③救治循环功能衰竭。④纠正水、电解质紊乱。⑤保护重要器官功能。⑥预防、治疗继发感染。

四、诊治评述

小儿急性中毒的诊断：①要及时、准确、果断。②要明确毒物性质和中毒时间及其剂量。③及时抢救，给予特效解毒剂，保护神经、呼吸、循环以及肝、肾等脏器功能，防止多器官功能受损。

病史不清者可参考常见中毒特征性症状和体征协助诊断。

毒物进入体内，依据毒物性质不同可产生不同器官或系统受累表现：①呼吸中枢被抑制产生中枢性呼吸衰竭。②心肌受损可产生中毒性心脏损害。③毒物直接或间接作用于中枢神经系统，使脑微循环障碍，脑细胞水分增多形成弥漫性脑水肿，产生神经精神症状，称为中毒性脑水肿或中毒性脑病。④毒物损害肝可产生中毒性肝炎或称中毒性肝病，表现为肝区疼痛，有压痛及叩痛，肝大，黄疸，转氨酶升高，胆红素增高，严重者可发生肝性脑病。⑤许多具有刺激性的气体和药物可引起肺水肿。⑥进入体内的毒物最终都以其分解产物从肾排出，直接或间接地损害肾，发生急性肾衰竭。⑦许多毒物还可使红细胞破坏引起急性中毒性溶血，甚至使造血功能抑制。这些损害可单一出现，也可几种损害先后出现，而使病情加重。抢救者必须细致观察，及时发现异常症状与体征，并积极给予相应治疗。

小儿急性中毒的预后取决于毒物的种类、性质、剂量、受累脏器的多少、临床症状轻重以及急救是否及时与恰当。近年又应用 PRISMA 血液净化机进行静 - 静脉连续滤过 + 透析、血液灌流以及血浆置换等疗法使急性中毒的预后大为改观。但值得提出的是二氧丙嗪中毒预后多严重。1996 年，中国医科大学附属盛京医院 PICU 报告 37 例小儿二氧丙嗪中毒，抢救成功率为 75.7%。在抢救成功因素中，就诊早、彻底洗胃是关键。在这些病例中，2h 以内就诊立即洗胃者全部成活。4h 以上就诊后洗胃者全部死亡。该药直接抑制延髓咳嗽中枢。本组最少口服 35mg（2.3mg/kg），最大 250mg（16.5mg/kg）。

第二节　食物中毒

食物中毒是指人摄入了含有生物性、化学性有毒有害物质后或把有毒有害物质当作食物摄入后所出现的非传染性的急性或亚急性疾病，属于食源性疾病的范畴。食物中毒既不包括因暴饮暴食而引起的急性胃肠炎、食源性肠道传染病（如伤寒）和寄生虫病（如囊虫病），也不包括因一次大量或者长期少量摄入某些有毒有害物质而引起的以慢性毒性为主要特征（如致畸、致癌、致突变）的疾病。

一、食物中毒的分类

（1）细菌性食物中毒：分为中毒感染和毒素中毒两类。前者如沙门菌属中的某些细菌、蜡样芽孢杆菌等。后者常见的有葡萄球菌肠毒素、肉毒杆菌毒素引起的食物中毒。

（2）真菌毒素与霉变食品中毒。

（3）化学性食物中毒，是由于食用了受到有毒有害化学物质污染的食品所引起的。化学性中毒食品，主要有 4 种：①被有毒有害的化学物质污染的食品。②误为食品、食品添加剂、营养强化剂的有毒有害化学物质。③添加非食品级的或伪造的或禁止使用的食品添加剂、营养强化剂的食品，以及超量使用食品添加剂的食品。④营养素发生化学变化的食品，如油脂酸败引起的食物中毒。

（4）有毒动植物中毒：食入有毒的动物性和植物性食品引起的食物中毒。多由以下 3 种情况引起：①某些动植物在外形上与可食的食品相似，但含有天然毒素。②某些动植物食品由于加工处理不当，没有去除不可食的有毒部分，或没有去除其毒素引起中毒。常见的有猪甲状腺、青鱼胆、四季豆、黄花菜、未煮熟的豆浆等引起的食物中毒。③少数保存不当产生毒素，如发芽土豆的龙葵素引起的食物中毒。

二、食物中毒的诊断

食物中毒诊断基础在食物中毒调查所占有的资料，把这些资料进行整理，用流行病学的方法进行分析，结合各类各种食物中毒的特点进行综合判断。其判定依据有以下几个方面。

（一）与进食的关系

中毒患儿在相近的时间内均食用过某种共同的中毒食品，未食用者不发病，发病者均是食用者，停止食用该种中毒食品后，发病很快停止。

（二）食物中毒特征性的临床表现

发病急剧，潜伏期短，病程也较短，同一起食物中毒的患儿在很短的时间内同时发病，很快形成发病高峰、相同的潜伏期，并且临床表现基本相似或相同，一般无人与人之间直接传染，其发病曲线没有尾峰。

（三）实验室资料

从不同患儿和中毒食品中检出相同的病原，但由于报告的延误可造成采样不及时或采不到剩余中毒食品或者患儿已用过药，或其他原因未能得到检验资料的阳性结果，通过流行病学的分析，可判定为原因不明的食物中毒。对原因不明的食物中毒，流行病学的分析报告至关重要，该报告必须满足食物中毒流行病学特征性的要求。

三、常见食物中毒特点与防治

（一）沙门菌属食物中毒

以鼠伤寒、肠炎和猪霍乱杆菌最常见。

1. 临床表现

中毒发生的原因主要是食品被沙门菌污染、繁殖，再加上处理不当，未能杀死沙门菌。在加工被污染的猪肉及内脏时，常因加热不够或切块太大，食品中心部分仍有存活的细菌，食后可致中毒。另外，在患病的牛乳中，如加热不彻底也可中毒。生、熟肉食在加工及储存过程中，如刀具、菜板、储存容器再次被感染。虽然本病全年均可发生，但大多数发生在 5 ~ 10 月，其中 7 ~ 8 月最多，通过苍蝇、鼠类等污染食品、水源等也可造成中毒。

沙门菌食物中毒的潜伏期最短 2h，长者可达 72h，平均为 12 ~ 24h。主要有三种表现类型，即胃肠型、伤寒型、败血症型，以胃肠型最为常见。前驱症状有寒战、头痛、头晕、恶心与痉挛性腹痛，继之出现呕吐、腹泻、全身酸痛或发热。每天腹泻可达 7 ~ 8 次。体温一般在 38 ~ 40℃，病程 3 ~ 5d，一般 2 ~ 3d 腹泻停止，体温恢复正常，一般情况好转。严重者可因脱水、酸中毒、无尿、心力衰竭等危及生命。本病可根据病史、发病中的表现、细菌学及血清学检验确定诊断。

2. 防治

首先应禁食病畜、病禽，注意饮食、饮水卫生，对肉、禽、奶、蛋类食品加工、储存应严防污染。

（二）副溶血性弧菌（嗜盐性）食物中毒

副溶血性弧菌（嗜盐性）广泛生存在近岸海水中，海底沉积物和鱼贝类中。本病在沿海多见，不过由于人们生活水平提高，交通方面，目前在内陆各大城市也成为一种很常见的食物中毒。病原体为一种嗜盐性细菌，主要在夏、秋季流行，多因进食被污染的海产品，最常见为带鱼、螃蟹、墨鱼等，其次为被污染的蛋品、肉类、蔬菜、腌制品等引起中毒。

1. 临床表现

潜伏期一般较短，最短 2 ~ 3h，长者可达 3 ~ 4d，多为 10h 左右。起病急骤，腹痛、腹泻、呕吐、畏寒及发热。腹痛多为上腹部，脐周部位呈阵发性腹痛，腹泻每日 5 ~ 6

次，多者可达 20 次以上。大便多呈黄水样或黄糊便，有时也呈洗肉水样血水便，部分有脓血样或黏液样便，与细菌性痢疾有区别的是很少有里急后重或不明显。由于吐泻常有脱水现象，重度脱水可伴有声音嘶哑和肌痉挛，少数患儿出现意识不清，面色苍白或发绀以及休克。临床类型多样，可呈典型的胃肠炎型、菌痢型、中毒休克型等。本病病程一般为 1 ~ 6d，预后较好。

2. 诊断

本病流行季节 7 ~ 9 月，根据进食可疑食品（腌渍品、海产品），集体发病，潜伏期短，起病急，发热、腹痛，较其他肠道传染病病情严重，明显失水及腹泻呈血水样便等特点，对可疑食品进行培养，有条件可做细菌分离检验。

3. 防治

（1）动物性食品应煮熟，不吃生的和未彻底煮熟的海产品。

（2）避免生熟食品交叉感染。

（3）生吃海蜇等凉菜，应在切好后加入食醋浸泡 10min，因为副溶血性弧菌不耐酸，在稀释 1 倍的食醋中经 1min 即可死亡。

（4）对发病者要给予支持及对症治疗，腹痛者给予颠茄或阿托品，纠正水与电解质、酸碱平衡失调，及时补液。血压下降者，应进行抗休克治疗。注意抗感染。

（三）河豚中毒

河豚鱼的毒素主要有河豚毒及河豚酸两种，集中在卵巢、睾丸、肝、肠等组织和血液中。河豚的毒素毒性稳定，经盐腌、日晒和烧煮均不能被破坏。有学者认为，其毒性较剧毒的氰化钾还要大 1000 多倍。河豚毒素能使神经麻痹，阻断神经肌肉的传导、感觉、运动，主要是使脑干中枢和神经末梢麻痹，其毒素经胃肠道及口腔黏膜均可吸收。

1. 临床表现

河豚毒素中毒的特点是发病急剧，一般可在食后 0.5 ~ 3h 内迅速发病，病情进展快，发病后 4 ~ 6h 可发生死亡。典型病例是开始全身乏力，胃部不适，恶心、呕吐、腹痛、腹泻，继之出现口唇、手指、舌尖麻木，随之病情继续进展，四肢肌肉麻痹，共济失调，丧失运动能力，导致瘫痪状态。重者吞咽困难，言语不清，呼吸困难，心律失常，昏睡昏迷，最后引起呼吸中枢麻痹和血管运动中枢麻痹而死亡。河豚毒素在人体内解毒和排泄较快，如发病超过 8h 者多可存活。

2. 急救措施

（1）争取尽快排出毒物，用 5% 碳酸氢钠溶液洗胃。洗胃完毕从胃管注入硫酸镁导泻。

（2）及时补液，维持水与电解质平衡，促进毒物排泄。

（3）肌肉麻痹用番木鳖碱肌内或皮下注射。

（4）呼吸困难者给予吸氧，人工呼吸，必要时行气管插管，机械通气。

（四）亚硝酸盐中毒

亚硝酸盐在自然界普遍存在，食物及饮水中常有一定量的硝酸盐。当硝酸盐在某些情况下，如硝酸盐还原菌（大肠杆菌、沙门菌、产气杆菌等）还原为亚硝酸盐后，被食入后就可引起中毒。

1. 病因

（1）食入含大量亚硝酸盐蔬菜，一般是叶菜类，如小白菜、芹菜、韭菜、甜菜叶、萝卜叶、莴苣等含有较多的硝酸盐，这些蔬菜如果储存时间长，一旦开始腐烂，亚硝酸盐含量就会明显增高。蔬菜腐烂越重，亚硝酸盐含量增高就越明显。

（2）新腌制的蔬菜，在腌制 2 ~ 4d 后亚硝酸盐含量增高，7 ~ 8d 达到最高。同时与食盐浓度及腌制的温度也有一定关系（如 5% 的盐水在 37℃ 左右时所产生亚硝酸盐浓度最高；如 15% 盐水则无明显变化）。因此腌制蔬菜在 8d 以内，食盐浓度在 15% 以下时，易引起亚硝酸盐中毒。变质腌菜中亚硝酸盐含量最高。

（3）烹调后的熟菜放在不洁的容器中存放过久，在硝酸盐还原菌的作用下，熟菜中的硝酸盐被还原成亚硝酸盐。

（4）当消化功能紊乱，胃酸浓度低下时，大量食用硝酸盐含量较高的蔬菜，且肠内硝酸盐还原菌大量繁殖，致使胃肠道内亚硝酸盐产生速度加快，体内又不能及时地将大量的亚硝酸盐分解成氨，这时亚硝酸盐大量吸收入血而引起中毒，常称为肠源性发绀。

（5）某些地区的井水中也含有较多的硝酸盐及亚硝酸盐（一般称苦井水）。使用这些水煮饭（粥），存放不当，时间过久，也会引起中毒。其他如奶制品、腌制品加工过程处理不当，均能造成亚硝酸盐中毒。

2. 临床表现

纯亚硝酸盐中毒潜伏期一般为 10 ~ 15min，由于大量食入青菜类引起亚硝酸盐中毒的潜伏期为 1 ~ 3h，长者可达 20h。中毒的一般表现为精神萎靡、头晕、头痛、乏力、心悸、嗜睡、烦躁不安、呼吸困难；伴有恶心、呕吐、腹胀、腹痛、腹泻等症状。本病的特征表现是发绀，口唇、指甲和全身皮肤出现发绀。严重时神志不清、抽搐、昏迷、呼吸困难、血压下降，甚至发生循环衰竭及肺水肿，常因呼吸衰竭而死亡。

3. 急救措施

使患儿处于空气新鲜、通风良好的环境中，注意保暖。进食时间短者可催吐，或大量饮温水产生反射性呕吐。根据病情进行洗胃和导泻。亚甲蓝溶液以 25% 葡萄糖注射液稀释后缓慢静脉注射（剂量为 1 ~ 2mg/kg），必要时可重复应用。维生素 B_{12} 及辅酶 A 等也可应用。大剂量维生素 C 可收到良好疗效。必要时应给予吸氧，使用呼吸兴奋药，输新鲜血或换血等治疗。

（五）肉毒杆菌食物中毒

主要是由于食入含有肉毒杆菌毒素的食品而引起的食物中毒，是细菌性中毒中症状重、病死率高的一种毒素型食物中毒。肉毒杆菌是革兰阳性厌氧杆菌，有芽孢，广泛分布于土壤、江河湖海污泥中及鱼类和动物粪便中，借其芽孢可长期存活。耐高温，在适宜条件下可迅速生长，大量繁殖，同时产生一种以神经毒性为主要特征的可溶性剧毒的肉毒毒素（外毒素）。

1. 病因

可因饮食习惯和膳食结构不同而异。国外多为火腿、香肠、罐头食品；我国主要见于家庭自制发酵豆、面制品（豆酱、面酱、红豆腐、臭豆腐、豆豉等），也见于肉类和其他食品。

2. 临床表现

潜伏期 6h ~ 10d，一般为 1 ~ 4d，早期有全身乏力、头晕、食欲缺乏，以后逐渐出现视物模糊、眼睑下垂、复视、瞳孔散大等神经麻痹症状；重症患儿则出现吞咽、咀嚼、语言障碍、呼吸困难，头下垂、运动失调、心力衰竭等。体温、血压正常，无感觉障碍，意识清楚。病死率较高，多死于发病后 10d 内。

3. 治疗

治疗原则：①减少毒素吸收。②抗生素治疗。③促进神经肌肉的功能恢复。④静脉输液，对症支持治疗。经积极治疗后逐渐恢复健康，一般无后遗症。

（六）葡萄球菌食物中毒

葡萄球菌广泛分布于自然界，健康人的皮肤和鼻咽部、化脓灶都有该菌存在。该菌为革兰阳性球菌，不耐热，但能耐受干燥和低温。在适宜条件下可产生大量肠毒素。肠毒素（外毒素）是一种蛋白质，已知有 A ~ E 5 种抗原型，A 型的毒力最强，食物中毒多由此型所致。该肠毒素耐热性强，在食品中一般烹调方法不能破坏，须经 100℃ 2h 方可破坏。

1. 病因

主要为肉制品、剩饭、凉糕、奶及其制品引起，只随食物摄入活细菌而无葡萄球菌肠毒素不会引起食物中毒，只有摄入达中毒剂量的该菌肠毒素才会致病。肠毒素作用于胃肠黏膜，引起充血、水肿，甚至糜烂等炎症改变及水与电解质代谢紊乱，出现腹泻，同时刺激迷走神经的内脏分支而引起反射性呕吐。

2. 临床表现

潜伏期一般为 1 ~ 6h，多为 2 ~ 4h。主要症状有恶心、剧烈反复呕吐、上腹部疼痛、水样便，体温正常或低热。病程短，1 ~ 2d 即可恢复健康，预后一般良好。

3. 防治

加强饮食管理。治疗上以保暖、输液、饮食调节为主，一般不需用抗菌药物。

（七）毒蕈中毒

1. 临床表现

食入毒蕈后，多在数小时或十几个小时发病。最常见的是胃肠道症状，如恶心、呕吐、腹痛、腹泻。

吐泻严重者呈脱水状态，常有血容量不足、电解质紊乱，甚至血压下降，出现休克、心搏加速，呼吸急促。部分患儿神经、精神方面症状突出，如躁动不安、精神错乱、肢体麻木、活动障碍甚至抽搐。也有患儿有面色苍白、巩膜黄染、尿黄等溶血表现。

2. 急救措施

（1）立即刺激患儿咽部，引起呕吐反射，尽量吐出胃内残留的毒蕈。必要时洗胃、导泻。

（2）输入葡萄糖，保障患儿的入量及所需热量，补充丢失的钾、钠电解质。

（3）含巯基药物对毒伞肽类毒素有解毒作用，保护巯基酶的活性。

（4）阿托品可解痉止痛，对腹痛症状明显者可减轻症状。

（5）肾上腺皮质激素对毒蕈溶血素引起的溶血性贫血疗效较好。

（6）有肝损害、肝功能异常者需予以保肝药，并检查肝功能恢复情况。

（八）豆角中毒

1. 病因

豆角是人们普遍食用的蔬菜，主要是因为烹调时未熟透，食后引起中毒。如水焯后做凉拌菜、炒食，未能彻底破坏其所含毒成分，一般炖食者很少发生中毒。一般认为与豆角中毒有关的成分是豆角所含的皂苷和红细胞凝集素，具有凝血作用。

2. 临床表现

潜伏期一般为 0.5 ~ 3h，长者可达 15h，以胃肠炎为主的中毒表现。有进食未熟透豆角史，食后出现恶心、呕吐、腹痛、腹泻、头晕、头痛，少数人有胸闷、心悸、出冷汗、手脚发冷、四肢麻木、畏寒等，体温一般正常。一般病程短，恢复快，预后良好。有条件时可检验豆角中的红细胞凝集素。

3. 防治

豆角宜炖食，炒食不要过于贪图脆嫩，应充分加热，使之彻底熟透。通常无须治疗，吐泻之后迅速自愈。吐、泻严重者可对症治疗，有凝血现象者，可给予低分子右旋糖酐、肝素等。

（九）发芽土豆中毒

1. 中毒机制

发芽或青绿色土豆含龙葵素较高，特别是土豆芽、芽胚、芽孔周围，或土豆皮内呈青绿色部位，龙葵素含量更高。过高含量的龙葵素对人体有害，不仅有胃肠道反应，也可出现化学性发绀，还能抑制呼吸中枢。

2. 临床表现

过食发芽或青绿色不熟的土豆，几十分钟或数小时即可出现口咽部灼热、发痒，伴恶心、呕吐或腹痛、腹泻，严重者可以脱水，导致血压下降及电解质紊乱。部分患儿有口唇发绀、呼吸困难。重危患儿有神经系统表现，可瞳孔散大，肢体抽搐，甚至呼吸中枢麻痹。

3. 急救措施

（1）对急性中毒者首先催吐，必要时用 2% 碳酸氢钠或 1 ： 5000 高锰酸钾溶液或浓茶水洗胃。然后给患儿喝适量食醋，加速龙葵素的分解，最后用硫酸镁导泻，排出毒物。

（2）静脉输注葡萄糖，不仅能补充丢失的体液，也能促进毒物排泄，同时注意电解质平衡。

（3）有化学性发绀者应予吸氧，酌情静脉输注亚甲蓝和维生素 C。

（十）棉籽中毒

1. 中毒机制

棉籽含棉酚类，尤其是游离棉酚是血液毒和细胞原浆毒类酚毒苷，可以损害人体的神经、血管和内脏，发生毒性反应。

2. 临床表现

长期或大量食用棉籽、粗制的棉籽油或榨油后的棉籽饼发生中毒时，出现纳差、恶心、呕吐、腹胀、便秘、腹痛、便血等胃肠道症状，还可有头晕、嗜睡、口渴、多尿，由于排尿量显著增加，中毒者丢失大量电解质，血钾、钠、钙的水平低于生理正常值，患儿不仅四肢麻木无力，甚至呈软瘫状态。如果未能及时纠正，则容易发生呼吸肌麻痹或心脏骤停。在炎热夏季，棉籽中毒者还可以出现高热、面部肿胀、皮肤潮红、瘙痒症状。

3. 急救措施

（1）及早催吐，必要时洗胃和导泻。

（2）测定血钾、钠、钙的浓度，并根据血电解质稳定与否决定是否进行心电监护，有电解质紊乱者，尤其是低血钾者应及时纠正。

（3）夏季棉籽中毒者出现高热时给予温水擦浴或药物降温，皮肤红肿瘙痒者适当给予抗过敏药如氯苯那敏、赛庚啶等。

第三节　有机磷农药中毒

有机磷农药是目前应用最广泛的杀虫药，种类很多，根据其毒性强弱分为高毒、中毒、低毒三类。人体对有机磷的中毒量、致死量差异很大。由消化道进入较一般浓度的呼吸道吸入或皮肤吸收中毒症状重、发病急；但如吸入大量或浓度过高的有机磷农药，可在5min内发病，迅速致死。

一、诊断

（一）有机磷农药接触史

有机磷农药中毒的途径可通过皮肤进入人体，在喷洒过程的气雾可由呼吸道吸入，误服者由消化道吸收。其潜伏期也因中毒途径不同而有所差异。经口服者 5 ~ 20min 出现恶心、呕吐，以后进入昏迷状态；经呼吸道者，潜伏期约30min，吸入后产生呼吸道刺激症状，呼吸困难，视物模糊，而后出现全身症状；经皮肤吸收者潜伏期最长，一般为2 ~ 6h，吸收后有头晕、烦躁、出汗、肌张力减低及共济失调等症状。

（二）中毒症状

有机磷农药中毒症状出现的时间和严重程度，与进入途径、农药性质、进入量和吸收量、人体的健康状况等均有密切关系。一般急性中毒多在12h内发病，若是吸入、口服高浓度或剧毒的有机磷农药，可在十几分钟内出现症状以至死亡。皮肤接触中毒发病时间较为缓慢，但可表现吸收后的严重症状。本类农药中毒早期或轻症可出现头晕、头痛、恶心、呕吐、流涎、多汗、视物模糊、乏力等。病情较重者除上述症状外，并有瞳孔缩小，肌肉震颤，流泪，支气管分泌物增多，肺部有干、湿啰音和哮鸣音，腹痛、腹泻，意识恍惚，行路蹒跚，心动过缓，发热，寒战等。重症病例常有心动过速、房室传导阻滞、心房颤动等心律异常，血压升高或下降，发绀，呼吸困难，口、鼻冒沫甚至带有血液（肺水肿），惊厥，昏迷，大小便失禁或尿潴留，四肢瘫痪、反射消失等，可因呼吸麻痹或伴循环衰竭而死亡。吸入中毒的患者，呼吸道及眼部症状出现较早，口服中毒常先发生胃肠道症状，皮肤接触中毒则以局部出汗和邻近肌纤维收缩为最初表现，敌敌畏与皮肤接触处多出现红斑样改变，渐成水疱，患者有瘙痒、烧灼感。

按病情可分轻、中、重三级：①轻度中毒有头晕、头痛、乏力、恶心、呕吐、流涎、多汗、视物模糊、瞳孔缩小。②中度中毒除上述症状加重外，有肌束颤动，瞳孔明显缩小，轻度呼吸困难，腹痛、腹泻，步态蹒跚，轻度意识障碍。③重度中毒除上述症状外，瞳孔极度缩小，呼吸极度困难，昏迷，呼吸麻痹。

（三）辅助检查

（1）检验患者的呕吐物或洗胃时初次抽取的胃内容物，以及呼吸道分泌物，可以证明有机磷化合物的存在。

（2）测定尿中的有机磷分解产物，可以作为接触毒物的指标，有些并可协助进行早期诊断。

（3）血液胆碱酯酶活力测定，轻度中毒全血胆碱酯酶活性为正常值的 50% ~ 70%；中度中毒为正常值的 30% ~ 50%；重度中毒为正常值的 30% 以下。

小儿有机磷中毒的临床表现有时很不典型：某些患儿主要表现为头痛、呕吐、幻视、抽搐、昏迷等神经系统症状；有些则主要表现为呕吐、腹痛、脱水等消化系统症状；另有一些中毒患儿以循环系统症状为主，如心率减慢或增快，血压下降，出现休克现象；也有些主要表现呼吸系统症状，如发热、气喘、多痰以及肺部有干、湿啰音，哮鸣音等。偶有中毒患儿仅以单项症状或体征为主要表现，如高热，腹痛，惊厥，肢体软瘫，行路不稳，以致倾跌，全身水肿伴尿常规改变等。因此，临床有时误诊为脑炎、脑脊髓膜炎、急性胃肠炎、肠蛔虫病、中毒型痢疾、小儿或新生儿肺炎、肾炎、癫痫、急性感染性多发性神经根炎、药物（如巴比妥类、阿片类、氯丙嗪类、水合氯醛）中毒等。

对可疑病例，必须详尽询问与有机磷农药的接触史，对有关患儿的食（哺乳）、宿、衣着、接触物及游玩场所等均须全面了解；细致检查小儿有无有机磷农药中毒的特异体征，如瞳孔缩小（中毒早期可不出现，晚期瞳孔散大，偶有中毒患儿不出现瞳孔缩小，或在瞳孔缩小前有一过性散大），肌束震颤，分泌物增加如多汗、流涎、流泪、肺部啰音（急性肺水肿），皮肤出现红斑或水疱等。某些有机磷农药具有特殊的蒜臭味或芳香味。

二、鉴别诊断

（一）夏季常见病

在使用农药季节，特别是夏天，易将夏季常见的疾病或非有机磷农药中毒误诊为有机磷农药中毒，或将有机磷农药中毒误诊为急性胃肠炎、食物中毒、中暑、感冒和其他种类农药中毒，故应根据上述有机磷农药中毒诊断的主要依据与其他疾病的特点注意鉴别。

（二）其他种类农药中毒

目前除广泛使用有机磷农药外，还使用氨基甲酸酯类、拟菊酯类、有机氮类和有机硫类等农药。

1. 与氨基甲酸酯农药中毒鉴别

氨基甲酸酯类农药是可逆性胆碱酯酶（ChE）抑制剂，虽然中毒机制与有机磷农药中毒相似，但不同之处是氨基甲酸酯与ChE结合形成的氨基甲酰化ChE是可逆的，能迅速脱氨基甲酰化而恢复ChE活性。因此，中毒症状持续的时间短，一般不易引起严重中毒。

2. 与拟菊酯类农药鉴别

拟菊酯类属于神经性毒物，大多数属于低毒或中毒农药，中毒机制尚未完全阐明。实验表明，该类农药可使神经细胞通透性增加，钠离子通道"M"闸门关闭延缓，去极化延长，周围神经出现重复的动作电位，肌肉则持续地收缩，并有痉挛到麻痹。临床主要表现为中枢神经系统及消化系统症状。

3. 与有机氮类农药鉴别

有机氮类农药的中毒机制目前尚未完全阐明。现认为杀虫脒能抑制体内的单胺氧化酶，从而使5-羟色胺和去甲肾上腺素蓄积。杀虫脒农药中毒可能与生物胺蓄积有关。主要临床特点为意识障碍、发绀、出血性膀胱炎三大症状群。

三、治疗

（一）清除毒物，防止继续吸收

首先使患儿脱离中毒现场，尽快除去被毒物污染的衣、被、鞋、袜，用肥皂水、碱水或2%～5%碳酸氢钠溶液彻底清洗皮肤（敌百虫中毒时，用清水或1%食盐水清洗），特别要注意头发、指甲等处附藏的毒物。眼如受污染，用1%碳酸氢钠溶液或生理盐水冲洗，以后滴入1%阿托品溶液1滴。对口服中毒者若神志尚清，立即引吐，酌情选用1%碳酸氢钠溶液或1：5000高锰酸钾溶液洗胃。在抢救现场中，如无以上液体，也可暂以淡食盐水（约 0.85%）或清水洗胃。食入时间较久者，可进行高位洗肠。应用活性炭血液灌流可以清除血中有机磷毒物，对抢救小儿重度有机磷中毒有良好效果。

（二）积极采取对症治疗

保持呼吸道通畅；镇静；注意保护肝、肾功能；适量输液，以补充水分和电解质；注意营养，保暖，排尿，预防感染。

（三）解毒药物的应用

常用特效解毒药物：①胆碱能神经抑制药，如阿托品及山莨菪碱等。②胆碱酯酶复活药，如解磷定、氯解磷定、双复磷等。

特效解毒药物应早期、足量应用，并根据病情变化适量增减，治疗期间，监测胆碱酯酶活性，低于 30% 时，必须联合用药。以下剂量和用法可作为参考。

（1）轻度中毒：阿托品每次 0.02 ~ 0.03mg/kg，口服或肌内注射；或用氯解磷定每次 15mg/kg，肌内注射；或碘解磷定每次 10 ~ 15mg/kg，加于 5% ~ 25% 葡萄糖注射液 20mL 缓慢静脉注射。必要时，阿托品或后二者之一均可于 2 ~ 4h 重复 1 次，至症状消失为止，一般 1 ~ 2 次即可。

（2）中度中毒：阿托品与胆碱酯酶复活剂合用。阿托品剂量为每次 0.03 ~ 0.05mg/kg，30 ~ 60min 肌内或静脉注射 1 次。氯解磷定或碘解磷定剂量为每次 15 ~ 30mg/kg，静脉注射，2 ~ 4h 可重复 1 次（剂量减半），症状好转后逐渐减少药量及延长用药间隔时间。胆碱酯酶复活剂对谷硫磷和二嗪农等无效，治疗则以阿托品为主。剂量为每次 0.03 ~ 0.05mg/kg，15 ~ 30min 1 次，至病情好转后逐渐减量，并延长间隔时间。

（3）重度中毒：应用阿托品每次 0.05 ~ 0.1mg/kg，静脉注射。特别对危重患儿，开始应大量突击使用阿托品以挽救生命，首次可用 0.1 ~ 0.2mg/kg，静脉注射，10 ~ 15min 1 次，以后改为每次 0.05 ~ 0.1mg/kg（按首次半量），10 ~ 20min 1 次，至瞳孔散大，肺部啰音消退或意识恢复时，减量并延长注射时间。同时静脉注射氯解磷定或碘解磷定（每次 30mg/kg）。如症状无好转，可于 30min 后重复 1 次，剂量减半或 20mg/kg，以后视病情需要，可 2 ~ 4h 1 次，或改为静脉滴注 0.4g/h。如病情好转，逐渐减少阿托品及胆碱酯酶复活剂的用量，延长用药间隔时间，并考虑停止注射（病情好转 6h 以后）。待症状基本消失后至少还应观察 24h。此外，有机磷中毒时也可酌情选用山莨菪碱（代替阿托品）及双复磷。山莨菪碱的剂量和用法：轻度中毒每次为 0.3 ~ 0.5mg/kg，肌内或静脉注射；中度中毒每次为 1 ~ 2mg/kg，静脉注射；重度中毒每次为 2 ~ 4mg/kg，静脉注射。必要时每隔 10 ~ 30min 重复给药。双复磷的剂量和用法：轻度、中度中毒每次为 5 ~ 10mg/kg；重度中毒每次为 10 ~ 20mg/kg。根据病情，每隔 30min 至 3h 1 次。

以上所述胆碱能神经抑制剂及胆碱酯酶复活剂中的同类药物，每次只能选用一种，不可两种同时应用。另据报道，活性炭血液灌流抢救小儿重度有机磷中毒为一种安全有效的治疗方法。

四、救治经验与救治措施的改进

（一）清除毒物

体表清洗用淋浴式，经口中毒被呕吐物污染体表也应注意清洗。胃管插入困难者用小儿气管导管进入食管上段作引导，实用而有效。废除用清水代之以 0.9% 盐水（温开水 + 食用盐）洗胃。剖腹造口洗胃掌握好适应证，不宜过分提倡。血中毒物清除除换血外，尚可采用血液灌流等其他净化措施，疗效尚待进一步评价。

（二）胆碱能危象救治

抗胆碱药以阿托品积累的经验最丰富，目前主张先用阿托品并同时给氧，肺水肿控制后与中枢作用强的抗胆碱药交替使用。掌握使用原则，剂量个体化，急救方案宜将经口与经皮中毒分开为好。酸中毒增加阿托品的离子化而减少其脂溶性，有碍阿托品化，应及时纠正。注意阿托品过量中毒反应，不足与过量均有危险，当前应多注意过量中毒的危险。区分阿托品化与阿托品中毒，主要考察其中枢作用。过量中毒严重者，某些药理作用可能翻转。阿托品依赖者只能逐步减量停药。胆碱酯酶复活剂应注意不同品种的复活效应和时限，有所区别，但肟类的非胆碱酯酶复活效应，则不在此例。一般应先给冲击剂量，快速达到有效血浓度，然后给维持量。胆碱酯酶复活剂静脉注射应稀释，且速度宜缓慢，未经稀释即静脉推注有抑制呼吸作用。若剂量过大，甚至可引起复活剂中毒。正确评价复合解毒药，解磷注射液使用方便，发挥抗毒作用快，用于现场急救甚好。每支含氯解磷定 0.5g，阿托品 3mg，院内急救使用仍须根据病情，随时补充或调整抗胆碱药与胆碱酯酶复活剂的剂量。

第四节　消化道异物

消化道异物常见于婴幼儿和学龄前儿童，一般因患儿不慎误将异物吞入所致。吞入的异物种类繁多，以日常生活中的各种小物件最多见，如硬币、纽扣、别针、玻璃球、徽章、小电池和小玩具等。大多数异物可不经特殊治疗而随粪便自行排出体外。少数异物会因过长、过大、过尖、弯曲或多角形而停留在食管的生理狭窄部、幽门、十二指肠弯曲部或回盲部等部位。消化道异物因停留的部位、梗阻的程度、所引起的组织反应而产生各种症状和并发症，临床上常表现为消化道梗阻和穿孔，必须采取相应的措施，如经食管镜、胃镜或手术取出。

消化道异物的发生与儿童特有的性格及生理因素有关：如儿童好动，好奇心强，牙齿尚未成熟等。常见原因有：①小儿因好奇心及贪玩贪食，喜欢将硬币、金属或塑料玩具、笔帽、纽扣、钉子、纪念章等物放入口中，偶有不慎就可将口中异物咽入食管。②小儿进食急，异物容易滑入消化道。③小儿牙齿尚未长成，不能细嚼食物常囫囵咽下，易将竹签、鱼刺、鸡骨或其他较大异物咽下。④家长及保育人员对儿童的卫生教育不够，个别小儿有长期咬吃头发的怪癖，发团存积胃内形成异物。⑤在出产柿子、黑枣的地区，小儿在空腹时进食较多的柿子或枣时可引起胃柿石症。⑥因小儿无知或肛门部瘙痒，将异物塞入直肠。

为避免发生消化道异物，应从以下几方面入手：①保健部门及儿童教育机构就消化道异物的病因、危险性及治疗对家长、教师和儿童进行广泛宣传。②培养儿童养成良好的习惯，进食时要细嚼慢咽。③教育儿童不要把小玩具及金属类物品放入口中。④有些植物性异物与季节有关，如蚕豆多发生在 7 ~ 8 月，花生及枣核多见于 10 月以后，在好发季节应加强宣教。⑤小儿啼哭吵闹时不应给食物，进食时不能恐吓或打骂。

一、食管异物

食管异物约占消化道异物的 1/4，容易发现，求医焦躁，可用食管镜取出异物，预后较好，有时因贻误治疗而发生并发症。

食管异物发生部位：食管有五处狭窄，即在环咽肌、主动脉弓、气管分叉横过处、横膈及贲门。最狭窄的部位在环咽肌（即颈段食管），因该处前后有软骨及颈椎体的限制，扩张度小，同时由于环咽肌的收缩作用，异物最易停留。异物若能通过此处，多半也可通过食管其他狭窄部位。有文献报道，此处异物约占食管异物总数的 65%。

（一）临床表现

发生食管异物后所出现的症状与异物的大小、性质、形状及部位、病期有关。

1. 颈段食管异物

有哭闹不安、喉痛、口水增多、吞咽困难、哽噎及异物感、呕吐，拒食甚至不能咽食，如异物压迫咽喉或气管可出现反射性喉痉挛、咳嗽、哮鸣、呼吸困难甚至窒息。患儿头部往往偏于一侧，或将身体俯伏、前屈。

2. 胸段食管异物

可出现胸骨后疼痛，吞咽时疼痛加剧。因周围组织较宽松，所以梗阻和呼吸道症状比较轻。尖锐异物可伤食管黏膜，在呕吐物中带血或呕血；当异物在第一狭窄处时可阻碍吞咽，口涎外溢更为明显。

3.其他表现

食管异物停留时间较长或食管穿孔，可引起附近组织及器官的炎症病变。如食管周围炎、食管周围脓肿、纵隔炎或脓肿等，此时除局部疼痛加剧外，尚可出现全身发热及中毒症状，严重者可衰竭死亡。

（二）诊断

1.病史及症状

有吞咽异物病史，常出现吞咽困难、吞咽疼痛、异物感、咳嗽、流涎等症状。如患儿头部偏向一侧对诊断极有帮助。极少数患儿的病史及症状均不典型，如有发热、啼哭不安或不思进食，应注意是否有异物存在。如食管异物已发生并发症，临床上可出现相应的体征及全身症状。

2.X线检查

X线检查不但有助于显示异物的位置、大小、形状，且能帮助判断有无并发症发生，每例食管异物患儿均应做X线检查。食管异物多数为金属形物体，X线检查可显示阴影；对非金属性食管异物，如各种谷类及果核，检查时可令患儿吞咽含稀钡液的小棉球，能观察到钡影缺损或停滞现象；细长尖锐的异物，可见浸钡的棉花被钩挂而显示阴影。X线检查对食管穿孔所致的颈部皮下及纵隔气肿、纵隔炎、胸腔炎症及肺脓肿的诊断均有较大的帮助。

3.直接喉镜和食管镜检查

可收到诊断、治疗的双重效果，经各种检查均为阴性者，最后应行食管镜检查，方能确定是否有异物存在及异物所在的位置。直接喉镜检查较方便，容易诊断并取出位于第一狭窄处的异物。

（三）并发症

食管内存留异物，如不及时去除，则可发生各种并发症，常见的有以下几种。

1.食管炎

骨类或其他尖锐外形的异物，停留在食管内易损伤食管壁，异物也可因堵塞食管近端的分泌物刺激食管壁，容易引起感染发炎，此时患儿常诉胸骨部位疼痛、发热等。如炎症向食管壁周围蔓延，则发生食管周围炎或脓肿。外形扁平且光滑的金属性异物，如钱币因刺激性小，很少发生这种并发症。

2. 颈部皮下气肿及纵隔气肿

有梗塞于食管内的尖锐性异物，如枣核、鱼刺等穿破食管壁引起，随呼吸及吞咽动作，空气可由伤口进入颈部皮下软组织或纵隔内。患儿有颈部肿胀、呼吸困难，皮下可触及捻发音，X线检查有助于诊断。

3. 纵隔炎或脓肿

发生食管炎或异物穿破食管壁后，感染可向食管周围扩散蔓延，如未及时控制，可发展成纵隔炎或脓肿，需手术切开及大量抗生素治疗始能治愈。

4. 胸腔及肺部感染

食管异物如嵌顿在气管交叉的食管狭窄处，可压迫呼吸道而发生梗阻及咳嗽，日久可发生食管气管瘘（或食管支气管瘘），此时炎症波及胸腔或肺部。由于异物堵塞，上端气管内分泌物通过受阻，容易反流入呼吸道，也可发生胸腔感染或肺部脓肿。

5. 主动脉穿孔出血

骨刺停留在食管与主动脉交叉狭窄处，可因异物的压迫及食管周围感染化脓侵及血管壁，使血管壁糜烂穿孔而引起致命的大出血。

6. 食管瘢痕性狭窄

由于异物刺激引起局部炎症性狭窄，以后发生瘢痕性狭窄。

（四）治疗

食管镜检查是目前最理想的治疗手段，既可进一步明确诊断，又能取出异物。小儿做食管镜检查必须在全麻下进行，镜管应缓慢进入，认清异物的形状、位置后，吸净异物周围的分泌物，然后再取出异物。切不可粗暴操作，以免穿破食管。细小及扁平的异物，检查时易因镜管超越而被忽略，应仔细窥视。

如食管镜检查失败或有穿孔的并发症，可采用食管切开术或开胸术取出异物。位于环咽肌处的异物，应用大小合适的喉镜，可在直视下将异物取出。对于塑料制品异物，使用电灼后有利于取出；大于食管镜的异物可在钳夹后与镜子一同取出。若异物处在食管与主动脉交叉处，食管镜检查时可见异物有搏动，若异物刺入较深，有出血可能时宜开胸取出异物。

二、胃十二指肠异物

胃十二指肠异物多为经过食管下咽的物品，如果核、头发、缝针、小玩具等，除少数发生胃十二指肠穿孔、梗阻外，很少出现症状，多数可通过消化道经由肛门排出。

胃十二指肠异物可分为两大类：一类为咽下性异物，多为金属性异物；另一类为咽下的某些食物或毛发，在胃内积聚成团块，又称为胃内毛粪石或胃石症。

（一）症状

胃十二指肠咽下性异物，一般无明显自觉症状，锐利异物损伤胃黏膜后可出现上腹痛、恶心、呕吐，呕吐物带血或呕血；有些尖锐性异物，如缝针可穿破胃壁而移行到腹腔，被包裹形成局限性脓肿；如异物停留在十二指肠不能通过，则可出现部分性高位肠梗阻症状。

（二）诊断

有误食异物的病史，如为金属性异物，可通过 X 线检查来确定异物的位置、形状、大小；如为非金属性异物，可吞服带有钡液的小棉花球做 X 线检查，以显示棉花纤维附着的异物影。

（三）治疗

胃十二指肠金属性异物，可等待自行排出，但需定期做 X 线检查，观察异物是否向肠道移动。如异物停留在固定位置超过 5d 者，宜尽早手术，因可刺破胃或十二指肠壁。术前当日再进行 X 线检查，以明确异物的位置，如异物已移动位置而未被发现可造成手术困难。

三、肠道异物

肠道异物绝大多数为异物吞入经过食管、胃而到达肠道。金属性异物绝大部分能通过回盲瓣而自行排出体外。由植物团块形成的异物可被肠内容物包围，形成肠石症。肠石症或较大的尖锐的异物因排出困难、嵌钝、穿孔而引起肠梗阻或肠穿孔而发生腹膜炎，需手术治疗。

（一）诊断

1.病史

有吞入异物的病史。

2. X 线检查

X 线检查明确诊断，确定异物的大小、位置；对植物性团块，可发现梗阻以上肠段呈代偿性肥厚扩张，梗阻以下肠管可正常或略为收缩。

3. 食管钡棉透视

透过性异物可用稀钡加棉花纤维而使异物显影。

（二）治疗

1. 保守治疗

肠道异物一般先采用非手术疗法，通常 4～6d 可自行排出体外。必须根据临床体征，并掌握异物的性质、形态、部位及数量的基础上选用保守治疗方法。保守疗法的适应证：①细而短、短而钝的异物，如 3～5cm 的铁钉。②竹筷等 7～10cm 长的斜形异物。③吞咽异物时间短，数量少，并很快到达结肠的异物。

治疗方法：①应用解痉药物，如阿托品、颠茄、山莨菪碱、甲氧氯普胺、丙胺太林等。②口服棉球，每餐 2～3 只或进食富含多纤维素的食物，如青菜、韭菜、芹菜等。③多次重复 X 线检查，每日或隔日腹透一次。对非金属异物，每 2～3d 进行钡剂检查一次，以了解异物在胃肠道移动到情况。观察期间不宜食用泻剂，否则可因肠蠕动增加反而引起异物嵌钝或肠穿孔。

2. 手术治疗

原则是尽早取出异物，这样既可减少患儿痛苦，又能减少并发症的发生。手术适应证：①异物数量多，长期存留在胃肠道内无法排出。②长、粗、锐的异物。③吞食异物后腹痛、呕吐及嵌顿、出血、穿孔的患儿。④保守治疗无效者。

手术注意事项：①术前要明确异物存留的部位，并于手术日晨再进行腹部透视或拍片进行检查，观察金属异物有无变动。②对异物造成的大出血、穿孔及腹膜炎病例，术中要仔细分离，严密止血，取净异物，修补穿孔，置烟卷引流。③对术中无法查清的异物，必须按照术前定位方向寻找，应扩大切口，充分暴露，反复探查或进行术中 X 线拍片或在透视下观察，然后按标记取出异物。

四、直肠异物

（一）病因

直肠异物在小儿中比较少见，其发生原因大致有以下几种情况。

1. 上消化道下移的异物

异物由上消化道下移停留在直肠内，如吞咽下的果核、塑料或金属小玩具、硬币等，此类异物多数可随大便排出体外。

2. 误塞入肛门直肠的异物

幼儿或学龄前儿童，可误将异物塞入肛门后进入直肠，如笔帽、塑料或金属小玩具、玻璃球、电线、小玻璃瓶等。少量的光滑小异物，临床上可无任何症状，部分可随大便排出，多而大的异物可填塞直肠引起大便困难，严重者可有肠梗阻表现，有的有下坠感，致患儿哭闹不安。如异物不光滑，可损伤直肠黏膜，引起便血。

3. 医源性异物

少数可由医源性原因引起直肠内异物存留。如肛门成形术后用橡胶管或塑料管进行肛门扩张而不慎将导管脱入直肠内，灌肠时塑料接头滑入直肠内等，及时取出，不致有任何后患；如未能及时取出异物，则异物压迫肠壁，可致肠壁坏死、感染，发生直肠周围炎症或脓肿，如向前压迫尿道，可导致尿道瘘的发生。

4. 粪石症

多无明显进食纤维性食物史，多以慢性或亚急性肠梗阻而就医。临床表现为间歇性腹痛、恶心、呕吐、便秘、食欲减退，腹部可触及质硬肿块。如出现机械性肠梗阻，则表现为阵发性腹绞痛、腹胀、停止排便排气，检查可见急性病容、肠型、肠蠕动波，腹部触痛明显，甚至出现腹膜炎体征。

（二）诊断

直肠异物的诊断比较容易，多数可获得异物置入的病史，但对幼儿或危重患儿的病史无法采集，诊断主要靠直肠指诊、X线钡剂造影检查，大多数可扪及异物并判定其形状。

（三）治疗

直肠异物多数能自行排出，或经灌肠用药后排出。体大或嵌塞于直肠，不能排出者可在麻醉下，肛门括约肌松弛后取出，取异物时助手必须于腹部加压，以防直肠异物向上位移。直肠内灌植物油或液状石蜡，有利于直肠异物排出。粪石症出现肠梗阻，则必须手术治疗；粪石较大肠管较紧，梗阻近段扩张、张力大、肠壁变薄，可行肠切开取石。

第五节 溺水

溺水是指水淹没面部及上呼吸道，继而引起窒息，导致生命处于危险状态。按照国际疾病分类法（ICD40），溺水（W65-W74）被划归到疾病和死亡的外因（V01-Y89）中的意外伤害。据 WHO 报道，意外伤害已成为了大多数国家 0 ～ 14 岁儿童的第一位死因。

一、流行病学

据 WHO 统计，每年全球有 450000 人死于溺水。在我国溺水是 0 ～ 14 岁年龄组的第一位死因。儿童溺水死亡率约为 8.77/10 万（1.86/10 万 ～ 13.38/10 万）。该年龄段占总溺死人数的 56.04%。1 岁左右的小儿 50% 以上溺于浴缸。2 岁以上小儿户外溺水明显增加，主要是由于小儿经验不足，失足跌入水塘或去河、湖游泳所致。溺水情况南方高于北方，城市高于农村，暑期发生率最高。一般认为非致死性溺水的发生率比致死性溺水高 2 倍。

二、病理生理

溺水后机体的变化依溺水的时间、水温、机体的神经系统反射情况不同而不同。但窒息、缺氧、血流动力学及血液生化改变是淹溺的基本病理生理基础。

（一）溺水至心跳停止的病理过程

溺水发出生后可出现以下五种情况。

1. 干性溺水

干性溺水指溺水发出生后上呼吸道吸入水反射性引起咳嗽及吞咽反应，喉头反射性痉挛致声门关闭，导致窒息、低氧血症和意识丧失，缺氧加重进而心跳停止。此型溺水气道内吸入的水极少，常以低氧血症及代谢性酸中毒为主，大多不伴有严重的呼吸性酸中毒。这类情况占死亡尸解中的 10% ～ 20%。

2. 湿性溺水

溺水后声门关闭导致低氧血症、神志意识丧失、随后声门打开，大量水进入呼吸道，导致严重肺损伤发生而加重低氧血症的代谢性酸中毒甚至心搏骤停。肺泡内液体潴留，通气血流比例下降及肺内分流增多，缺氧进行性加重。本型溺水较少，动物实验模型显示，必须注入海水 22mL/kg 或淡水 11mL/kg 以上才有可能发生。

3. 继发性溺水

继发性溺水指溺水 1h 内恢复的患儿，短时间内（从数分钟至 24h）发生肺炎及肺水肿以及由此引起的死亡，主要是由于缺血-再灌注损伤、吸入的水中所含的异物、污染物及毒素引起的炎症反应，出现发热、白细胞增多、呼吸功能不全和意识障碍等症状。

4. 浸渍综合征

坠入低于 5℃的冷水后，迷走神经反射引起心动过缓甚至心室颤动，导致心搏骤停。

5. 潜水反射

20℃以下冷水淹浸面部，进入口腔，经三叉神经引起迷走神经反射，导致心动过缓及心跳停止。低温可明显抑制血压及心脏搏动，对脑干反射的抑制作用尤为明显。中枢温度 < 32℃时，可致意识丧失；28℃时易发生心室颤动；22℃时，心跳停止。低温降低了脑组织的耗氧量，使神经系统的复苏有望。但对生死的判断非常困难，故应持续复温至 32℃以上方能判定。

（二）基本病理生理改变

1. 窒息

由于水的刺激引起喉痉挛，或声门关闭，或呼吸道被吸入的水、泥沙所阻塞而致呼吸骤停，机体处于严重缺氧状态。脑与心对缺氧最敏感，故窒息首先影响脑和心脏的功能，并引起代谢紊乱，发生酸中毒，从而加重病情的发展。窒息后血氧含量可在数分钟内降到原来的 1/10，造成脑和心肌缺氧，导致中枢性衰竭。淹溺后，由于在水中全力挣扎，组织耗氧迅速增加，加重了酸中毒的同时也增加了糖原的分解使血糖急剧升高。因此溺水后酸中毒的程度和血糖的浓度可作为估计溺水的时间及判断预后的重要依据。

2. 水、电解质、酸碱平衡紊乱

淡水和海水所含的成分不同，淹溺的病理生理也不完全一样。

（1）淡水淹溺：淡水进入肺泡后，由于渗透压低，肺泡面积大，很快就经肺泡壁吸收入血。使血液稀释，在 2min 左右就可以使血容量增加 1 倍。吸入的水主要在静脉系统存留，静脉压迅速增高，动脉压很快降低；低渗溶液进入血液循环后血液稀释，红细胞大量溶解，造成急性溶血性贫血。血红蛋白和钾离子释出，导致高钾血症，高血钾可引起心室纤颤或心搏骤停。由于血液被稀释，血钠、血氯、血钙等均降低。

（2）海水淹溺：吸入到肺内的多为高渗溶液（含氯化钠 3.5%）、使血管腔内大量液体渗出到肺泡，引起严重肺水肿加重心脏负荷而致心力衰竭，同时肺泡内充满含蛋白的血色黏稠液体，还可能使部分肺泡破裂，严重影响换气，血氧饱和度下降。海水中的盐类可迅速进入血液，3min 左右血钠含量可增加 2/3，最终血钙、血镁、血氯含量增加，造成严重的电解质紊乱。心跳停止的主要原因是缺氧，但出现的时间较迟，同时有全身组织普遍缺氧和代谢分解产物的增加，这些改变较为迟缓，因此溺于海水的人死亡较晚，可以挽救的时间也长于溺于淡水的人。

无论淡水或海水淹溺均可有泥沙、杂质、呕吐物等吸入肺内，引起呼吸道梗阻及支气管炎、肺炎，甚至肺胀肿等并发症，如吸入游泳池内含氯浓度高的水，还可刺激肺部引起化学反应。

（三）中枢神经系统改变

窒息、呼吸心搏骤停、酸中毒、脑组织缺氧均可引起脑水肿、脑细胞线粒体肿胀及脑细胞死亡。心肺复苏过程中，如不能迅速解除缺氧状态，或使组织血液灌注量迅速恢复至正常量的 30% 以上，可引发再灌注损伤，加速脑细胞的死亡。缺血缺氧性损伤时，引发钙离子细胞内流，花生四烯酸大量释放，自由基清除功能受到抑制（如 SOD，过氧化氢酶）等均可加重脑损害的过程，甚至引起体温调节中枢功能紊乱，出现持续高热或体温波动。观察淡水淹溺大鼠脑组织形态及病理学改变发现，脑内低氧诱导因子（HIF-1α）和血管内皮生长因子（VEGF）水平在淹溺发出生后随时间的延长水平逐渐升高，至淹溺后 1h 达高峰。HIF-1α 与 VEGF 表达呈正相关。脑水肿于淹溺后 3h 出现，12～24h 逐渐加重，24h 最重，40h 水肿较前略有减轻。提示机体可能通过促进 HIF-1α 合成进而上调 VEGF 表达来发挥护脑作用。

（四）急性脏器损伤

淡水淹溺后除导致窒息、溶血、循环系统衰竭外，还可出现严重肺水肿、全身炎症性反应综合征和多脏器功能不全。淡水吸入导致肺泡表面活性物质灭活，肺顺应性下降，肺泡表面张力增加，肺泡塌陷萎缩，肺泡容积急剧减少，呼吸膜破坏，发生 V/Q（通气/血流）比例失调，即使迅速复苏后，肺损伤过程仍持续进展，甚至会出现急性呼吸窘迫综合征（ARDS）。此外，肺泡内液体妨碍正常气体交换及氧合作用，溺水后肺泡壁及肺毛细血管损伤及血管活性物质的释放都可参与肺水肿的发生。动物鼠淡水肺淹溺后，肺组织糖皮质激素受体（GR）的数量进行性降低，后期糖皮质激素亲和力下降，而磷脂酶 A_2 的活性逐渐升高，加之因细胞肿胀 GR 构型发生改变而失去活性，使得其应激激素无法发挥正常生物学效应，而表现为肾上腺皮质功能衰退的病理生理过程。主要病理变化为：早期直接造成肺毛细血管损伤，通透性增加形成肺水肿。随后淡水入血引发全身炎症性反应，如炎症性递质的释放，磷脂酶 A_2 的活性升高等又造成继发性肺水肿形成恶性循环。皮质醇

（GC）通过 GR 发挥稳定细胞膜、降低毛细血管通透性、抑制炎症性细胞渗出及白细胞趋化物质释放的作用。GC 与靶细胞 GR 结合，诱导细胞合成磷脂酶 A_2 的活性抑制蛋白，进而阻断炎症性递质如血小板激活因子、白三烯、前列腺素 E 的生物合成而发挥作用。去除部分肾上腺，可使动物变得温和，在外来损伤的刺激下，其应激激素分泌不致过高。因而在淡水肺损伤的初期，肺损伤的程度比未切除部分肾上腺的动物要轻，而后期肺损伤比未切除肾上腺的动物损伤更大，肺水肿的程度更重，说明短时间内应激激素的释放入血，对溺水病程来说是有益的。

动物实验发现，肺组织是前列腺素（PG）代谢的重要器官，PG 通过一次肺循环约 90% 被灭活。绵羊肺内灌注海水后 5min 发现血浆血栓素 A_2（TXA_2）及 PG 的代谢产物，血栓素（TXB）、6- 酮 - 前列腺素 F_{1a} 升高。这可能是因缺氧使肺内合成前列腺素的血管内皮细胞、肺泡 II 型上皮细胞损伤或破坏，前列腺素从细胞内溢出增多的结果；或是损伤的肺组织对前列腺素灭活能力降低所致。高浓度的 TXB 一方面使支气管平滑肌收缩，气道阻力增加，肺泡通气功能降低，加重缺氧；另一方面使肺血管平滑肌收缩，血管阻力增加，肺动脉压升高，肺循环血量减少，加重肺缺血。TXB 还可强烈地促进血小板黏附、聚集、破裂和释放出血小板因子，促进微血栓形成，进一步加重肺循环障碍，使低氧血症不断发展和恶化。PGI 具有一定的支气管和血管扩张效应及抑制肺内的血小板聚集及驱散 ADP 诱发的血小板凝块。但由于海水淹溺后肺泡腔内水肿明显，肺泡通气量不可能因 PGI 对支气管的扩张效应而恢复正常，低氧血症无法完全缓解。相反由于 TXB 造成肺循环障碍、血管损伤作用还可因为 PGI 的扩血管效应使更多的血液成分从破损的血管处漏出而加剧肺泡腔及间质水肿和出血。因而肺泡通气功能不能明显改善，且使 PaO_2 维持在很低水平。表明 PGI 对机体的保护作用有限。因此，在改善肺泡通气功能的前提下，应用外源性 PGI 或选择性地应用 TXA 合成酶抑制剂。对于提高海水溺水患儿的 PaO_2 可能会起到有益的作用。

（五）迟发性肺水肿

迟发性肺水肿多出现在溺水患儿复苏稳定后 1 ~ 6h（最长可达 24h 以上），其原因是血容量过多，血浆胶体渗透压降低，肺泡壁细胞受损，肺泡表面活性物质减少等，继发性引起肺毛细血管缺氧性损伤，使其通透性增加，导致肺毛细血管渗出血浆成分，广泛透过肺泡膜，进入细支气管肺泡及间质内，形成肺水肿从而严重地阻碍呼吸功能。

另外，缺氧、溶血可损害肾功能，引起血红蛋白尿，造成急性肾衰竭。

三、临床表现

临床症状与淹溺的时间及吸入的水量有关。

刚跌入水时，可暂时屏住呼吸在水面上下浮动，吸入的水量可能很少，神志尚清楚，一般血压上升，心率加快，如被立即救起症状轻微。

溺水 1 ~ 2min 后，由于机体不能耐受长时间缺氧又开始呼吸，水经呼吸道进入肺内，引起激烈呛咳，经食管进入胃内引起呕吐，呛出物及呕吐物再被吸入肺内，从而加重呼吸道梗阻引起窒息。也有的溺水后即反射性引起喉痉挛，声门紧闭，虽没有或少吸入水到肺，仍可因窒息致死。此时神志模糊、呼吸浅表不规则、血压下降、心跳减慢、反射减弱。

溺水 3 ~ 4min 后，可出现重度症状，表现为发绀、颜面水肿、眼、口、鼻黏膜充血，并有血性泡沫样物自口、鼻流出，四肢冰凉、血压下降，神志不清或烦躁不安，常有肺部啰音及心律失常，如吞入水过多可见腹部膨胀。

咳嗽、发绀和呼吸衰竭最为常见。可有血性泡沫痰从上呼吸道涌出，呕吐、腹胀及心动过速。淡水淹溺者常有心室纤颤、惊厥、谵妄、头痛等神经精神症状。海水淹溺者口渴明显。

若溺于低于 20℃甚至低于 5℃水温时，由于低温的刺激产生迷走反射，可导致心动过缓、心室颤动和心搏骤停。

四、诊断

应迅速了解溺水的时间、水温、水的性质（淡水、海水、脏水），以及获救时的意识状态、有无自主呼吸、心率、瞳孔大小、对光反射、体温、血压及呼吸道分泌物的量及性质。弄清是否单纯淹溺或溺水前有无其他疾患（如癫痫、心脏疾患等），以及落水时有无骨折损伤。

五、治疗

溺死过程极短，抢救必须争分抢秒，原则是立即清除呼吸道梗阻，恢复自主呼吸，恢复心跳，加强监护，防止感染等并发症。要点是实施有效的心、肺、脑复苏和充分的呼吸管理，即保证从事故现场到初级急救至高级急救机构的转运的全过程中得到系统、连续的治疗。

（一）院前急救

1. 现场抢救

（1）离开水面在送往岸边过程中的急救：深水淹溺时，营救人员应从背面托起头或拉住胸游泳拖上岸边，保持溺水者鼻、口露出水面，并应保护好自己谨防被拖住身体。若溺水处距岸边很近或坠入冰洞，可用木棍、绳索或衣物等让溺水者抓住拉出水面。薄冰陷入时，营救人员应趴在冰面上，使用绳索或木棍等物让溺水者抓住，并在冰洞旁铺上木板，将溺水者拉上来，营救落井者，除用绳索、木棍等物让其抓住外，营救人员下井时必须先用绳索系好。

（2）岸边急救：施救者若受过复苏培训则患儿存活率为70%，反之则为40%。淡水海水淹溺的急救措施非常相似，改善恢复通气及组织护送医院是现场急救的主要任务。

一旦上岸应立即"控出"呼吸道积水，迅速恢复自主呼吸和心跳。但有学者认为淡水淹溺者一般肺内水已被吸收，肺内残留不多。因此不要一味"排肺水"而延误复苏时间。应尽快恢复有效通气，条件许可时淹溺者一被拖出水面就应该进行口对口人工呼吸。

"控水"的方法：施救者可取单腿跪式，将患儿腹部置于大腿上，背向上，头足下垂不时颠颤或压背抬胸，以控出呼吸道积水，也可将其俯卧于斜坡上，头低脚高，注意在"控水"时间不应超过1min。仰位时勿压迫腹部，以免水从胃逆流入呼吸道。同时应进行人工呼吸，清理呼吸道。立即撬开患儿口腔，迅速清除溺水者口中的泥沙、水草及呕吐物等。

如果是海水溺水，一定要先考虑"控水"，然后再进行心肺复苏抢救。但是不应一味强调"控水"。

2. 心肺复苏

如果溺水者呼吸心跳已停止，建立有效通气才是急救的首要措施。先进行心肺复苏，即口对口或口对鼻人工呼吸及心脏按压。一人立即开始人工呼吸或应用面罩加压给氧，另一人松解患儿紧裹的内衣、胸罩、腰带等。同时按压或针刺人中、会阴、合谷、内关、太冲等穴。行口对口人工呼吸，吹气量要大，以克服肺内阻力，吹气后按压胸部，以帮助呼气。胸外心脏按压与人工呼吸次数之比：单人抢救时为15∶2，双人抢救时为5∶1。按压频率为80～100次/分。边抢救边设法转送附近医院。心肺复苏过程中要观察大动脉搏动、神志、瞳孔变化情况，以及缺氧是否改善、自主呼吸是否恢复。

3. 注意保温

迅速测量患儿生命体征，尤应注意直肠温度，当温度低于30℃时，要积极进行复温治疗。在如此低的体温下，单纯依靠心肺复苏术是难以奏效的，因此迅速脱去患儿全身的湿衣服，用毛毯或棉被包裹，有条件的话换上干燥衣物。应用温水袋协助保暖或升高体温。温水袋常用温度为45℃左右，注意不能超过患儿体温15℃，以免烫伤。天气炎热时应将患儿置于阴凉处进行抢救。

4. 其他

有条件的话应及时建立静脉通道，保证抢救用药，补充电解质。转运途中救护：对于心肺复苏有效者，给予高流量氧气吸入。对心搏、呼吸未恢复者，继续行人工呼吸和胸外心脏按压，边转送边抢救，头部设法降温，如冷敷、置冰袋等。维持静脉通道及时用药。严密观察生命体征的变化，随时采取应急措施，做好观察记录。

（二）医院内的救治与监护

清醒的溺水患儿是否收入院取决于是否曾有水吸入。因为水吸入肺后患儿存在发生肺水肿的风险。肺水肿常在 4h 内发生。因此，若神志清醒、胸片正常、无明显低温、无缺氧和酸中毒的患儿不需要特殊治疗，但在离院前需进行数小时的监测，以排除血气和酸碱平衡进一步恶化的可能。如果 4h 后，患儿仍无肺水肿的症状出现，则可考虑出院。

若患儿有肺水吸入的迹象如咯血、肺部湿啰音、胸部 X 线检查示片絮状影和缺氧症状等入院留医的指征。

现场抢救后患儿呼吸、心跳没有恢复，不管淹溺时间长短，到医院后仍应进行正规的心肺复苏。

早期处理的关键措施有以下几种。

（1）气管插管：对意识不清者应行插管以防胃液反流，保证呼吸道通畅。

（2）心电监护：无脉搏的患儿可能存在缓慢型心律失常或心室颤动。

（3）鼻饲管：胃肠减压以辅助通气，减少胃反流的风险。

（4）直肠测温：使用可显示低温的温度计，插入肛门至少 10cm。

（5）动脉血气分析：空气吸入状态下动脉氧分压下降是肺水肿或肺不张伴有分流的征象。pH < 7 预示预后不良。

（6）胸部 X 线显示吸入液体，提示早期肺水肿。

（7）中心静脉导管：主要用于监测呼气末正压水平。

（8）血培养查找需氧及厌氧菌，败血症最常见，考虑外源性致病菌。脑脓肿为迟发并发症。

（三）抢救

1. 恢复呼吸，纠正低氧血症

无呼吸者应立即气管插管，吸出肺及气管中的水及污物，间歇正压给氧（IPPV）或呼气末正压给氧（PEEP），在 0.5 ~ 1.5kPa（5 ~ 15cmH$_2$O），使萎陷的肺泡扩张，防治肺水肿，适当通气以排出体内潴留的 CO$_2$，减轻酸中毒。给予呼吸兴奋剂如苯甲酸钠、咖啡因等。加大给氧量或高频给氧以迅速纠正缺氧。

2. 恢复有效循环

（1）无心跳者，应继续胸外按压或开胸心脏按压，并予以气管内插管或气管切开、机械辅助呼吸、正压吸氧，同时行心电、血压、呼吸、脉搏、体温等监测，出现心室颤动立即除颤。可静脉或气管内给予肾上腺素，一般不主张心内注射。

（2）心跳已恢复者，应补充血容量，维持血液循环。血压低者给予多巴胺或间羟胺以提高血压。出现心室颤动者，可电击除颤，小儿每次 2 J/kg（1 J=1W·s），或用利多卡因、普鲁卡因胺或溴苄铵等药物除颤。有心力衰竭者给予洋地黄类药物强心及利尿治疗。

3. 防治脑水肿及肺水肿

在保持循环、呼吸功能稳定的前提下，控制体温在 34 ~ 36℃，血糖在 11.1mmol/L（200mg/dL 以下）。①有脑水肿者可用 20% 甘露醇每次 5 ~ 10mL/kg，30min 静脉注射或快速静脉滴注，开始 4 ~ 6h 一次，以后间隔时间逐渐延长，一般使用 3 ~ 5d，同时头部应用冰帽或冰槽降温，有条件者给予高压氧治疗，改善缺氧、防治脑水肿。使用呋塞米、依他尼酸每次 1 ~ 2mg/kg 肌内注射或静脉注射，并可静脉滴注氢化可的松 5 ~ 8mg/kg，8h 内滴完。②有肺水肿者予呼气末正压（PEEP）给氧或间歇正压（IPPV）给氧，可在氧气湿化瓶中加入 20% ~ 30% 乙醇以去泡沫。对出现呼吸窘迫或呼吸衰竭患儿，可用肌松弛剂及过度通气维持 $PaCO_2$ 在 3.33 ~ 4.00kPa（25 ~ 30mmHg）。

4. 溺水肺（溺水诱发的急性肺损伤 /ARDS）的防治

（1）给氧：根据病情可予酒精湿化给氧、高频喷射辅助呼吸或呼吸末正压给氧包括口鼻面罩无创正压通气（NPPV）或人工机械通气治疗以使塌陷萎缩的肺泡得以恢复，改善换气功能，改善通气 / 灌注比。

（2）吸入 NO 能迅速（3 ~ 5min）逆转低氧导致的肺动脉高压，NO 不但可以有效地解除肺血管痉挛，从而降低肺动脉高压，改善微循环，而且可以有效地解除支气管平滑肌痉挛，从而改善肺泡通气功能。

（3）东莨菪碱：可以减轻肺水肿和缺氧程度，缩短机体缺氧时间，每 30 ~ 60min 静脉推注 1 次。

（4）纳洛酮：对抗 β- 内啡肽引起的呼吸抑制，促进呼吸、改善意识状况，抑制前列腺素和儿茶酚胺而起到缓解肺血管痉挛作用。首剂 0.8mg（小儿 0.4mg）静脉推注，之后每半小时以纳洛酮 0.4 ~ 0.8mg（小儿 0.2 ~ 0.4mg）静脉推注，视病情变化增减剂量或延长给药时间。一般 20min 见效，症状减轻，肺部啰音减少，PaO_2 回升。纳洛酮总量 0.8 ~ 4.4mg。

（5）天然肺表面活性物质的应用：固尔苏 240mg，生理盐水稀释后气管插管内滴入，必要时可于 12 ~ 24h 后重复一次。

（6）糖皮质激素：甲泼尼龙抗炎作用强，起效快，能降低毛细血管通透性以减轻肺水肿。

5. 纠正酸中毒及水电解质紊乱

恢复通气功能后，应积极纠正酸中毒。常用 5% 碳酸氢钠 5mL/kg 稀释后静脉推注。但也有学者认为应通过通气及补液自行改善酸中毒而不必纠正酸中毒。淡水淹溺者根据需要可静脉滴注 3% 氯化钠或血浆、清蛋白；海水淹溺者输入液中以 5% 葡萄糖为主或代血浆；溶血后发生高血钾者按高钾血症处理。

6. 防治感染

海临溺死者肺部感染常见，可先选用对革兰阴性、革兰阳性菌都有效的广谱抗生素控制呼吸道感染，然后根据细菌培养结果及药敏试验调整有效抗生素。肺部感染特别是见于吸入脏水的患儿可发生全身性曲霉脑脓肿或死亡。对所有有水吸入的患儿均应常规进行血培养检查。河水或水库淹溺的患儿注意螺旋体病感染的可能。无论淹溺患儿是否被收入院治疗，所有门诊随诊的患儿，应常规在 2 周后予胸部 X 线检查。

7. 高压氧治疗

患儿恢复呼吸、心跳后，即可做高压氧治疗。①具有提高血氧能力，增加氧含量。在 2 ~ 3 个大气压（ATA）下吸氧，比在常压下呼吸时的血液中溶解氧浓度高 14 ~ 21 倍，由于循环中物理溶解氧浓度增高，即使血红蛋白降低，仍可满足机体氧合代谢需要。②增加脑组织和脑脊液中氧含量，高压氧下脑组织和脑脊液中的氧分压均明显增高（2 ATA 下可提高 7 ~ 8 倍），因而可提高血氧弥散量，增加组织内氧的有效弥散距离，对改善脑缺氧有积极意义。③减轻脑水肿，降低颅内压的双重作用，从而阻断脑缺氧、脑水肿的恶性循环，促进脑功能的恢复。

8. 对症治疗

有支气管痉挛者，可经呼吸道吸入解痉剂，有抽搐者使用止痉剂如地西泮、苯巴比妥、水合氯醛等。同时可用 ATP、辅酶 A、细胞色素 C、多种维生素等促进细胞及组织功能恢复。及早使用维生素 E、维生素 C、超氧化物歧化酶（SOD）等，以清除自由基对机体的损害。

（四）监护

1. 脑干功能的监护

观察瞳孔反射、角膜反射、咽喉反射及自主呼吸等。反射恢复，表示脑干功能好转；

反之，提示缺氧严重，脑干功能丧失。

2. 心功能监护

注意有无心力衰竭及心律失常。

3. 监测水、电解质平衡状态

（1）血钠、氯、钙、镁降低，血液稀释为淡水淹溺所致；反之，血液浓缩为海水淹溺所致。

（2）血 pH 降低表示酸中毒，血气分析 $PaCO_2$ 上升，PaO_2 下降提示肺通气不良。出现血性泡沫痰及呼吸困难表示发生肺水肿。

（3）血钾增高伴血红蛋白尿，甚至出现黄疸，提示大量红细胞溶解。

（4）血糖增高，反映病情危重。

4. 血细胞比容（Hct）迅速下降

Hct < 30%（婴儿 < 45%），表示溶血继续进行。

5. 尿量

尿量是监护的重要项目，若输液量已足，而尿量不增加，仍 < 2mL/（kg·h），则示有肾衰竭发生。

6. 注意迟发性肺水肿的发生

迟发性肺水肿是淹溺者后期常见的死亡原因，应特别注意。一般在淹溺救治复苏稳定后 1 ~ 6h，最长可达 24h。其原因是血容量过多，血浆胶体渗透压降低，肺泡壁细胞受损，肺泡表面活性物质减少等，继发性引起肺毛细血管缺氧性损伤，使其通透性增加，导致肺毛细血管渗出血浆成分，广泛透过肺泡膜，进入细支气管肺泡及间质内，形成肺水肿，从而严重地阻碍呼吸功能。

7. 其他

胸部 X 线检查：观察肺部病变；对脏水淹溺者，应做痰培养及药敏试验，以便选用有效抗生素。

第六节　电击伤

当一定电流或电能量（静电）通过人体引起损伤、功能障碍甚至死亡，称为电击伤，俗称触电。雷击也是一种电击伤。轻度电击者可出现短暂的面色苍白、呆滞、对周围失去反应。自觉精神紧张，四肢软弱，全身无力。昏倒者多由于极度惊恐所致。严重者可出现昏迷、心室纤颤、瞳孔扩大、呼吸心跳停止而死亡。随着国家经济建设的发展，家用电器已逐步进入每个家庭，儿童触电事故电击伤的发生率也随之增高。我国农村每年因电击死亡约 5000 人。美国每年因电击伤致死 1200 人，电击致伤残者约为死亡人数的 30 倍，其中不少为儿童。国内有报道 1686 例意外损伤儿童中电击伤 14 例（占 0.83%），但死亡率高，占电击儿童的 71.4%。Baker 报道在儿童触电事故中，68% 的患儿小于 6 岁，男孩多于女孩，男女之比为 1.7：1。

一、病因

玩弄电器或电灯的插头、插座、电线等；室内电器插座安装过低，易被小儿触摸到，或用手指、钥匙、硬币、别针等掏挖；电线断落时，不知躲避，甚至用手触摸；攀登屋顶或爬树捉鸟时误触电线；无防护设备去牵拉已触电的亲人或伙伴；雷雨时衣服淋湿，在大树下或屋檐下避雨或玩耍。

二、种类

（一）单线触电

身体触及一根电线，电流从身体触电处流入，又从触电处流出。

（二）双线触电

身体接触两根电线，电流从一根电线接触处进入体内，从另一根电线接触处流出体外。

（三）跨步触电

身体近高压电线落地处 10m 以内，两脚迈开时，电流从靠近电线的脚流入，从远离电线的脚流出，脚迈开距离越大，电位差也越大，电流通过越多。

（四）雷击

阴雨天被雷电击伤。

三、发病机制

电击伤的发病机制至今尚未完全清楚。电击时产生的焦耳热是引起电烧伤的原因，但近年来已观察到组织对热损伤和电损伤的反应有实质性的差别。焦耳热可引起部分组织的破坏，尤其是靠近皮肤接触部位的组织损伤。另有研究指出，电损伤可引起肌细胞膜的破裂，使大量的肌红蛋白从细胞内释放，花生四烯酸产生增加，细胞内游离钙增加。这些发现阐述了电休克和神经系统损伤发生的机制。

四、影响因素

电击损伤程度取决于电流强度、电压高低、人体的电阻、电流通过人体的途径、电流频率和接触时间。

（一）电流强度

2mA 以下电流，手指接触产生麻刺感觉；10 ~ 20mA 的电流，可使手指肌肉持续收缩，不能自主松开电极，并可引起剧痛和呼吸困难；50 ~ 80mA 的电流，可引起呼吸麻痹和心室颤动；90 ~ 100mA，50 ~ 60Hz 的交流电即可引起呼吸麻痹，持续 3s 心跳即停止而死亡；220 ~ 250mA 直流电通过胸腔即可致死。

（二）电压高低

电压越高或电流越大则对人体的损伤愈严重；低电压强电流造成局部烧伤；一般（干燥）情况下，36V 是安全电压；220V 电压，可造成心室颤动而致死；1000V 电压，可使呼吸中枢麻痹而致死；220 ~ 1000V，致死原因两者兼有；高电压可使脑组织点状出血、水肿软化。

（三）人体的电阻

潮湿条件下皮肤电阻较小，接触部位的电阻越小越易表现为全身反应。接触 12V 电压也有危险，20 ~ 40V 电压作用于心脏也可以致死。冬季及皮肤干燥时，皮肤电阻可达 50000 ~ 1000000Ω；皮肤裂开或破损时，电阻可降至 300 ~ 500Ω。

（四）电流通过人体的途径

电流由一手进入，另一手或一足通出，电流通过心脏，即可立即引起心室颤动；通过左手触电比通过右手触电严重，因为这时心脏、肺部、脊髓等重要器官都处于电路内。电流自一足进入经另一足通出，不通过心脏，仅造成局部烧伤，对全身影响较轻。电流通过头部会使人昏迷，电流通过脊髓会使人截瘫，电流通过中枢神经会引起中枢神经系统严重失调而导致死亡。

（五）电流频率

当电压在 250 ~ 300V 时，触及频率为 50Hz 的交流电，比触及相同电压的直流电的危险性要大 3 ~ 4 倍。而当电压更高时，则直流电的危险性明显增大。频率为 30 ~ 100Hz 的交流电，对人体危害最大。如果频率超过 1000Hz，其危险性会显著减少。当频率为 450 ~ 500kHz，触电危险便基本消失。频率在 20000Hz 以上的交流小电流，对人体已无危害，所以在医院的治疗上能用于理疗。

（六）接触时间

通电时间越长损伤越大。人体处于电流作用下，时间越短获救的可能性越大。电流通过人体时间越长，电流对人体的功能破坏越大，获救的可能性也就越小。

五、临床表现

（一）全身反应

人体瞬间接触低电压小电流电源后，可有短时的头晕、心悸、惊恐、面色苍白、表情呆愣，甚至昏倒等。此时心脏受刺激是最早的表现，听诊可闻及期前收缩，心电图偶见结性心律。触电时间稍久或触高压电时，电流通过人体，可引起肌肉强烈收缩，此时身体可被弹跳摔倒而脱离电源，出现心律不齐、血压下降，甚至昏迷；抑或更紧贴电源而发生持续痉挛和严重的电休克，心室纤维颤动，迅即心跳呼吸骤停，如不及时抢救可迅速死亡。交流电易致心室纤维性颤动，高压电或雷电击伤多发生呼吸中枢抑制，心血管中枢衰竭，心肌变性，心室纤维断裂等改变。

（二）局部烧伤

人体触电后，由于皮肤肌肉等组织的电阻而引起瞬间高热或放电火花，于皮肤接触电源部位和电流出口部位局部组织发生严重烧伤。轻者为 0.5 ~ 2.0cm 半圆形黄色或褐色干燥灼伤，偶见水疱，与正常皮肤界限清楚。重者创面大，可深达肌肉和骨骼引起坏死，甚至皮肤炭化，骨骼断裂。Baker 报道最常见的电烧伤部位为手（占 57%）和面部（占 35%），其次为下肢（占 5%）、上臂（占 2%）及胸部（占 1%）。

（三）其他损伤

触电时强烈的肌肉痉挛或身体弹跳摔伤，可致骨折或关节脱臼及器官损伤，而出现相应症状。血管损伤发生出血。电流刺激脊髓可发生肌肉麻痹甚至截瘫。Koler 报道，高压电击伤后可引起延迟性脊髓损伤。

六、治疗

对触电者应立即急救，分秒必争。

（一）迅速脱离电源

立即切断总电源是最有效的急救措施之一。

（1）关闭电源：如触电发生在家中，可迅速采取拔去电源插座、关闭电源开关、拉开电源总闸刀的办法切断电流。

（2）斩断电路：如果在野外郊游、施工区因碰触被刮断在地的电线而触电，可用木柄干燥的大刀、斧头、铁锹等斩断电线，中断电流。

（3）挑开电线：如果人的躯体因触及下垂的电线被击倒，电线与躯体连接不很紧密，附近又无法找到电源开关或总开关离现场较远，则救助者可站在干燥的木板或塑料等绝缘物上，利用现场一切可以利用的绝缘物，如干燥的木棒、扁担、竹竿、手杖、塑料制品、橡胶制品、瓷器、皮带或绳子等绝缘物将接触人身体的电线迅速挑开或分离电线或电器。

（4）拉开触电者：触电者的手部如果与电线连接紧密，无法挑开，可用大的干燥木棒将触电者拨离触电处。绝不能用手直接去推拉触电者，也不能用潮湿的物品去分离电源，以防自身触电。

（二）现场急救

使触电者脱离电源后，应立即检查触电者的神志、呼吸、心跳及瞳孔等重要生命体征，边检查边急救。触电者脱离电源后往往神志不清，救助者应立即进行下一步的抢救。松解影响呼吸的上衣领口和腰带，使其呈仰卧位，头向后仰，清除口腔中的异物，保持呼吸道通畅。

1. 轻度电击伤

神志尚清醒，仅感心悸、四肢发麻、头晕乏力等，无须特殊处理，但应密切观察心脏、血压和呼吸变化，并警惕迟发性电休克的发生。

2. 呼吸骤停

当呼吸停止而脉搏尚存时，应立即行口对口人工呼吸。使触电者仰卧，头偏向一侧，张开口，迅速清除口腔中血块及呕吐物等，使呼吸道通畅。行口对口人工呼吸。同时针刺人中和十宣穴或针刺膈神经或电脉冲刺激膈神经，以促使产生自动呼吸。如仍无效，应立即气管插管进行机械通气以维持呼吸。如无条件做气管插管或机械通气，可输注呼吸兴奋剂，如东莨菪碱、洛贝林或尼可刹米等。在心搏停止前禁用强心剂。

3. 心搏骤停

如心搏骤停而呼吸尚存，应立即做胸外心脏按压术。同时静脉注射 1 ： 10000 肾上腺素 0.1mL/kg。如情况紧急，一时找不到血管，可经过环甲膜直接向气管内注入，此途径给药起作用时间可能比静脉给药更快。5min 后可重复一次。如出现心室颤动，应在心电图监护下，先用药物除颤，利多卡因首剂 1 ~ 2mg/kg 或普鲁卡因胺首剂 2 ~ 4mg/kg，稀释后缓慢静脉注射。如为心室细颤，可先用 1 ： 10000 肾上腺素静脉注射，或直接从环甲膜向气管内注入，以提高心肌张力，使心室细颤变为粗颤，为电除颤创造条件。由于触电后心室纤维性颤动的发生率很高，电击除颤是项有效的抢救措施。目前以直流电除颤较常用，直流电胸外除颤所需能量开始为 1 ~ 2J/kg，如经两次电击无效可增至 3 ~ 4J/kg。

4. 心搏、呼吸骤停

人工呼吸和胸外心脏按压同时进行。心搏不恢复者可开胸直接心脏按压。具体操作见第十五章第一节心搏呼吸骤停和心肺复苏术。触电后因呼吸、心搏停止，组织严重缺氧，可发生酸中毒，应配合使用碱性药物，碳酸氢钠为首选。在现场抢救时，肾上腺素与碳酸氢钠联合应用的效果，比单用肾上腺素或碳酸氢钠者好。

（三）心肺复苏后处理

经心肺复苏术使心搏呼吸恢复后，仍要继续观察病情变化，警惕发生心律失常及再度心搏骤停的可能。应继续维持血压、纠正酸中毒、防治脑水肿、预防肾衰竭和感染、加强营养等。由于心肺复苏后，原严重缺血缺氧的组织器官恢复了血液灌流，即增加了发生再灌注损伤的机会，使各系统器官出现损伤的表现。因此对触电者心肺复苏后，及早使用抗脂质过氧化物的药物，如超氧化物歧化酶（SOD），可避免组织损伤。此外，谷胱甘肽、维生素E、维生素C、别嘌醇等，也有抗脂质过氧化的作用。钙拮抗剂可抑制钙离子内流，对缺血性心、肺有保护作用，对防止心搏骤停有价值。常用钙拮抗剂有维拉帕米、戈洛帕米、硝苯地平、尼群地平等。

（四）局部电烧伤的治疗

触电局部烧伤的处理与一般烧伤处理相同。创面要清洁消毒包扎，待坏死区域边界与正常组织明确分界后再切痂植皮，过早植皮不易成活。有条件者可行皮肤干细胞移植以促进皮肤再生修复。

（五）其他治疗

触电因心搏和呼吸停止，组织缺氧，可造成严重酸中毒及脑水肿，甚至心肺梗死、脑软化等病变。电烧伤所致的肾改变比一般烧伤严重，类似挤压伤，故易出现急性肾衰竭。电击伤时由于肌肉强直收缩，可致关节脱臼或骨折。这些都要做出相应处理。对于神经系统损伤及肢体运动障碍，尽快给予高压氧治疗，以提高血氧浓度，增加血氧张力和弥散能力，并促使神经细胞代谢与修复，以促进神经系统早日恢复功能。

七、预防

宣传安全用电的知识和方法，使大家懂得电的性能，了解电的危险，掌握日常工作电器安全使用的方法。经常检查各种电器安装是否符合标准，电线、电器是否漏电，对易发生触电的隐患应及时检修。狂风暴雨之后易发生漏电，若电线断落，不可走近，更不能用手触摸，应在四周做好标记提醒他人注意勿接近现场，然后立即报告有关部门修理。教育儿童不要玩耍和拆装电灯插座、电线和电器等。室内插座要安装在小儿摸不到的地方。在没有断开电路前，不要用湿手或湿抹布擦电器。严禁私自架设电网。严禁乱接、乱拉电线或私自接线偷电。Baker 报道小儿在家庭中易发生触电事故的时间上午 10 ~ 12 时、下午 4 ~ 6 时为高峰期。这段时间正是家长外出上班、保姆忙于家务或准备做饭的时间。因此要特别注意照看好小儿，防止意外触电事故的发生。

第十三章 营养障碍性疾病

第一节 维生素缺乏症

一、维生素A缺乏症

维生素A又称为视黄醇,主要存在于各种动物的肝中,乳类及蛋类中含量也较多。胡萝卜素在人体内可转化为维生素A,故含胡萝卜素丰富的食物如胡萝卜、番茄、红薯、南瓜、豆类及深绿色蔬菜也是维生素A的重要来源。如果小儿摄入上述食物较少或者由于消化吸收等障碍而引起维生素A缺乏则称为维生素A缺乏症。

(一)诊断

1.病史

婴幼儿多见,男孩多于女孩。长期食用脱脂牛奶、豆浆、大米粥等喂养而未能及时增加辅食,膳食中脂肪含量过低;小儿长期患消化不良、肠结核等慢性疾病引起低蛋白血症。较大儿童可述眼干不适,结膜、角膜干燥。

2.体格检查

维生素A缺乏数周或数月后,可出现以下症状及体征。

(1)眼部表现:夜间视物不清(夜盲症),眼泪减少,自觉眼干不适,眼部检查可见角膜边缘处干燥起皱褶,角化上皮堆积形成泡沫状白斑,称为结膜干燥斑。继而角膜发生干燥、浑浊、软化、溃疡、坏死,眼部疼痛,畏光,经常眨眼或用手揉搓导致感染。严重者出现角膜穿孔、虹膜脱出乃至失明。

(2)皮肤表现:全身皮肤干燥,鳞状脱屑,角化增生,常发生丘疹样角质损害,触之有粗沙砾样感,以四肢伸侧、两肩及臀区为著。毛囊角化引起毛发干燥,失去光泽,易脱落。指甲多纹,失去光泽,易折裂。

(3)生长发育障碍:严重者身高落后,牙质发育不良,易发生龋齿。

3.辅助检查

(1)小儿血清维生素A浓度降至200μg/L即可诊断。

（2）血清视黄醇结合蛋白水平低于正常范围则有维生素 A 缺乏的可能。

（3）取 10mL 新鲜中段尿，加 1% 甲紫溶液数滴，摇匀后在显微镜下进行上皮细胞计数。除泌尿系统感染外，若每立方毫米中上皮细胞超过 3 个以上，提示维生素 A 缺乏；高倍镜检查尿沉淀，如有角化上皮细胞更有助于诊断。

（4）用暗适应对视网膜电流变化进行检查，如发现暗光视觉异常则有助于诊断。

4. 诊断要点

有维生素 A 摄入不足史或慢性消化吸收障碍史，加上眼部和皮肤症状体征可以作出诊断。

（二）治疗

1. 改善饮食

增加富含维生素 A 及类胡萝卜素的食物，积极治疗原发病如消化道疾病。

2. 维生素 A 治疗

早期可口服维生素 A 制剂，每日总量 10000 ~ 25000U，分 2 ~ 3 次服。一般数日后眼部症状改善，逐渐减量至完全治愈。对重症或消化吸收障碍者，可肌内注射维生素 A，每次 25000U/d，一般 2 ~ 3 次见效，眼部症状消失后改为预防剂量，不宜长期大量服用以防中毒。

3. 眼病局部疗法

早期局部用硼酸溶液洗眼，涂抗生素眼膏或滴眼液防治感染。对重症患儿用 1% 阿托品扩瞳，以防虹膜粘连。检查和治疗时切勿压迫眼球，防止角膜溃疡穿孔。

治疗后，夜盲改善最快，数小时即可见效。注意防止维生素 A 中毒。

（三）预防

注意平衡膳食，经常食用富含维生素 A 的食物。孕妇、乳母应食富含维生素 A 及类胡萝卜素的食物，婴儿时期最好以母乳喂养。人工喂养儿应给维生素 A 较多的食物，推荐每日维生素 A 摄入量 1500 ~ 2000U。如有消化道功能紊乱或慢性疾患儿，应及早补充维生素 A，必要时肌内注射。

二、维生素 B 缺乏症

B 族维生素包括维生素 B_1、维生素 B_2、维生素 B_6、维生素 B_{12}、烟酸（维生素 PP）及叶酸。它们不是组成机体结构的物质，也不是供能物质，但参与体内辅酶的组成，调节物质代谢。有溶于水的特性，不能在体内合成，必须由食物提供，过剩则由尿排泄，不存储体内，故须每日供给，过量无毒性，若缺乏迅速出现临床症状。

（一）维生素 B_1 缺乏病

维生素 B_1 是嘧啶噻唑化合物，其中含硫及氨基，故又称硫胺素。体内以焦磷酸硫胺素的形式存在，作为辅酶参与糖代谢及 α-酮酸的氧化脱羟反应，维持神经、心肌的活动功能，调节胃肠蠕动，促进生长发育。若饮食中缺乏维生素 B_1 3 个月以上，即会出现临床症状。

1. 病因与病理生理

（1）病因：乳母缺乏维生素 B_1，婴儿未加辅食，可发生缺乏维生素 B_1。在以精白米为主食地区，习惯淘洗米过多或弃去米汤或加碱煮粥等，使维生素 B_1 损失多而致摄入不足。儿童生长发育迅速时期，维生素 B_1 需要量增加而不补充，也易引起缺乏。长期腹泻或肝病是导致维生素 B_1 吸收利用的障碍，临床可出现缺乏症状。

（2）维生素 B_1 缺乏的病理生理：维生素 B_1 在小肠内吸收后，在肝、肾等组织中磷酸化，转为焦磷酸硫胺素，是丙酮酸脱氨酶的辅酶，参与 α-酮酸的氧化脱羟作用；又是转酮酶的辅酶，参与磷酸戊糖旁路代谢，在三羟酸循环中使糖代谢得以正常进行，也可促进脂肪和氨基酸代谢。缺乏时引起糖代谢障碍，使血和组织中丙酮酸和乳酸堆积，损害神经组织、心肌和骨骼肌。维生素 B_1 又能抑制胆碱酯酶对乙酰胆碱的水解作用，缺乏时使乙酰胆碱的量降低，从而影响神经传导，引起脑功能障碍。

2. 临床表现

维生素 B_1 缺乏症又称脚气病，早期只出现踝部水肿。婴儿脚气病常发病突然，以神经症状为主者称为脑型，以突发心力衰竭为主者称为心型。年长儿常以周围神经炎和水肿为主要表现。一般症状常有乏力无神、食欲不振、腹泻、呕吐、生长滞缓等。脑型维生素 B_1 缺乏症脚气病常表现为烦躁、反应迟钝、嗜睡，甚至昏迷、惊厥、肌张力低下、深浅反射消失，但脑脊液检查正常。年长儿的周围神经炎，先从下肢开始，有蚁走样感觉或感觉麻木至消失，呈上行性对称性发展，肌无力，行为困难，伴腓肠肌压痛，跟腱及膝反射消失等。心型维生素 B_1 缺乏症多见于婴儿，突发呛咳、气急、缺氧发绀，心率快、心音弱，可出现奔马律，心脏扩大，肝脾进行性肿大，重症很快以急性心力衰竭死亡，心电图呈低电压、ST 段压低、QT 延长、T 波平或倒置，须紧急抢救。

3. 诊断与辅助检查

当有维生素 B_1 摄入缺乏的饮食史及典型临床表现时，诊断不难，但早期和不典型患儿常易漏诊或误诊，尤其暴发脑型或心型，因病情发展迅速，危及生命，必须警惕此症，对可疑患儿可用大剂量维生素 B_1（每次 50～100mg）行试验性治疗诊断，效果显著，常于 1 ~ 2d 内迅速好转。

4. 防治

（1）预防：加强孕母、乳母营养，应摄食含维生素 B_1 丰富的食物，如糙米粗粮、豆制品、肉、肝类等。婴儿应及时添加辅食，儿童必须食物多样化，不偏食，乳母每日需维生素 B_1 3 ~ 4mg，婴儿每日 0.5mg，儿童每日 1 ~ 2mg。

（2）治疗：一般患儿口服维生素即可，每日 15 ~ 30mg。哺乳婴儿患脚气病时，乳母应同时治疗，每日 50 ~ 60mg。重者或消化吸收障碍者可肌内注射维生素 B_1，每次 10mg，每日 1 ~ 2 次，或静脉注射 50 ~ 100mg/d，但避免用葡萄糖注射液冲配。当出现脑型或心型症状时，应同时对症治疗，但不宜用高渗葡萄糖液、肾上腺皮质激素、洋地黄制剂等。

（二）维生素 B_2 缺乏病

维生素 B_2 是核醇与黄素的结合物，故又称核黄素，它具有可逆的氧化还原特性，在组织中参与构成各种黄酶的辅酶，发挥其生物氧化过程中的递氢作用，维持皮肤、口腔和眼的健康。维生素 B_2 不易在体内储存，故易发生缺乏，常与烟酸或其他 B 族维生素缺乏同时存在。

1. 病因

维生素 B_2 溶于水，呈黄绿色荧光，虽对热和酸稳定，但易被光及碱破坏。饮食中缺乏维生素 B_2，或烹调不当，即易发病。胆管闭锁、肝炎等可影响维生素 B_2 的吸收，光疗时可被破坏而出现缺乏症状。

2. 临床表现与诊断

（1）临床表现：主要为口腔病变，表现有唇炎、口角炎和舌炎。眼部症状有畏光、流泪、角膜炎、结膜炎、眼睑炎等。皮肤可有脂溢性皮炎，好发于鼻唇沟、眉间、耳后等处。

（2）诊断：根据临床表现，结合饮食史，诊断不难，有条件时可进行实验室检查。①尿中维生素 B_2 的排出量，正常 24h 尿维生素 B_2 的排出量为 150 ~ 200μg，若 < 30μg/d 即可确诊。②红细胞中谷胱甘肽还原酶活力测定，当维生素 B_2 缺乏时，该酶活力下降。

3. 防治

（1）预防：多进食富含维生素 B_2 的食物，如乳类、肉、蛋和蔬菜等。婴儿需要维生素 B_2 0.6mg/d，儿童及成人为 1 ~ 2mg/d。

（2）治疗：口服维生素 B_2 5 ~ 10mg/d 即可，若疗效不显，可肌内注射，每次 2mg，每日 2 ~ 3 次。同时应口服复合维生素 B，并改善饮食。

（三）维生素 B_6 缺乏病

维生素 B_6 有三种形式：吡多醇、吡多醛及吡多胺，易互相转换，食物中以吡多醇为主。维生素 B_6 是氨基酸转氨酶、脱羟酶及脱硫酶的组成成分，参与蛋白质和脂肪代谢。动物性食物及谷类、蔬菜、种子外皮等均含维生素 B_6，也能由肠道细菌合成，故很少发生维生素 B_6 缺乏症。维生素 B_6 易溶于水和乙醇，稍溶于脂溶剂，对光和碱敏感，高温下易被破坏。

1. 病因与病理生理

（1）病因：易发生于消化吸收不良的婴儿，或食物烹调加热时间过多致维生素 B_6 被破坏，或长期服抗生素引起肠道菌群失调使维生素 B_6 合成障碍等而引起维生素 B_6 缺乏。当应用异烟肼、青霉胺等维生素 B_6 拮抗剂时，维生素 B_6 被破坏而引起缺乏。

（2）病理生理：维生素 B_6 在体内经磷酸化后转变为 5-磷酸吡多醛和 5-磷酸吡多胺，作为氨基酸代谢中各种酶的辅酶而起生理作用，也在糖原及脂肪酸代谢中起调节作用，例如，可使 5-羟色氨酸脱羟为 5-羟色胺；可促进谷氨酸脱羟，有利于 γ-氨基丁酸形成等。γ-氨基丁酸为脑细胞代谢所需，与中枢神经系统的抑制过程有关，若维生素 B_6 缺乏，即易出现惊厥及周围神经病变。也有少数是由于某些氨基酸酶结构异常，维生素 B_6 与其结合力低，临床可出现症状，例如，维生素 B_6 依赖性惊厥，因谷氨酸脱羟酶异常，维生素 B_6 难以有活性，引起婴儿期维生素 B_6 依赖性贫血，因 δ-氨基己酸、丙酸合成酶的异常，不能与维生素 B_6 结合发挥作用，引起临床小细胞低色素性贫血，必须给予大剂量维生素 B_6，才能缓解。

2. 临床表现与诊断

（1）临床表现：维生素 B_6 缺乏症较少见，主要为脑神经系统症状。婴儿缺乏维生素 B_6 时出现躁动不安或惊厥，周围神经炎等。其他症状有唇炎、舌炎、脂溢性皮炎等，常与其他 B 族维生素缺乏合并存在。当有顽固性贫血时，免疫抗体下降，易反复合并感染。少数维生素 B_6 缺乏性惊厥的小儿，脑电图有改变。

（2）诊断：临床常可用维生素 B_6 试验性治疗来辅助诊断，尤其婴儿惊厥在排除常见原因后，可立刻肌内注射维生素 B_6 100mg，以观疗效而确诊。实验室检查有：①色氨酸负荷试验，给维生素 B_6 缺乏者口服色氨酸 100mg/kg，尿中排出大量黄尿酸，可助诊断（正常小儿为阴性）。②红细胞内谷胱甘肽还原酶减少，反映体内维生素 B_6 缺乏。

3. 防治

（1）预防：一般饮食中含有足够的维生素 B_6，提倡平衡饮食、合理喂养。维生素 B_6 的需要量为：婴儿为 0.3 ~ 0.5mg/d，儿童为 0.5 ~ 1.5mg/d，成人为 1.5 ~ 2.0mg/d。当小儿在用拮抗剂（如异烟肼）治疗时，应每日给予维生素 B_6 2mg，以预防缺乏。

（2）治疗：一般患儿每日口服 10mg 维生素即可，重者可肌内注射维生素 B_6，每次 10mg，每日 2 ~ 3 次。维生素 B_6 缺乏的惊厥患儿，可肌内注射，每次 100mg。维生素 B_6 依赖患儿可口服维生素 B_6 10 ~ 100mg/d 或肌内注射 2 ~ 10mg/d。

（四）其他 B 族维生素的缺乏

1. 烟酸

烟酸（又称维生素 PP）是体内脱氢酶的辅酶 I 、II 的重要组成部分，是氧化过程所必需的；其生理功能为维持皮肤、黏膜和神经的健康，促进消化功能。缺乏时可发生糙皮病，故又称其为抗糙皮病因子。因奶中富含烟酸，故婴幼儿少见缺乏者，但以粮食（尤为粗粮）为单一饮食者易发生缺乏，因谷类可影响烟酸的吸收。临床症状多见为皮炎、腹泻，也可有神经炎的表现。烟酸在乳类、肉类、肝、花生和酵母中较多，只要进食多样化的平衡膳食，很少缺乏。需要量每日为 15 ~ 30mg。

2. 维生素 B_{12}

维生素 B_{12} 是一种含钴的衍生物，故又称钴胺素。作为辅酶参与核酸蛋白质等的合成过程，促进叶酸的利用和四氢叶酸的形成，促进红细胞发育成熟，对生血和神经组织的代谢有重要作用。维生素 B_{12} 水溶液较稳定，但易受日光、氧化剂、还原剂、强碱等作用而破坏。维生素 B_{12} 须在胃内与内因子结合后才能被吸收，若胃内因子缺乏，可使其吸收障碍。维生素 B_{12} 缺乏时会发生巨幼红细胞贫血，青年可发生恶性贫血。动物性食物中均富含维生素 B_{12}。

3. 叶酸

叶酸以其存在于草及蔬菜叶子中而得名。体内以活动形式四氢叶酸作为碳基团转移的辅酶，参与核苷酸及氨基酸代谢，特别是胸腺嘧啶核苷酸的合成，促进骨髓造血功能。缺乏时，DNA 合成受抑制，临床发生巨幼红细胞贫血；妊娠早期缺乏叶酸可引起胎儿神经管畸形。绿色蔬菜中含量多，动物性食物中也含有，但各种乳类少有叶酸。每日叶酸需要量为 400μg。

三、维生素 C 缺乏症

维生素 C 是水溶性维生素，由于人体缺乏合成维生素 C 所必需的古罗糖酸内酯氧化酶，故不能自身合成，必须由食物供给。维生素 C 遇热、碱或金属后，极易被破坏，在胃酸帮助下，维生素 C 迅速被胃肠道吸收，储存于各组织细胞中。若长期摄入不足，即出现维生素 C 缺乏症，又名坏血病。

（一）病因与病理生理

1. 病因

维生素 C 摄入不足是主要原因，若缺乏 3 ~ 6 个月即出现症状。当需要量增加，如小儿生长发育快速期或患感染性疾病时，维生素 C 需要量大而供给不足即可患病。当长期消化功能紊乱影响维生素 C 的吸收时也导致缺乏。

2. 病理生理

维生素 C 是一种较强的氧化还原剂，参与和调节体内大量氧化还原过程及羟化反应，如在肠道内将三价铁（Fe^{3+}）还原为二价铁（Fe^{2+}），促进铁的吸收；体内将叶酸转变为四氢叶酸，促进红细胞核成熟；调节脯氨酸、赖氨酸的羟化，有利于胶原蛋白的合成等。缺乏时导致毛细血管通透性增加，引起皮肤、黏膜、骨膜下、肌肉及关节腔内出血，并阻碍骨化过程，造成典型的维生素C缺乏的骨骼病变。维生素C在体内还参与肾上腺皮质激素、免疫抗体和神经递质（如去甲肾上腺素）的合成，缺乏时免疫力低下、应激反应差，易受感染，伤口愈合慢等。维生素 C 还有抗细胞恶变、解毒和降低胆固醇的作用，长期维生素 C 不足对身体健康不利。

（二）临床表现

维生素 C 缺乏症多见于 6 个月至 2 岁的婴幼儿，3 岁后随年龄增大而发病减少，近年已比较少见。

1. 一般症状

起病缓慢，表现为食欲差，面色苍白，烦躁或疲乏，生长发育迟缓，常伴腹泻、呕吐、反复感染等，往往易忽略有维生素 C 缺乏的存在。

2. 出血

出血表现开始常见皮肤小出血点或瘀斑，牙龈肿胀或出血，严重者可有鼻出血、血尿、关节腔出血等。

3. 骨骼病变

骨骼病变典型病变为骨膜下出血、骨干骺端分离，表现为下肢疼痛，大多在膝关节附近，局部肿胀有压痛，不愿被挪动，呈假性瘫痪。肋骨、软骨交界处有尖锐状突起，移动胸廓时疼痛，使呼吸浅速。骨骼 X 线摄片有典型坏血病的特点。①骨干骺端临时钙化带增厚致密，骨干骺分离脱位。②骨质疏松，密度减低呈毛玻璃状，骨小梁不清。③骨膜下血肿等。

（三）诊断与辅助检查

根据维生素 C 摄入不足史、临床表现及骨骼 X 线摄片特征，诊断不难。对可疑患儿，可进行临床治疗试验：给予大剂量维生素 C 治疗后，症状 1 周内消失而确诊。必要时可做以下辅助检查。①毛细血管脆性试验阳性。②测血清维生素 C 含量降低（正常为 5 ~ 14mg/L 或 28.4 ~ 79.5mol/L），当 < 2mg/L 时即可出现症状。③测维生素 C 24h 尿排出量，正常 24h 尿中维生素 C 排出量为 20 ~ 40mg，若排出量 < 20mg/d 即提示有维生素 C 缺乏。④维生素 C 负荷试验，若尿维生素 C 排出量小于正常的 50%，即表示缺乏，也有人用 4h 尿维生素 C 排出的负荷试验来诊断其缺乏。

（四）防治

1. 预防

维生素 C 每日需要量为 50 ~ 60mg。只要膳食中有富含维生素 C 的食物，乳母的乳汁所含维生素 C 已足够，故鼓励母乳喂养，以后添加绿叶蔬菜和水果，当患病时增补维生素 C 100mg，即可预防维生素 C 缺乏症。

2. 治疗

口服维生素 C 300 ~ 500mg/d 即可，重症可采用静脉滴注 500 ~ 1000mg/d。对症治疗出血和骨骼病变，一般治疗 1 周后症状逐渐消失，预后良好。

四、维生素 D 缺乏症

（一）维生素 D 缺乏性佝偻病

维生素 D 缺乏性佝偻病是由于维生素 D 缺乏，致使体内钙、磷代谢失常，从而引起以骨骼生长障碍为主的全身性疾病，是我国重点防治的四病之一。该病多见于婴幼儿，可致生长发育障碍，免疫功能降低，易并发肺炎及腹泻等。近年来的调查表明，佝偻病的患病率逐渐下降，重症佝偻病已明显减少。但在某些偏远地区，佝偻病的患病率仍较高。我国北方地区佝偻病患病率高于南方，可能与日照时间短、寒冷季节户外活动少有关。

1. 维生素 D 的来源和代谢

维生素 D 是一种脂溶性维生素。人体维生素 D 主要来源于皮肤中的 7- 脱氢胆固醇，经日光中的紫外线照射转化为胆骨化醇，也就是内源性维生素 D_3。外源性维生素 D 由食物中获得，动物肝、蛋黄、乳类都含有维生素 D_3，植物（绿叶蔬菜等）含有麦角固醇，经紫外线照射后能转化为可被人体利用的维生素 D_2。内源性和外源性维生素 D 均无生物活性，需经人体进一步羟化后方有抗佝偻病活性。

维生素 D_3 经肝羟化为 25- 羟基胆骨化醇［25-（OH）D_3］，然后在肾近曲小管上皮细胞内经 1- 羟化酶系统作用进一步羟化为 1，25- 二羟胆骨化醇［1，25-（OH）$_2D_3$］，其生物活性大大增强，可通过血液循环作用于靶器官而发挥生理作用。

2. 钙磷代谢的调节

（1）维生素 D 的作用：①促进肠道钙磷的吸收，促进小肠黏膜对钙、磷的吸收，使血钙血磷升高，有利于骨的钙化。②对骨骼的作用，促进旧骨脱钙以维持血钙浓度，在新骨形成处促进钙向骨内转移，促进新骨形成。③促进肾小管对钙磷的重吸收，促进肾近曲小管对钙磷的重吸收，尤其是促进磷的重吸收，减少尿钙磷的排出，提高血钙磷的浓度。

（2）甲状旁腺素（PTH）的作用：甲状旁腺素促进小肠对钙磷的吸收，促进破骨细胞形成，使骨盐溶解，血钙、磷浓度增加，促进肾近曲小管对钙的重吸收，使尿钙降低，血钙上升，同时抑制对磷的重吸收，使尿磷增加。

（3）降钙素（CT）的作用：降钙素可抑制肠道及肾小管对钙、磷的重吸收，抑制破骨细胞形成，阻止骨盐溶解。促进破骨细胞转化为成骨细胞，使血钙降低。

3. 病因

（1）日光照射不足：维生素 D_3 由皮肤 7- 脱氢胆固醇经紫外线照射而产生，小儿户外活动减少，则易患佝偻病，另外城市高层建筑增多，空气中烟雾、粉尘增多，均可阻挡紫外线的通过，使小儿易患佝偻病，冬季日照时间短，紫外线弱，户外活动少，故本病冬、春季节多见。

（2）维生素 D 摄入不足：人乳及其他乳类中维生素 D 的含量很少，不能满足小儿生长发育的需要，因此如果不补充维生素 D 或晒太阳不足，则易患佝偻病。另外牛乳中钙磷比例不当，不利于钙磷的吸收，所以牛乳喂养儿更易患佝偻病。

（3）维生素 D 的需要量增加：骨骼生长越快，需维生素 D 越多。婴儿生长速度快，维生素 D 的需要量大，佝偻病的发病率也高。2 岁后生长速度减慢，户外活动逐渐增多，佝偻病的发病率减低。早产儿因体内钙和维生素 D 含量不足，生长速度较足月儿快，易患佝偻病。

（4）疾病的影响：肠道及胆管慢性疾病可影响维生素 D 及钙磷的吸收和利用。肝肾疾病时会影响维生素 D_3 的羟化过程，1，25-（OH）$_2D_3$ 不足而引起佝偻病。长期服用抗癫痫药物可干扰维生素 D 的代谢而导致佝偻病。

4. 发病机制与病理变化

维生素 D 缺乏时，肠道钙磷吸收减少，血钙浓度降低，低血钙可刺激甲状旁腺激素分泌增多，促进骨盐溶解，增加肠道及肾小管对钙的吸收，维持血钙在正常或接近正常水平。同时甲状旁腺激素抑制肾小管对磷的重吸收，尿磷排出增加，血磷降低，钙磷乘积下降（正常值大于40），造成骨样组织钙化障碍，成骨细胞代偿性增生，骨样组织堆积在骨骺端，碱性磷酸酶分泌增多，产生一系列症状、体征及生化改变。

佝偻病时血钙磷乘积下降，成熟软骨细胞和成骨细胞不能钙化而继续增殖，形成骨样组织维积于干骺端，使临时钙化带增宽而不规则，骨骺膨大，形成手镯、脚镯、肋串珠等临床体征，骨的生长停滞。骨干、骨膜下的成骨活动同样发生障碍，骨皮质逐渐被不坚硬的骨样组织代替，颅骨软化，骨质稀疏，使骨干在负重及肌肉韧带牵拉下发生畸形，甚至导致病理性骨折。

5. 临床表现

佝偻病主要表现是生长中的骨骼改变、肌肉松弛和非特异性神经、精神症状。多见于3个月~2岁小儿。临床上可分为初期、激期、恢复期和后遗症期四期，初期和激期统称为活动期。

（1）初期：多数于3个月左右发病，主要表现为神经精神症状。患儿易激惹、烦躁、睡眠不安、夜间啼哭、多汗，常与季节无关，由于多汗刺激头部皮肤发痒，摇头刺激枕部，致使枕部有秃发区，称为枕秃。此期骨骼常无明显改变，骨骼X线检查可无异常或仅见长骨钙化带稍模糊、血生化改变轻微，血钙正常或稍低，血磷正常或稍低，钙磷乘积稍低（30~40），血碱性磷酸酶多稍增高。

（2）激期：除原有初期症状外，主要表现为骨骼改变和运动功能发育迟缓。

1）骨骼系统的改变：骨骼的改变在生长快的部位最明显。因小儿身体各部位骨骼的生长速度在各个年龄阶段不相同，故不同年龄有不同的骨骼改变。

头颅：①颅骨软化，最常见于3~6个月婴儿，是活动期佝偻病的表现。最常见部位是顶骨或枕骨的中央部位，用手指轻压该部位颅骨时可感觉到颅骨内陷，放松后弹回，犹如按压乒乓球的感觉。②方颅，多见于8个月以上的患儿，因两侧额顶骨骨膜下骨样组织堆积过多而形成，表现为前额角突出，形成方颅。严重者呈马鞍状或十字状头。③前囟过大或闭合延迟，严重者2~3岁前囟尚未闭合。④出牙延迟，可迟至10个月或1岁方萌牙，萌出牙齿顺序颠倒，缺乏釉质，易患龋齿。

胸廓：胸廓畸形多见于1岁左右小儿。①肋骨串珠：因肋骨和肋软骨交界处有骨样组织堆积而膨出，可触到或看到明显的半球状隆起，以两侧第7~第10肋最明显。由于肋串珠向内压迫肺组织，患儿易患肺炎。②肋膈沟（赫氏沟）：膈肌附着处的肋骨因被牵拉而内陷，同时下部肋骨则常因腹大而外翻，形成一条横沟样的肋膈沟。③鸡胸或漏斗胸：肋骨骨骺部内陷，胸骨向外突出，形成鸡胸。胸骨剑突部向内凹陷，则形成漏斗胸。鸡胸或漏斗胸均影响小儿呼吸功能。该类畸形多见于1岁左右小儿。

四肢：①腕踝畸形，多见于6个月以上佝偻病患儿。腕和踝部骨骺处骨样组织增生使局部形成钝圆形环状隆起，称为佝偻病手镯或脚镯。②下肢畸形，由于长骨钙化不足，下肢常因负重而弯曲，形成"O"形腿或"X"形腿，见于1岁以后开始行走的患儿。"O"形腿检查时，患儿立位，两足跟靠拢，两膝关节相距<3cm为轻度，3~6cm为中度，>6cm为重度。"X"形腿检查时，两膝关节靠拢，两踝关节相距<3cm为轻度，3~6cm为中度，>6cm为重度。

脊柱及骨盆：佝偻病小儿会坐后可致脊柱后突或侧弯，重症者骨盆前后径变短形成扁平骨盆，女婴成年后可致难产。

2）肌肉松弛：血磷降低妨碍肌肉中糖的代谢，患儿肌发育不良，全身肌张力低下，关节韧带松弛，腹部膨隆如蛙腹状，坐、立、行等运动发育落后。肝、脾韧带松弛常致肝、脾下垂。

3）血液生化改变：血钙稍降低，血磷明显降低，钙磷乘积常小于30，血碱性磷酸酶明显升高。

4）骨骼X线改变，干骺端临时钙化带模糊或消失，呈毛刷状，并有杯口状改变，骨干骨质疏松，密度降低，可发生弯曲和骨折。

5）其他：因免疫功能低下，易发生反复呼吸道感染；条件反射及发育缓慢，语言发育迟缓。

（3）恢复期：经合理治疗后上述症状和体征逐渐好转或消失，血清钙、磷恢复正常，钙磷乘积逐渐恢复正常，血碱性磷酸酶4~8周可恢复至正常。骨骼X线改变2~3周后有所改善，临时钙化带重新出现，骨密度增浓，逐步恢复正常。

（4）后遗症期：多见于3岁以后小儿临床症状消失，血液生化及X线检查均恢复正常。仅遗留不同程度和部位的骨骼畸形；如"O"形腿或"X"形腿、鸡胸或漏斗胸等。

（5）先天性佝偻病：除上述典型佝偻病外，还应注意先天性佝偻病。因母亲患严重的软骨病或孕妇食物中维生素D严重缺乏，新生儿期即可有典型症状和体征，前囟大，前囟与后囟相通，颅缝增宽，常伴低钙惊厥。血钙、血磷降低，碱性磷酸酶升高。骨骼X线检查可见典型佝偻病改变。

6.诊断与鉴别诊断

（1）诊断：根据病史、临床表现，结合血液生化改变及骨骼X线变化，佝偻病的诊断并不困难。碱性磷酸酶多在骨骼体征和X线改变之前已增高，有助于早期诊断。血清25-（OH）D_3（正常值为10-80μg/L）和1，25-（OH）$_2D_3$（正常值为0.03~0.06μg/L）水平在佝偻病初期已明显降低，是本病诊断的早期指标。

（2）鉴别诊断：佝偻病应与以下疾病鉴别。

先天性甲状腺功能减低症：因先天性甲状腺发育不全，多在出生后2~3个月出现症状。表现为生长发育迟缓，前囟大且闭合晚、身材矮小而与佝偻病相似。本病患儿智力明显低下，有特殊面容。血清TSH测定有助于鉴别诊断。

软骨营养不良：临床表现为头大、前额突出、长骨骺端膨出、肋串珠和腹胀。上述症状与佝偻病相似。但患儿四肢及手指粗短，五指齐平，腰椎前凸，臀部后凸。血清钙磷正常。X线检查可见长骨粗短和弯曲，干骺端变宽，部分骨骺可埋入扩大的干骺端中。

抗维生素D佝偻病：①低血磷性抗维生素D佝偻病。该病为遗传性疾病，常有家族史。由于肾小管及肠道吸收磷有缺陷而致病。本病多在1岁以后发病，2～3岁后仍有活动性佝偻病的表现。骨骼变形较严重，血生化检查血钙正常而血磷低，尿磷排出增加。对一般剂量的维生素D治疗无效，需服用大剂量维生素D制剂并同时服用磷才起作用。②远端肾小管性酸中毒。远端肾小管排泌氢离子功能缺陷，从尿中丢失大量钠、钾、钙，继发甲状旁腺功能亢进，骨质脱钙，出现佝偻病症状。临床表现为多尿、碱性尿、代谢性酸中毒、低血钙、低血磷、低血钾和高血氯。维生素D治疗无效。③维生素D依赖性佝偻病。该病为常染色体隐性遗传性疾病，由于肾缺乏1-羟化酶使25-（OH）D_3不能转化为1,25-（OH）$_2D_3$，或靶器官对1,25-（OH）$_2D_3$无反应而发病。发病多较早，有严重的佝偻病症状，可出现低钙血症引起惊厥或手足搐搦。一般维生素D治疗量无效，1,25-（OH）$_2D_3$治疗有效。④肾性佝偻病。各种原因所致的慢性肾功能障碍，影响维生素D和钙磷的代谢，血钙低，血磷高，导致继发性甲状旁腺功能亢进，骨质脱钙而发生佝偻病改变，治疗重点在于改善肾功能，并用大剂量维生素D_3或1,25-（OH）$_2D_3$治疗。⑤肝性佝偻病。肝功能障碍使25-（OH）D_3的生成障碍。伴有胆管阻塞时还可影响维生素D的吸收，出现佝偻病症状。治疗用25-（OH）D_3较为理想。

7. 治疗

（1）一般治疗：加强护理，尽量母乳喂养，及时添加富含维生素D的辅食，增加户外活动，但不要久坐、久站以防骨骼畸形。

（2）维生素D疗法：具体如下。①口服法：活动早期给予维生素D每日0.5万～1万U，连服1个月后改为预防量。激期给予维生素D每日1万～2万U口服，持续1个月后改为预防量。恢复期可用预防量维生素D口服维持。如需长期大量应用，宜用纯维生素D制剂，不宜用鱼肝油，以免发生维生素A中毒。②突击疗法：重症佝偻病伴有急慢性疾病，不宜口服患儿可采用突击疗法。初期或轻度佝偻病患儿可肌内注射维生素$D_3$30万U，或维生素$D_2$40万U，一般肌内注射一次即可。激期给予维生素$D_3$60万U或维生素$D_2$80万U分两次注射，间隔2～4周。第2次肌内注射1个月后改用预防量。重度佝偻病给予维生素$D_3$90万U或维生素$D_2$120万U，分3次肌内注射，间隔2～4周，末次肌内注射后1个月改用预防量口服，直至2岁。

（3）钙剂：应用维生素D治疗的同时给予适量钙剂，可用10%氯化钙或葡萄糖酸钙口服，每日1～3g或元素钙200～300mg，有手足搐搦症病史的患儿，可在肌内注射维生素D制剂前口服钙剂2～3d。

（4）手术矫形：轻度骨骼畸形多能自行矫正，严重畸形需外科手术矫正。

8. 预防

佝偻病的预防重点在于多晒太阳及补充维生素 D 制剂。小儿应增加户外活动，不宜久居室内，应多晒太阳。母乳中维生素D含量低，出生后1个月左右应给予维生素D预防。预防剂量为每日 400U，早产儿应在出出生后 2 周左右补充维生素 D，前 3 个月每日给予 800U，以后改用 400U，2 岁以后户外活动增多，生长速度减慢，一般不易发生佝偻病，可不用维生素 D 预防。长期服用苯妥英钠及苯巴比妥治疗的患儿，每日应给 500 ~ 1000U 的维生素 D。

（二）维生素 D 缺乏性手足搐搦症

维生素 D 缺乏性手足搐搦症又称为佝偻病性低钙惊厥或婴儿手足搐搦症，多见于 2 岁以下小儿。因维生素 D 缺乏，同时甲状旁腺代偿不足，导致血清钙离子浓度降低，神经肌肉兴奋性增高。临床表现为手足搐搦、喉痉挛，甚至全身惊厥。

1. 病因与发病机制

本病的发生与血清钙离子浓度降低有直接关系。正常小儿血清总钙浓度稳定在 2.25 ~ 2.75mmol/L（9 ~ 11mg/dL），血清游离钙为 1.25mmol/L（5mg/dL）。当血清总钙降至 1.75 ~ 1.88mmol/L（7 ~ 7.5mg/dL）或游离钙低于 1.0mmol/L（4mg/dL）时即可引起惊厥。

引起血钙降低的主要原因有：①春、夏季阳光照射增多，或在维生素 D 治疗的初期，血清钙大量沉积于骨骼，旧骨脱钙减少，经肠道吸收钙相对不足而致血钙下降。②患儿在感染、发热或饥饿时，组织分解使血磷升高而引起血钙降低。③长期腹泻或慢性肝胆疾病使维生素 D 和钙的吸收减少。

2. 临床表现

（1）典型发作：①惊厥。一般为无热惊厥，常突然发作，轻者双眼上翻，面肌痉挛，意识清楚。重者表现为肢体抽动，口吐白沫，意识丧失。每日发作数次到数十次，持续时间数秒到数分钟。发作停止后多入睡，醒后活泼如常，多见于婴儿期。②手足搐搦。见于较大婴幼儿。发作时两手腕屈曲，手指伸直，拇指内收贴紧掌心。双下肢伸直内收，足趾向下弯曲，足底呈弓状。③喉痉挛。多见于婴儿。喉部肌肉及声门突发痉挛，引起吸气性呼吸困难和喉鸣，严重者可突然发生窒息、缺氧而死亡。

（2）隐性体征：没有典型的发作，但局部给予刺激可引出的体征称为隐性体征。

面神经征（Chvostek 征）：用指尖或叩诊锤轻叩颧弓与口角间的面颊部，出现口角或眼睑抽动为阳性。正常新生儿可呈假阳性。

腓反射：用叩诊锤上部击膝下外侧腓神经处可引起足向外侧收缩为阳性。

陶瑟征（Trousseau 征）：血压计袖带绑在上臂，充气使其压力维持在收缩压与舒张压之间，5min 内出现手痉挛者为阳性。

3. 诊断与鉴别诊断

婴幼儿突发无热惊厥，反复发作，发作后神志清楚，无神经系统阳性体征者应首先考虑本病。血清钙低于 1.88mmol/L（7.5mg/dL）或离子钙低于 1.0mmol/L（4mg/dL）则可确诊。应与下列疾病鉴别。

（1）低血糖症：常发生于清晨空腹时，常有进食不足或感冒、腹泻病史，可出现惊厥、昏迷，血糖常低于 2.2mmol/L（40mg/dL），口服糖水或静脉注射葡萄糖后立即好转或恢复。

（2）婴儿痉挛：90% 以上在 1 岁以内发病，突然发作，头及躯干、上肢均屈曲，手握拳。下肢屈曲至腹部，常伴意识障碍，每次发作数秒至数十秒，反复发作，常伴智力异常。血钙正常，脑电图有高幅异常节律。

（3）低镁血症：多见于新生儿及幼婴儿，多为人工喂养，血清镁低于 0.58mmol/L（1.4mg/dL），表现为知觉过敏，触觉和听觉的刺激可引起肌肉颤动，甚至惊厥及手足搐搦。用硫酸镁深部肌内注射有效。

（4）原发性甲状旁腺功能减退症：多见于较大儿童。表现为间歇性惊厥及手足搐搦，间歇数日或数周发作 1 次；血钙降低，血磷升高，碱性磷酸酶正常或降低。

（5）急性喉炎：多有上呼吸道感染症状，声音嘶哑，呈犬吠样咳嗽，常夜间发作，无低钙症状和体征，钙剂治疗无效。

4. 治疗

（1）急救处理：惊厥发生时应用镇静止痉剂治疗，地西泮 0.1 ~ 0.3mg/kg 肌内注射或静脉注射。也可选用苯巴比妥，同时保持呼吸道通畅，给予氧气吸入，喉痉挛者应立即将舌头拉出口外，行人工呼吸或加压给氧，必要时行气管插管术。

（2）钙剂治疗：可用 10% 葡萄糖酸钙溶液 5 ~ 10mL 加入 10% 葡萄糖注射液 10 ~ 20mL 中缓慢静脉注射（10min 以上）。注射过快可引起血钙骤升，发生呕吐甚至心搏骤停。惊厥反复发作者，可每日应用钙剂 2 次治疗，直至惊厥停止后改为口服。轻症手足搐搦患儿可口服 10% 氯化钙，每日 3 次，每次 5 ~ 10mL 稀释后口服。

（3）维生素 D 治疗：应用钙剂治疗后同时给予维生素 D 治疗，用法同维生素 D 缺乏性佝偻病。

五、维生素 D 过多症

维生素 D 作为机体很重要的维生素，在维持体内钙、磷水平，促进骨骼正常发育方面，有着重要的作用。但机体对维生素 D 的需要是有限的，如果一次性摄入超大剂量的维生素 D 或者持续性的摄入过量的维生素 D，将导致维生素 D 中毒症状。对于具体的剂量，由于个体对中毒剂量不同，差异很大。但一般每日 2 万 ~ 5 万 U、持续数周或数月，将导致中毒。

（一）病因

其主要是一次摄入超大剂量的维生素 D 或者持续服用过量的维生素 D 所致。有时用维生素 D 来治疗某些疾病时，易导致中毒症状。

（二）病理

其主要是维生素 D 增多后导致机体对钙、磷的吸收增多，出现高血钙和高尿钙，从而使机体内血钙、磷的乘积增大，达到饱和状态后出现异常钙化，由于肾排泄钙较多，肾钙化最为明显，其次有心脏、血管、甲状腺、胰腺等。对骨骼系统影响主要是长骨干骺端临时钙化带致密、增厚、增宽，部分骨皮质增厚、骨硬化。

（三）临床表现

根据中毒症状出现的快慢，可分为急性中毒和慢性中毒。急性中毒症状主要是高血钙引起，恶心、呕吐、烦躁不安、低热，继而出现腹泻、酸中毒等；严重者有惊厥、昏迷，甚至急性死亡。慢性中毒症状，有全身乏力、厌食、多尿、便秘等。局部由于异常钙化，可有不同的器官损伤表现。如肾钙化出现肾小管坏死和蛋白尿、血尿，长时间出现慢性肾功能不全，甚至肾衰竭。肺钙化出现局部上皮细胞坏死，容易导致反复感染等。在脑、心、血管钙化，也有相应的器官损伤表现。

（四）实验室检查

血钙明显升高。血磷可正常或升高，AKP 多降低，氮质血症，电解质紊乱酸中毒，Sulkowitch 尿钙实验阳性。

（五）影像学检查

其主要是骨骼系统的改变，同时可有器官的异常钙化点表现。骨骼系统可见长骨的干骺端临时钙化带致密、增深，骨皮质增厚，部分可有骨质疏松和骨硬化等改变。扁骨如颅骨出现边缘增厚的环状密度增深带，少数可有前囟和骨缝的早闭。

（六）诊断与鉴别诊断

如果有长期服用过量维生素 D 的病史或者一次性超大量的摄入，结合临床症状和血钙、尿钙及影像学检查，可确诊。临床上极少误诊。

（七）治疗与预后

一旦诊断明确，首先要停止一切维生素 D 的摄入。如果机体有高血钙症状，还要控制钙盐的摄入，同时采用利尿剂等方法促进钙的排泄，每日口服泼尼松 2mg/kg，可抑制肠道对钙的吸收。

也有文献记载应用皮质酮可治疗维生素 D 中毒，具体机制不明确，在上述排钙、激素应用同时，注意机体水电解质平衡。早期发现、早期治疗，可使异常的钙化灶逐渐减少或吸收，一旦形成陈旧性的钙化点，可能导致不同脏器永久性损害。

第二节　蛋白质－能量营养不良

营养不良是一种慢性营养缺乏病，是由于蛋白质和热能的摄入不足或消化吸收不良而引起的。主要表现为体重明显减轻、皮下脂肪减少和皮下水肿，严重者可使儿童生长停滞，各组织器官功能紊乱，易合并感染等疾病。

一、诊断

（一）病史

1. 喂养不当史

如母乳不足而未添加其他食物、人工喂养奶液配置过稀、未及时添加过渡期食物、停奶时对替代食物不适应或长期以淀粉类食品喂养。

2. 疾病史

如迁延性腹泻、慢性传染性疾病、肠寄生虫病等直接影响各种营养素的消化吸收；先天性畸形，如唇裂、腭裂、先天幽门狭窄、贲门松弛可造成喂养困难和反复呕吐；脑瘫、智力低下伴严重运动障碍和进食困难。

3. 不良饮食习惯

不良饮食习惯如饮食时间不规律，过多吃零食、偏食、挑食、不吃早餐等。

（二）体格检查

最早出现体重不增，随后体重开始下降。患儿主要表现为消瘦，皮下脂肪消耗的顺序依次为腹部、躯干、臀区、四肢，最后为面颊。当皮下脂肪逐渐减少以至消失后，皮肤松弛、干燥、失去弹性，毛发干枯、肌肉松弛、萎缩。轻度营养不良不影响身高，也没有精神状态及各器官的影响，严重营养不良患儿可出现身高增长迟缓，精神萎靡、反应迟钝，智力发育落后，甚至出现重要器官的损伤，如心功能下降等。

（三）辅助检查

血清蛋白浓度降低，血清淀粉酶、脂肪酶、胆碱酯酶、转氨酶、碱性磷酸酶、胰酶等活力下降，胆固醇、各种电解质及微量元素可下降。

（四）诊断

根据小儿营养缺乏的病史及体重减轻、皮下脂肪减少、全身各系统功能紊乱及其他营养素缺乏等临床表现，诊断多不困难。早期营养不良需通过生长发育监测、随访才能发现。还需详细了解病因，以综合分析判断。5岁以下营养不良的体格测量指标和分型分度如下所述。

1. 体重低下

儿童的年龄别体重低于同年龄、同性别参照人群值的正常变异范围，为体重低下。低于正常值的均数减2个标准差，但高于或等于均数减3个标准差为中度；低于均数减3个标准差为重度。此指标反映儿童是否有营养不良，但不能区分急、慢性。

2. 生长迟缓

儿童的年龄与身高低于同年龄、同性别参照人群值的正常变异范围，为生长迟缓。低于正常值的均数减2个标准差，但高于或等于均数减3个标准差为中度；低于均数减3个标准差为重度。此指标反映儿童长期或慢性营养不良。

3. 消瘦

儿童的身高与体重低于同年龄、同性别参照人群值的正常变异范围，为消瘦。低于正常值的均数减2个标准差，但高于或等于均数减3个标准差为中度；低于均数减3个标准差为重度。此指标反映儿童近期或急性营养不良。

二、治疗

（一）调整饮食，补充营养物质

根据儿童的年龄和饮食特点进行有针对性的调整饮食，营养素的供给与增加，切忌贪多求快。轻度营养不良可从250 ~ 330kJ/（kg·d）[60 ~ 80kcal/（kg·d）]开始，中、重度可参照原来的饮食情况，从165 ~ 230kJ/（kg·d）[40 ~ 55kcal/（kg·d）]开始，逐步增加至500 ~ 727kJ/（kg·d）[120 ~ 170kcal/（kg·d）]，并按实际体重计算热能需要。母乳喂养儿可根据患儿的食欲哺乳，人工喂养儿从给予稀释奶开始，逐渐增加奶量和浓度，除乳制品外可给予蛋类、肝泥、肉末等，在患儿排便正常，对食物耐受良好，无不良反应的前提下，由少到多，由简到繁，逐渐增加糖类、蛋白质、脂肪和绿叶蔬菜等，以满足儿童生长发育所需。伴有其他营养素缺乏时应适当补充。经数周治疗后，多数患儿恢复正常。

（二）积极治疗原发疾病

及时治疗消化道疾病和各种慢性疾病，矫治先天性畸形。

（三）中医中药治疗

如捏脊疗法，服用开胃健脾、补气、利水的中药。

需根据患儿的实际年龄和具体情况酌情添加食物，循序渐进，切勿操之过急。

三、预防

大力推广科学育儿法，宣传正确的喂养知识，进行营养指导和积极防治疾病。培养良好的生活习惯。加强户外活动，以增加食欲。按时定量进餐，并注意纠正偏食、挑食的不良饮食习惯。进行定期的体格检查，以便早期发现体重不增等产生营养不良的潜在危险因素。

第三节 微量元素缺乏症

一、锌缺乏症

锌为人体重要的必需微量元素之一，在体内的含量仅次于铁。锌缺乏可导致机体多系统功能紊乱，直接影响小儿生长发育。

（一）诊断

1. 病史

锌缺乏症多发生于生长发育速度较快的儿童，恢复期的营养不良儿，以及外科手术、外伤后恢复期的患儿；长期素食或不喜食动物性食物，多有腹泻史，长期纯牛乳喂养，反复出血、溶血，长期多汗，大面积烧伤，蛋白尿等患儿也易发生缺锌，表现为食欲差、厌食、异食癖、生长发育减慢、经常发生呼吸道感染。青春期缺锌可有性成熟障碍，智能迟缓，注意力不集中等表现。

2. 体格检查

舌黏膜增生、角化不全；生长发育停滞，体格矮小，性发育延迟、第二性征发育不全、女子无月经等。部分患儿出现毛发脱落、游走性舌炎、反复口腔溃疡、创伤愈合迟缓。

3. 辅助检查

（1）血清锌：低于 $11.47\mu mol/L$（$75\mu g/dL$）常提示锌缺乏。

（2）餐后血清锌浓度反应试验（PZCR）：测空腹血清锌浓度（A_0）作为基础水平，然后给予标准饮食（按全天总热量的 20% 计算，其中蛋白质为 10% ～ 15%，脂肪为30% ～ 35%，糖类为 50% ～ 60%），根据临床表现，结合实验室检查结果进行诊断。

（二）治疗

1. 病因治疗

及时治疗原发病。

2. 饮食治疗

多进食富含锌的动物性食物如动物性食品、海产品及干果等。初乳含锌丰富。

3. 锌剂治疗

常用葡萄糖酸锌或硫酸锌制剂口服，按元素锌计算每日剂量为 0.5 ～ 1mg/kg，相当于3.5 ～ 7mg/kg 的葡萄糖酸锌或 2.5 ～ 4.5mg/kg 的硫酸锌。疗程一般为 1 ～ 3 个月。锌剂治疗 1 个月若无症状改善则说明与缺锌无关，可以停药。

锌剂的毒性较小，但剂量过大也可引起恶心、呕吐、胃部不适等消化道刺激症状，甚至脱水和电解质紊乱。长期服用高浓度锌盐可抑制铜的吸收而造成贫血、生长延迟、肝细胞中细胞色素氧化酶活力降低等中毒表现。

（三）预防

提倡母乳喂养。平时应平衡膳食，杜绝挑食、偏食、吃零食的习惯。对可能发生缺锌的情况如早产儿、人工喂养者、营养不良儿、长期腹泻、大面积烧伤等，均应适当补锌。锌的每日供给量：0 ～ 6 个月为 3mg；7 ～ 12 个月为 5mg；1 ～ 10 岁为 10mg；> 10 岁为 15mg。

二、碘缺乏症

碘是人体必需的微量元素之一，是甲状腺激素不可缺少的组成部分。碘缺乏或过多所致的营养性疾病有地方性甲状腺肿、地方性克汀病及高碘性甲状腺肿，均严重危害儿童的生长发育。自 1983 年起，将与缺碘有关的疾病总称为缺碘性疾病（IDD）。

（一）流行病学情况

人体每日所需的碘主要从食物（80%～90%）和水（10%～20%）中获得，而食物中碘的含量因土壤、水源和空气中的碘含量而定。碘在地球上分布相当不均，一般内陆山区大多严重缺碘，而个别沿海低洼地带却积碘过多。外环境缺碘，使土壤、水中缺碘，导致食物缺碘而引起人类的缺碘性疾病。

（二）病因与病理生理

1. 病因

地方性甲状腺肿和地方性克汀病的主要病因是缺碘。由于环境中缺碘，人体摄入的碘量不能满足合成甲状腺激素（T_3、T_4）的需要，血中 T_3、T_4 降低，激发反馈性调节机制（下丘脑 - 垂体 - 甲状腺轴）而使垂体分泌促甲状腺激素（TSH）增加，长期过多的 TSH 使甲状腺组织增生肿大而临床出现地方性甲状腺肿病。若碘摄入过多，会抑制碘化过程而使 T_3、T_4 合成减少，同样通过反馈调节使 TSH 分泌增加而致甲状腺肿，称为高碘地方性甲状腺肿。

有报道，地方性克汀病有明显的家庭聚集性，患儿的一级亲属患病率显著高于一般群体的患病率，故认为地方性克汀病可能为一种多基因遗传病。此外，先天性克汀病也是甲状腺激素合成不足所致，但其病因不同，主要由于宫内胎儿甲状腺不发育或发育不全，或因甲状腺素合成途径中酶的缺陷而使 T_3、T_4 降低。少数因原发下丘脑或垂体发育不足而使单一的 TSH 缺乏所致。

2. 病理生理

病理基础是碘缺乏，甲状腺体无法（缺乏原料）合成甲状腺素。甲状腺素的功能是：①加速细胞内氧化过程，促进新陈代谢。②促进蛋白质合成，增加酶的活力。③促进糖的吸收、糖原分解和组织对糖的利用。④促进脂肪分解和利用。⑤促进钙、磷在骨质中的合成代谢和骨的生长等。由此可见，如缺乏甲状腺素，细胞代谢、组织生长、各系统的生理功能等必将受影响，使小儿基础代谢缓慢、生长发育停滞、生理功能受阻。尤其对中枢神经系统，在其生长发育阶段，甲状腺素缺乏会造成脑组织的严重损害，甚至是不可逆的病变。

（三）临床表现

缺碘性疾病的临床表现取决于患儿的年龄和生长发育阶段、碘缺乏的程度和持续时间。

1. 胎儿期

胎儿出生前 6 个月是脑发育的快速增长阶段，若此时孕妇缺碘，可引起早产、死产或先天性听力障碍和智力低下，难以恢复。

2. 新生儿期

无论是缺碘或甲状腺发育不全，均可导致甲状腺功能低下，表现为反应迟钝、哭声低、体温不升、喂养困难、腹胀和生理性黄疸延长等。常易忽视而贻误诊断。

3. 儿童和青春期

最突出的表现是甲状腺肿大，肿大的腺体可压迫周围气管和食管，引起呼吸及吞咽困难，婴幼儿可表现为发育迟缓，运动不协调，反应迟钝，智力低下，呆小伴有典型克汀病面容。

4. 亚临床型克汀病

在低碘地区，常有隐蔽性表现：反应不敏捷，动作缓慢，学习困难，伴黏液水肿或轻度甲状腺肿大，智商偏低，尿碘减少，T_4 降低等，通过尿碘测定即可诊断。

（四）诊断与实验室检查

碘缺乏病诊断的必备条件是居住于低碘或缺碘地区，除生长迟缓外，常伴有不同程度智力低下。若具有典型面貌（头大眼距宽、塌鼻梁、唇厚、黏液水肿等）更提示甲状腺功能低下。有助于确诊的实验室检查有以下几种。①血 T_4、TSH 检测：T_4 降低，TSH 升高。②甲状腺 ^{131}I 吸收率升高。③尿碘检查是缺碘的一个重要而又简便的判定指标，当尿碘低于 $100\mu g/L$ 即可诊断。④ X 线骨龄摄片可示骨龄延迟。⑤智能测试、脑电图等检查可辅助诊断。

（五）防治

1. 预防

任何低碘病区的居民，只要 3 个月不补碘或补碘不足，就可能产生缺碘病患儿。目前推荐每日碘需要量是：0 ～ 6 个月儿童为 $40\mu g$，1 ～ 6 岁为 $70\mu g$，7 ～ 12 岁为 $120\mu g$，少年及成人为 $150\mu g$，孕妇乳母是 $175 ～ 200\mu g$，一般每人每日应补碘 $100 ～ 200\mu g$。最有效而安全的方法是采用碘盐，每日食用 5 ～ 10g 碘盐，就能获碘 $100 ～ 200\mu g$。但应注意碘元素易受热、光、潮而挥发，故应合理储存、应用碘盐。平时鼓励多吃含碘丰富的食物，如海带、紫菜、海虾等。对婴幼儿也可采用适量碘化油作为预防。为了及早发现先天性甲状腺功能低下的新生儿，可普遍开展新生儿筛查工作，若能在 3 ～ 6 个月内及早诊断、治疗，可以完全正常生长发育。

2. 治疗

地方性甲状腺肿患者，首先给服甲状腺片，抑制 TSH 分泌，减轻甲状腺的增生。补碘要注意剂量，以免补碘过多而出现甲亢现象。甲低患儿应补给甲状腺片，必要时为终生替代治疗，以避免复发。若能坚持正确治疗，预后良好。如果胎儿时期即严重缺碘，则智力落后、聋哑等难以逆转，故重在预防碘缺乏。

（六）碘中毒

除对碘过敏以外，一般人均能耐受较大剂量的碘，例如，呼吸道感染患儿，服用含碘的化痰制剂，效果良好，并无毒性反应。但对缺碘并患有结节性甲状腺肿的患儿，进行长期大剂量补碘后，有可能发生甲状腺功能亢进。临床表现有食欲亢进、体重减轻、肌无力、怕热、烦躁等，但突眼并不明显，易被忽视。一旦出现碘中毒症状，应立即停用碘剂，也不用碘盐，并进行相应的对症治疗，预后良好。

三、铁缺乏症

铁是人体最重要的微量元素之一。铁缺乏（IDD）是全世界最主要的营养缺乏性疾病，铁缺乏根据其演进过程分为铁减少期（ID）、红细胞生成缺铁期（IDE）和缺铁性贫血期（IDA）。IDA 是人类最常见的贫血病，前两期未发生贫血又叫隐性缺铁。IDA 是体内储存铁减少，影响红细胞内血红素合成致贫血，为缺铁的晚期表现。IDD 不仅引起贫血，而且由于机体内含铁酶和铁依赖酶活性降低，引起非血液系统表现，对人体智力、体格发育、免疫功能、消化吸收功能、劳动能力均有较大影响，目前认为 IDA 对婴幼儿脑发育造成不可逆损害是铁缺乏的最大危害。我国卫生部将 IDA 列为儿童"四防"疾病之一，已被世界卫生组织（WHO）和 UNICEF 列为全球三大微量营养素（维生素 A、铁、碘）缺乏性疾病之一。

（一）流行病学

1. 全球 IDD 患病率

IDD 全球患儿数高达 21.5 亿，IDA 为 12.2 亿。发展中国家 4 岁以下儿童 IDD 患病率为 50%，其中 2 岁以下为主。发达国家 7 岁以下儿童 IDD 患病率为 20% ~ 40%。

2. 我国 IDD 患病率

我国第三次营养调查发现以 IDD 为主的贫血约占 20%，其中儿童、孕妇和老年人患病率最高。孕妇患病率较高仍停留在 40% 左右，一般城市儿童 IDD 为 20% ~ 40%，边远山区婴幼儿高达 70% ~ 80%，重庆地区 0 ~ 14 岁儿童患病率为 20% ~ 40%。

从 IDD 患病规律看，存在着一条链环式的铁缺乏社会群体。这就是孕妇缺铁 - 婴幼儿铁缺乏 - 青少年铁缺乏 - 青春期少女铁缺乏 - 孕妇铁缺乏，如此周而复始，由于这个链环中存在大量 IDD 的危险因素，从宏观上、流行病学等方面未切断上述铁缺乏的链环，以致铁缺乏防治成效不明显。

（二）铁代谢

1. 铁的来源

（1）母体来源：以妊娠后期为主。如果母亲营养好，胎儿储存铁可供其用到出生后 4 个月，但是母亲中度贫血时，不再供给胎儿铁。足月儿出出生后高浓度的 Hb 含量下降，释放的铁供其需要。4 个月后小儿体内储存铁因被消耗而亟待饮食补铁。

（2）内源：衰老红细胞及无效生成红细胞被网状内皮系统吞噬而释放铁。

（3）外源：动物类、植物类及铁强化的配方食品是铁的主要来源。含铁高的食物有猪肝、血、肉类、蛋类、豆类。

2. 铁的吸收

铁的吸收主要经十二指肠和空肠上段吸收。膳食铁主要有两种形式：铁盐（非血红素铁）和血红素铁。铁吸收率的高低与食物种类有关：动物类食物含血红素铁，直接吸收，吸收率约为 10% ~ 25%。母乳铁吸收率最高，但其生物利用率高的原因还不清楚。蛋黄铁吸收率低，且 1 个蛋黄仅 17g，占全鸡蛋重的 30%，含铁只有 1.1g。因此蛋黄不是供铁的理想食物。植物类食物含铁盐，吸收率低，大豆例外 7%（含铁量约为 11mg/100g）。

（三）病因

1. 先天储铁不足

新生儿体内铁的含量主要取决于血容量和血红蛋白的浓度。血容量与体重成正比，故早产儿、低体重儿、双胎儿易发生贫血。

2. 铁摄入不足

婴儿以乳类为主。牛奶由于含酪蛋白多，铁吸收率低；人乳吸收很好，但是含量少，故 4 个月龄后未按时添加含铁的配方食品和动物类食品时，仍会患贫血。

3. 生长过快

小儿生长速度越快，血容量增加越快。正常小儿长到 3 个月时体重增加 1 倍，1 岁时体重增加 2 倍；早产儿体重增加更快，1 岁时可增至 6 倍，均易发生贫血。

4. 铁吸收障碍

长期慢性腹泻患儿铁的吸收减少。

5. 铁丢失过多

鲜牛奶渗透压高，易引起婴儿肠道出血，因此一般不主张婴儿喝鲜奶。年长儿可因患钩虫病引起肠道出血致贫血。

6. 储存铁利用障碍

维生素 A 缺乏时，运铁蛋白的合成障碍，使肝储存的铁不能释放到外周血，引起以高储存铁为特征、外周血类似于缺铁性贫血。

（四）临床表现

1. 造血系统

（1）贫血：多为轻度贫血，临床可无明显贫血症状。
（2）溶血：轻度，红细胞变形性降低。
（3）中性粒细胞功能改变：吞噬、趋化功能下降。
（4）骨髓外造血：肝脾轻度肿大。

2. 非造血系统

（1）消化吸收功能下降，胃酸降低，异食癖。这是由于影响细胞色素 C、细胞色素氧化酶活性降低所致。
（2）中枢神经系统：妊娠 28 周至出生后 2 岁是脑发育的脆弱期。在此期间患缺铁性贫血可导致脑的不可逆性损害。其作用机制目前认为铁影响发育中脑组织结构及髓鞘磷脂合成。表现为精神、运动发育指数下降。年长儿由于单胺氧化酶活性降低，出现注意力不集中，学习成绩下降，智力受影响。
（3）铁缺乏（IDD）致 α - 甘油磷酸氧化酶活性降低，使骨骼肌的肌力下降。
（4）IDD 致腺苷脱氧酶活性降低及影响 TH：细胞功能，使免疫功能下降，感染机会增加。

（五）实验室检查与诊断

1. 实验室检查

铁的损耗可分为三个阶段。第一阶段为铁减少期（ID），表现为储存铁的下降，血清铁蛋白（SF）浓度降低。第二阶段为红细胞生成缺铁期（IDE），也称功能缺铁期，表现为血清铁蛋白进一步下降，血清铁（SI）减少，转铁蛋白饱和度（TS%）下降，铁结合力（TIBC）上升，红细胞游离原卟啉（FEP）上升。第三阶段则为缺铁性贫血期（IDA），表现为血红蛋白和红细胞比容（HTC）下降。

临床常用诊断的缺铁参数包括：血红蛋白浓度（Hb）、红细胞平均体积（MCV）、血清铁（SI）、总铁结合力（TIBC）、转铁蛋白饱和度（TS）、FEP等。由于单一指标的局限性，临床上常采用几个指标相结合，综合性地描述铁缺乏状况。泛美卫生组织（PAHO）在阿根廷的铁营养状况调查中采用了Hb、SF，锌原卟啉（ZPP）作为诊断标准；我国1988年洛阳会议制定的铁缺乏诊断标准则应用了Hb、SF、TS等指标。

血清可溶性转铁蛋白受体（sTfR）是近年来研究较多的诊断功能性铁缺乏的敏感指标之一。sTfR的量由幼红细胞的数目以及单个幼红细胞膜表面的TfR数目所决定的，因此检测血清sTfR可以直接反映红细胞生成速率及体内储存铁情况。

近年来，国外也有采用红细胞分布（RDW）配合MCV诊断缺铁性贫血的报道：RDW > 0.14，MCV < 80fl。

2. 诊断缺铁的参数比较

IDD的常用指标有Hb、SI、TIBC、TS、SF、FEP及EF，由于影响因素多，仍采用多指标综合诊断法。通过诊断试验研究表明各铁参数的诊断功效依次为EF、SF、TS、FEP及FEP/Hb。由于SI、TIBC受生理病理影响因素大，SF虽受各种感染、肝病、肿瘤等因素影响，但对单纯缺铁灵敏度高，放免法已较普及，易开展，而EF虽极少受各种非缺铁因素影响，但检测相对烦琐，不易广泛应用。FEP测定微量血、简易方便，有较高准确性。因此，目前临床最常用SF、FEP和FEP/Hb比值。

3. 小儿缺铁性贫血诊断标准

（1）贫血为小细胞低色素性，MCHC < 0.31，MCV < 80fl，MCH < 26pg。

（2）有明显缺铁病因，如铁供给不足、铁吸收障碍、需要增多或慢性失血等。

（3）血清（浆）铁 < 10.07μmol/L（60μg/dL）。

（4）总铁结合力（TIBC） > 62.7μmol/L（350μg/dL）；转铁蛋白饱和度（TS < 0.15有参考意义，Ts < 0.1有确定意义。

（5）细胞外铁明显减少（0 ~ +），铁粒幼细胞低于15%。

（6）红细胞原卟啉（FEP）低于0.9μmol/L（50μg/dL）。

（7）血清铁蛋白（SF） < 16μg/L。

（8）铁剂治疗有效，用铁剂治疗1周后网织红细胞明显增高，2周后血红蛋白（Hb）开始上升，6周后血红蛋白上升20g/L以上。

诊断标准：（1）是必须条件，（1）加上（2）~（8）任何一条均可诊断。

（六）治疗

1. 病因治疗

病因治疗是根治的关键，如寄生虫感染的治疗，失血原因的治疗等。

2. 膳食治疗

增加含铁丰富的食物，合理膳食搭配。

3. 铁剂治疗

（1）每日补铁法：采用小剂量［1～2mg/（kg·d）］，在 Hb 上升至正常后 2～3 个月后停止。

（2）间断补铁法：每周补铁 1～2 次（3d 补铁）或每周补铁 1 次，1～2mg/kg（元素铁）。疗程同上。

补铁治疗 1 周和 4 周进行随访，掌握治疗效果，缺铁原因是否去除等。

（七）预防

IDD 应采取社区干预防治，采用综合措施，如口服补铁、铁强化食品、社区健康教育、宣传膳食的合理搭配、大力提倡母乳喂养、改善卫生条件等，甚至通过发展经济，政策措施配套，采取多层次、多部门、政府参与的各种干预措施，达到社区防治的目的。

1. 铁强化食品

铁强化的谷物，铁和碘强化的食盐，维生素 A 和铁 EDTA 强化的糖，在一些国家已经使用。目前我国已允许在面粉中强化铁。

2. 合理膳食搭配

正确膳食搭配有利于非血红素铁中无机铁的吸收，膳食搭配不同，每餐对铁的吸收率也不同。应该宣传母乳喂养，按时添加铁强化谷物及各种辅食。幼儿安排均衡膳食，补充富含铁的动物类新鲜蔬菜或水果以供维生素 C，促进铁的吸收。

第四节　小儿单纯性肥胖症

肥胖症是由于体内脂肪过度积聚、体重超过正常范围的一种营养障碍性疾病。体重超过同性别、同身高参照人群均值的 20% 即称为肥胖。肥胖症分为原发性和继发性两种，原发性肥胖又称为单纯性肥胖。儿童肥胖绝大多数为单纯性肥胖，占肥胖的 95%～97%，是由于长期摄入超过机体代谢需要的，能量使体内脂肪过度积聚而造成的。儿童单纯性肥胖在我国呈逐步上升的趋势，目前占儿童人群的 5% ~ 8%。肥胖不仅影响儿童的健康，且儿童期肥胖可延续至成人，容易引起高血压、糖尿病、冠心病等疾病，故应引起足够的重视，以及早防治。

一、诊断

（一）病史

可发生于任何年龄，但最常见于婴儿期、5 ~ 6 岁和青春期。肥胖儿童一般食欲旺盛且喜吃甜食和高脂肪食物，进食速度快，活动少。明显肥胖儿童常有疲劳感，用力时气短或腿痛，严重者由于脂肪的过度堆积限制了胸廓和膈肌运动，使肺通气量不足、呼吸浅快，可造成低氧血症、气急、发绀、红细胞增多、心脏扩大或出现充血性心力衰竭甚至死亡。肥胖多有家族遗传倾向，目前认为肥胖的家族性与多基因遗传有关。某些情感、精神因素（如亲人病故或学习成绩低下）、心理异常等可致儿童以过度进食作为精神安慰，导致肥胖。

（二）体格检查

皮下脂肪丰满，分布均匀，腹部膨隆下垂，严重肥胖者可因皮下脂肪过多，使胸腹、臀部及股部皮肤出现皮纹；因体重过重，走路时两下肢负荷过重可致膝外翻和扁平足。女孩胸部脂肪堆积，无乳腺组织硬结。男性肥胖儿因股内侧和会阴部脂肪堆积，阴茎可隐匿在阴阜脂肪垫中。部分患儿性发育常较早，故最终身高常略低于正常小儿。

（三）辅助检查

血三酰甘油、胆固醇大多增高，严重者血清蛋白增高；常有高胰岛素血症，血生长激素水平可减低。

（四）诊断

小儿体重超过同性别、同身高参照人群均值 10% ~ 19% 者为超重；超过 20% 上者便可诊断为肥胖症；体重超过正常体重 20% ~ 29% 者为轻度肥胖；体重超过正常体重的 30% ~ 49% 者为中度肥胖；体重超过正常体重 50% 以上者为重度肥胖。体质指数（BMI）是评价肥胖的另一种指标。BMI 是指体重（kg）/ 身长的平方（m²），小儿 BMI 随年龄性别而有差异，评价时可查阅图表，如 BMI 值在 P_{85} ~ P_{95} 为超重，超过 P_{95} 为肥胖。

（五）鉴别诊断

需与伴有肥胖的遗传性疾病及内分泌性疾病，如 Prader-Willi 综合征、甲状腺功能减低症、肾上腺皮质功能亢进症等相鉴别。

二、治疗

（一）运动疗法

适当的运动能促使脂肪分解，减少胰岛素分泌，使脂肪合成减少，蛋白质合成增加，促进肌肉发育。肥胖小儿常因动作笨拙和活动后易累而不愿锻炼，可鼓励和患儿选择喜欢、有效、易于坚持的运动，每天坚持至少运动 1h，以长跑为主，配合跳绳、球类、游泳等。要循序渐进，不要操之过急。如果运动后疲惫不堪、心悸气促以及食欲大增提示活动过度。

（二）饮食疗法

在保证小儿基本热量与营养素需要、保持正常生长发育的原则下，减少热量摄入。6个月内的婴儿，热能摄入量每日不超过 460.2 kJ/kg（110 kcal/kg），6～12个月每日不超过 376.6 kJ/kg（90 kcal/kg），5岁以下小儿每日限制在 600～900 kcal，5岁以上小儿每日限制在 5021～6276 kJ（1200～1500 kcal）。推荐低脂肪、低糖类和高蛋白食谱。低脂饮食可迫使机体消耗自身的脂肪储备，但也会使蛋白质分解，故需同时供应优质蛋白质。糖类分解成葡萄糖后会强烈刺激胰岛素分泌，从而促进脂肪合成，故必须适量限制。食物的体积在一定程度上会使患儿产生饱腹感，故应鼓励其多吃体积大而热能低的蔬菜类食品，其纤维还可减少糖类的吸收和胰岛素的分泌，并能阻止胆盐的肠肝循环，促进胆固醇排泄，且有一定的通便作用。白萝卜、胡萝卜、青菜、黄瓜、番茄、莴苣、苹果、柑橘、竹笋等均可选择。

改变不良饮食习惯，合理分配摄入热量。全部食物分为 3 餐及 2～3 次点心，早餐约占总量的 1/3，晚餐不宜过量。不吃夜宵，不吃零食，尤其应禁食巧克力糖、奶油制品、油甜点心，进食时应细嚼慢咽。

根据病史及临床表现诊断并不困难，但要注意除外伴有肥胖的遗传性疾病、内分泌性疾病及颅内肿瘤。治疗成功与否与患儿及家长的信心及是否能长期坚持运动、控制饮食有关。

三、预防

做好宣教，宣传肥胖儿不是健康儿的观点，使家长摒弃"越胖越健康"的陈旧观念。孕妇在妊娠后期要适当减少摄入脂肪类食物，防止胎儿体重增加过重。父母肥胖者更应定期监测小儿体重，以免小儿发生肥胖症。小儿自出生起，就要注意科学喂养，防止过度喂养，牛奶加糖勿过多，少饮糖水及含糖多的饮料，少吃油脂食品，每日进食一定的粗粮、蔬菜、水果，注意膳食平衡。每天进行适当的户外活动和运动。

第十四章　儿童精神障碍

第一节　精神发育迟滞

精神发育迟滞（mental retardation，MR）是由生物、心理、社会多种因素引起的智力发育明显落后于正常水平和适应生活能力缺陷为主要特征的发育障碍性疾病。其特征主要包括：智力发育明显低于正常水平［（智商 IQ）< 70］；影响下述互为相关的两项或更多的适应性技能，如沟通、自我照顾、居家生活、社会交往、使用社区设施、自我引导、健康卫生和安全、学业、娱乐与工作；其年龄发生在 18 岁以前。

一、流行病学资料

有报道称，在发达国家，重度 MR（包括极重度、重度和中度）的患病率为 4%，轻度 MR 高至 30%。我国于 1988 ～ 1990 年对 8 省市和 6 个农村地区进行了 0 ～ 14 岁儿童智力低下的流行病学调查，调查人数为 85170 人，总患病率为 12%，其中城市患病率 0.7%，农村患病率为 1.41%。重度 MR（包括中度、重度和极重度）占 39.4%，轻度 MR 占 60.6%，轻度：重度为 1.5 ∶ 1。性别方面，男孩患病率城市为 0.78%，农村为 1.43%；女孩患病率城市为 0.62%，农村为 1.39%。

二、病因与发病机制

最近提出了 MR 病因的多元危险因素。包括生物学和心理社会因素，以及该两类因素可能的相互作用，因此，MR 的病因分为以下四类。

生物医学的因素：指与物理学相关的因素，如遗传性疾病或营养等。

社会的因素：指与社会及家庭相关的因素，如成人的应答或刺激等。

行为的因素：指与 MR 有关的行为因素，如有伤害的活动或母亲药物滥用等。

教育的因素：指与获得教育支持、促进智力和适应性技能发展有关的因素。

临床上一般将 MR 的病因归为产前、围生期和产后三个阶段，其因素如下。

（一）产前因素

1. 染色体异常

染色体数目或结构异常，如 5P、9P、9P 三染色体，13- 三染色体，18- 三染色体，

21- 三染色体，猫叫综合征等；性染色体畸变，如性染色体多一个 X 为先天性睾丸发育不全综合征（Klinefelter 综合征），性染色体丢失一个 X 为先天性卵巢发育不全综合征（Turner 综合征），性染色体为 XXX 或 XO/XXX 嵌合体为超雌。此外，家族性 X 连锁的、脆性位点在 Xq27 或 Xq28 带上的为脆性 X 染色体综合征。

2. 各种综合征

神经皮肤异常，如毛细血管扩张运动失调症、先天性角化不良、Ito 综合征、结节硬化症等；肌肉疾病，如软骨营养不良肌强直病、先天性肌肉萎缩、Duchenne 肌肉萎缩症和萎缩性肌强直病；眼部疾病，如无眼球症、视网膜退化毛囊巨大症等；颅面部疾病，如尖头 - 唇裂 - 桡骨发育不全综合征、尖头并指综合征、颅面骨发育不全、多发性骨融合综合征；骨骼疾病，如末端肢骨发育不良、遗传性骨营养不良、骨增生症、骨质石化病、桡骨发育不全 - 血小板减少综合征；其他，如 Prader-Willi 综合征。

3. 先天性代谢异常

氨基酸疾病，如苯丙酮尿症、组氨酸血症、缬氨酸血症、全脱羟酶缺乏症、生物素酶缺乏症；糖类疾病，如半乳糖血症、果糖 -1, 6- 二磷酸酶缺乏症、黏多糖类疾病；核苷酸疾病，如色素沉着干皮症；铜代谢障碍疾病，如 Wilson 病等。

4. 脑发育疾病

神经管闭锁不全的无脑症、脊柱裂和脑膨出；大脑成形缺陷，如脑导水管狭窄、多小脑回畸形、裂脑症；脑细胞迁移缺陷，如脑皮质分层异常、大脑灰质错位、大脑皮质微小发育不良；神经细胞内缺陷，如树突异常、微小管异常等。

5. 环境影响

宫内营养不良（如孕母营养不良）和胎盘功能不足；药物毒素及致畸药物，如酒精（胎儿酒精综合征）、水杨酸类、碘化物、麻醉药品等；孕母疾病，如水痘、糖尿病、甲状腺功能不足（胎儿碘缺乏症）、肌强直性萎缩、苯丙酮尿症；母亲在妊娠期接受放射线照射。

（二）围生期因素

1. 子宫内疾病

急性胎盘功能不足，如胎盘剥离、前置胎盘及流血、母亲低血压、妊娠毒血症或子痫症；慢性胎盘功能不足，如孕母高血压、胎儿宫内生长迟缓、孕母贫血、糖尿病等；异常分娩，如早产、羊水早破、母亲败血症、胎位不正、第二产程延长、脐带绕颈等。

2. 新生儿疾病

缺血缺氧性脑病，颅内出血如硬脑膜下、蛛网膜下隙、脑室、小脑和脑干的出血；脑室周围白质软化；新生儿癫痫；呼吸系统疾病，如肺透明膜病、肺气管发育不良、气胸；感染性疾病，如败血症、脑膜炎、脑炎；分娩时头部外伤；代谢性疾病，如高胆红素血症、低血糖症、甲状腺功能低下；营养性疾病，如肠道疾病、蛋白质 - 能量营养不良。

（三）产后因素

1. 头部伤害

包括脑震荡，脑挫伤或裂伤，颅内出血如硬脑膜外、急性或慢性硬脑膜下腔、蛛网膜下腔（广泛伤害）和脑实体内的出血。

2. 感染

包括单纯疱疹、麻疹等所致的脑炎，各种致病菌（如肺炎链球菌、结核杆菌、麻疹等）引起的脑膜炎。

3. 脱髓鞘疾病

包括感染后的疾病如急性播放性脑脊髓炎、急性出血性脑脊髓炎、百日咳后脑病变等。

4. 退化性疾病

包括脊髓灰质营养不良中的进行性肌痉挛癫痫、基底神经节疾病(如Huntington疾病、肌张力不足变形)、脑白质营养不良等。

5. 癫痫

包括婴儿痉挛症、进行性局灶性癫痫、肌阵挛性癫痫等。

6. 中毒性代谢疾病

包括急性中毒性脑病、铅中毒、汞中毒等。

7. 营养不良

包括蛋白质 - 能量营养不良（如极度消瘦和恶性营养不良）、长期静脉营养输入等。

8. 环境剥夺

包括不良的心理社会因素的影响，如文化教育的剥夺、儿童受虐待或被忽视、外界刺激少、感觉被剥夺等，从而影响脑的发育。

三、临床表现

世界卫生组织将MR分为四级：极重度(IQ为0 ~ 20)、重度(IQ为20 ~ 35)、中度(IQ

为 35 ~ 50）和轻度（IQ 为 50 ~ 70）。不同程度的 MR，其临床表现如下。

（一）极重度

占 MR 的 1% ~ 5%，有明显的神经系统功能障碍，没有语言或仅能偶尔说简单的单词，感知觉明显减退，缺乏防御能力，不知躲避危险，生活不能自理，有的运动功能受阻而不会行走。

（二）重度

约占 MR 的 8%。患儿在出生后不久即被发现发育延迟，包括：运动发育落后；语言理解差；言语含糊不清；难与正常同龄儿童交往；情感幼稚；易冲动；在训练下能学会自己吃饭及基本的卫生习惯，但生活上仍需他人照顾；长大后，可有部分自我照顾能力及防卫能力；在监护下从事最简单的劳动。

（三）中度

约占 MR 的 12%。早年发育落后，说话发音不正确，词汇贫乏，无抽象性思维。对周围环境辨别能力差，只能认识事物的表面和片断现象，经过训练后可学会自我生活照顾，但仍需监护，能学会一些社交及职业技能，学习可达小学二年级水平，长大后可做些技术性劳动维持生存。

（四）轻度

约占 MR 的 75%。这类儿童早年发育与正常儿童相差无几，直至入小学后才发现智力问题造成的学习困难，患儿分析综合能力差，言语发育较好，但理解能力仍差，抽象词汇极少，情感较丰富，但缺乏主动性和积极性，有基本的社交能力，经过强化辅导，能够达到小学六年级水平，长大后能做简单的机械性工作。

四、诊断

精神发育迟滞的诊断标准不断在发生改变，根据世界卫生组织（WHO）的《国际疾病分类》第 10 版（ICD-10）、美国的《精神障碍诊断与统计手册》第 4 版（KDSM-Ⅳ）和《中国精神障碍分类与诊断标准》第 3 版（CCMD-3），一致认为从三方面即智力水平、适应性技能和发生的生理年龄进行诊断。

（一）CCMD-3 诊断标准

精神发育迟滞指一组精神发育不全或受阻的综合征，特征为智力低下和社会适应困难，起病于发育成熟以前（18 岁以前）。本症可单独出现，也可同时伴有其他精神障碍或躯体疾病。其智力水平（按标准化的智力测评方法得出）低于正常。智商在 70 ~ 86 为边缘智力。精神发育迟滞如查明病因，则应与原发疾病的诊断并列。并且鼓励使用 ICD-10 的附加编码（如 70.3 为重度精神发育迟滞，加 EOO 为先天性缺碘综合征）。

说明：我国常用 Wechsler 智力测验测评智商，并建议用儿童社会适应行为量表测评社会功能。

1. 轻度精神发育迟滞诊断标准

（1）智商在 50 ～ 69，心理年龄达到 9 ～ 12 岁。

（2）学习成绩差（在普通学校中学习时常不及格或留级）或工作能力差（只能完成较简单的手工劳动）。

（3）能自理生活。

（4）无明显言语障碍，但对语言的理解和使用能力有不同程度的延迟。

2. 中度精神发育迟滞诊断标准

（1）智商在 50 ～ 69，心理年龄达到 6 ～ 9 岁。

（2）不能适应普通学校学习，可进行个位数的加减法计算，可从事简单劳动，但质量低，效率差。

（3）可学会自理简单生活，但需督促、帮助。

（4）可掌握简单生活用语，但词汇贫乏。

3. 重度精神发育迟滞诊断标准

（1）智商在 20 ～ 34，心理年龄达到 3 ～ 6 岁。

（2）表现显著的运动损害或其他相关的缺陷，不能学习和劳动。

（3）生活不能自理。

（4）言语功能严重受损，不能进行有效的语言交流。

4. 极重度精神发育迟滞诊断标准

（1）智商在 20 以下，心理年龄在 3 岁以下。

（2）社会功能完全丧失，不会逃避危险。

（3）生活完全不能自理，大小便失禁。

（4）言语功能丧失。

（二）智力测定

MR 的智力评定往往采取标准化的智力测验方法获得智商。我国自 20 世纪 70 年代末陆续引进多种筛查和诊断性智力测验，并进行了标准化，产生了我国的常模。已标准化的筛查性智力测验如图片词汇测试、画人试验、入学准备测验、瑞文测验等；而标准化的诊断性智力测验有盖瑟尔智力量表、学龄前期和学龄初期的韦克斯勒智力量表（WPPSI）、初小儿童及学龄期的韦克斯勒智力量表（WISC-R）等。在我国使用最普遍的诊断性智力测验是韦氏智力量表WPPSI和WISC-R。该量表属于一般能力测验，特点是采用项目分类，获得语言和操作两大能力的智商和总智商，智商的均数定为100，标准差为15，智商低于70即为MR。

（三）社会适应测定

我国常用的适应性能力评定工具是Vineland社会适应量表。多年来，该量表一直是适应性行为的标准化测试。在诊断MR中，通常将智力测验和社会适应量表的结果进行综合评定。

除了用量表反映儿童社会适应性之外，美国精神迟滞协会于1993年又对MR的社会适应性作了更具体的描述，即除了智力低下之外，至少2个或更多的适应技能领域出现问题，如沟通、自我照顾、居家生活、社交技能、社区设施的使用、自我指引、健康与安全、功能学科、休闲与工作。

五、鉴别诊断

（一）儿童孤独症

孤独症儿童大部分有不同程度的精神发育迟滞，还伴有刻板和重复动作，强迫地坚持同一方式的怪异行为，与周围环境没有沟通，与他人无眼神交往，与父母无情感表达，起病于36个月内，活动和兴趣范围十分狭窄等特征，这些在智能迟滞儿童中常不明显或缺如。

（二）语言障碍

儿童明显地表现为语言功能低下，如开口迟，词汇贫乏，词不达意；在生活环境中因不能与他人进行有效的沟通而不合群，甚至出现行为问题如易发脾气，有攻击性行为等。在智力测验中，语言智商明显低于操作智商，通常在1个标准差以上，但操作智商在正常范围内。而精神发育迟滞儿童是全面能力的落后，不仅仅表现在语言功能上，这就是两者之间的明显差别。

（三）脑性瘫痪

这是指出生前到出生后1个月内由各种原因所致的非进行性脑损伤。症状在婴幼儿期出现，主要表现为中枢性运动障碍和姿势异常。由于脑性瘫痪影响运动发育，易误诊为MR，但脑性瘫痪同时还伴有肌张力异常、反射异常和主动运动减少，且智力发育可以正常。但25%~80%的脑性瘫痪儿童合并有MR。

（四）Rett 综合征

1 岁半（或 6 ~ 18 个月）以前神经精神发育正常；1 岁半以后智力发育倒退，女孩发病，头围小，孤独样行为，手有刻板动作以及阵发性过度换气。

六、治疗

MR 的治疗原则是早期发现、早期诊断、早期干预。WHO 提出对 MR 的康复应采用医学、社会、教育和职业训练的综合措施，使患儿的潜力和技能得到发展，帮助他们成为家庭和社会残而不废的成员。

（一）病因治疗

MR 大部分不能进行病因治疗，只有一部分遗传代谢性疾病如苯丙酮尿症可尽早开始低苯丙氨酸饮食治疗；先天性甲状腺功能减退症可用甲状腺素治疗，并提供充分的蛋白质、维生素、钙及铁质；半乳糖血症患儿及早停止乳类食品，而以米粉、面粉等淀粉类代替，并辅以各种维生素治疗。

（二）对症治疗

MR 儿童经常兴奋、冲动、自伤、伤人。据报道，有 20% ~ 35% 的患儿兼有精神疾病，临床上常因过于强调其智力低下而忽视了精神疾病的诊断，被称为"诊断阴影"。为此，可适当应用一些抗精神病药物，如氯丙嗪、奋乃静、氟哌啶醇、可乐定、维斯通等降低患儿的警觉症状（如烦躁、易激惹、注意力涣散）；改善情感症状，如呆滞或易变的情感、焦虑、社交退缩和抑郁；改善行为症状，如重复刻板的动作；改善注意缺陷症状，如多动、注意困难、冲动等。

（三）康复治疗

极重度和重度 MR 往往有躯体畸形和神经系统功能障碍，在大运动和精细运动方面不仅明显功能受阻，而且因不良姿势造成骨骼畸形。目前已主张MR的早期诊断和早期干预。针对个体特点，康复治疗包括以下内容。

1. 物理治疗

针对大肌肉、大关节运动的训练，使 MR 患儿在抬头、坐、站、走、跑、跳等大运动方面获得正确的技能，避免或纠正因神经功能障碍、不良姿势的形成和代偿而造成畸形，改善生活技能。

2. 作业治疗

针对精细运动，特别是手的功能训练，对改善患儿的生活技能如自喂、穿衣、画图、写字、劳动有很大的帮助。目前我国已开展了儿童感觉统合训练，这属于作业治疗中的一部分内容，在训练中着重于前庭、本体和触觉的刺激，促进 MR 儿童的适应性行为。

3. 言语和语言治疗

针对儿童说话含混不清、不开口说话、说话不流利等进行治疗。这是一种寓教于乐的训练，基于 MR 的认知水平及其行为特征，制订相应的治疗目标，改善儿童的交流能力。

4. 中医治疗

中医学中的针灸、推拿、按摩等对 MR 肌肉神经的刺激及功能的改善起到一定的作用。在康复治疗中，采用物理治疗、作业治疗和中医治疗相结合的方式，可促进 MR 儿童大运动和精细运动能力的改善。

（四）教育训练

我国对 MR 儿童同样实行义务教育，在学前期，MR 儿童即可进行综合性的教育和训练，一些大都市将 MR 儿童与正常儿童放在一起学习，称为"一体化"的教育，对 MR 儿童来说特别有益，这些儿童进入小学后，有的进入正常小学的特殊班级，有的则进入特殊教育学校。目前 MR 的教育训练包括以下六个领域。

（1）运动能力：大运动和精细运动。
（2）感知能力：视觉、听觉、触觉、味觉、嗅觉。
（3）认知能力：分类、配对、数概念、时间概念、基本常识。
（4）语言交流：基本沟通能力、简单结合、语言理解、表达等。
（5）生活自理：吃、穿、入厕、个人卫生等。
（6）社会适应：交往、参与、安全、健康等。

七、预防

解决 MR 的根本问题在于预防，预防措施包括以下三级。

（一）初级预防

消除病因，防止 MR 的发生，措施有禁止近亲婚配，加强计划生育指导，遗传咨询和围生期保健等。

（二）二级预防

早期发现可能引起 MR 的疾病，在其症状尚未出现之前就给予治疗，从而防止脑损伤，如产前诊断；新生儿遗传代谢病筛查，包括苯丙酮尿症、半乳糖血症、先天性甲状腺功能低下等；出生缺陷监测如新生儿听力障碍的筛查；有高危因素儿童的发育监测等。

（三）三级预防

对脑部疾病、损伤、缺陷等采取综合措施，尽力开发儿童的脑功能，提高其生活质量。

第二节 儿童精神分裂症

儿童精神分裂症发生在青春期前，少数可在 10 岁前发病。由于心理年龄特征的影响，本病发生在儿童期时其症状有的又有别于成年精神分裂症的表现，在早期不易识别。临床上有思维歪曲、情绪紧张或不协调、激动、狂躁和抑郁、思维不连贯、内容奇特古怪、幻想、幻觉、恐惧、被害妄想、自杀行为、吃某些特殊的东西、感知明显障碍和孤独性格为特征的儿童精神病。

一、病因与发病机制

（一）遗传学说

精神分裂症是一个精神心理残疾的疾病，具有明确的家族聚集性，提示其遗传因素占重要地位。国外学者关于精神分裂症遗传倾向的研究结果显示，双亲均患精神分裂症者的子女患病相对危险度为 60%。Moldin 等总结 1920 ~ 1982 年的有关精神分裂症家系及双生子的文献得出结果；在复发风险方面，由高到低依次排列为同卵双生子、一级亲属、二级亲属、三级亲属；即使是在不同的家庭环境中教养的双生子，同卵双生子的患病一致性平均为 46%，而异卵双生子的患病一致性仅为 14%。一项对家族性精神分裂症患儿的大规模基因扫描发现，NRG1 基因可能是精神分裂症的一个易感基因。

（二）免疫功能紊乱

近十几年来，在精神分裂症病因的研究中，对神经系统与免疫系统之间相互作用和调节关系的认识不断深入，以白细胞介素 2（IL-2）、白细胞介素 6（IL-6）为主的细胞因子及免疫球蛋白已成为精神免疫学研究的主要课题之一。

（三）心理环境学说

环境对心理的影响日益受到重视。儿童受到强烈精神创伤，如父母离异、亲人死亡、升学未成等生活事件诱发精神分裂症者较为常见，而且心理社会因素对于病程的延续及预后也有重要影响。

（四）中枢神经系统损伤学说

Golifarb 观察到有 15% 的精神分裂症患儿出现神经系统轻微体征。精神分裂症患儿的脑结构异常，可能是发育受阻或神经系统的退行性变所致。组织学研究提示，脑结构的损伤可能发生于妊娠中期的 3 个月内。发病后随着疾病的进展颞叶出现萎缩、细胞凋亡，使神经元缺失、神经细胞数量减少、细胞体积缩小和细胞压积增大等；随着病程的慢性化，这些变化呈进行性加重，导致患儿的认知损害和社会职业功能衰退等。

二、临床表现

因儿童的大脑发育尚不成熟，临床表现并不明显和典型，但也有个性、情感、思维、感知、运动和意志等方面的症状，因人而异。

（一）早期症状

起病缓慢者不易发现，常被家长看作是坏脾气或思想问题而被忽略。目前将儿童精神分裂症分为四大类。

（1）神经官能症类：表现为精神萎靡、注意力不集中、睡眠障碍。

（2）情绪障碍类：表现为焦虑紧张、害怕恐惧、无故哭闹。

（3）性格改变类：表现为生活懒散、不讲卫生、好发脾气。

（4）行为问题类：表现为不服管教、不守纪律、调皮捣乱、不想上学、逃学、说谎等。

（二）发展期的症状

经过早期阶段后，精神分裂症状进一步明显化，表现如下。

1. 情感障碍

情感平淡或自发性情绪波动是突出症状之一，患儿对任何事物均无兴趣，不与周围人接触，对亲人不亲，丧失了活泼天真的特点，时而傻笑，时而哭泣，在睡眠时显著呈现紧张恐惧的情绪，伴有激动、暴动、自伤或伤人等行为，急性起病者更显著。

2. 思维和语言障碍

年龄小的病例常表现言语减少、单调、重复为常见症状，有时说话不清，喃喃自语，不易听懂，有时口吃，有破裂性语言。年长患儿可有联想散漫，思维破裂，思维荒谬，逻辑倒退及妄想综合征，但很少达到妄想程度。一般儿童妄想有不稳定、易变、较分散或无系统等特点。

3. 感知障碍

以听、视幻觉为多见，其次为味、嗅和触幻觉，内脏的幻觉最少见。年龄小者幻视多，年龄大者幻听多。儿童的幻觉以幻想行为多见，较具体和形象化，幻视的色泽较鲜明，内容多带恐怖性，如看见了鬼怪动作、虫子等。好像听见别人批评、漫骂、机器声和广播声。幻嗅主要嗅到令人厌恶性气味。感知综合征以事物变形和不真实感为主。

4. 智能障碍

在精神分裂症儿童中，年龄越小智能障碍越重，表现为语言减少，含糊不清，待人接物功能丧失，严重者学过的技能也能随意识忘记或减弱，年龄较大的儿童病前智能很好，病后智能多不受累，如出现智能障碍是联想障碍和应用性衰退的结果。

5. 运动抑制障碍

儿童精神分裂症中出现运动兴奋紧张性木僵多见，兴奋时伴有冲动性，易发生破坏和伤人行为，抑制性症状有刻板动作、模仿动作、伪拗、装相等，典型的蜡样屈曲少见，多呈现木僵状态，如整日卧床不动、拒食、拒说话、拒大小便、大小便时而潴留。

6. 其他

如性格改变，人格解体，个子矮小，发育迟缓或生长发育迅速，有的病例体检时有神经系统体征，痛觉减退，瞳孔对光反射迟钝，肌张力增高，腱反射亢进，少数可见病理反射，有时可有脉搏变慢，瞳孔扩大，多汗，唾液分泌及皮脂腺分泌增多，四肢发绀，皮肤发凉及局部水肿等副交感神经张力增高现象。脑电图异常率偏高，但缺乏特异性。

三、诊断

临床上采用《中国精神障碍分类与诊断标准》第 3 版（CCMD-3）诊断标准。

本症是一组病因未明的精神病，常缓慢起病，具有思维、情感、行为等多方面障碍，以及精神活动不协调。通常意识清晰，智能尚好，有的患儿在疾病过程中可出现认知功能损害。自然病程多迁延，呈反复加重或恶化，但部分患儿可保持痊愈或基本痊愈状态。

（一）症状标准

至少有下列 2 项，并非继发于意识障碍、智能障碍、情感高涨或低落，单纯型分裂症另规定。

（1）反复出现的言语性幻听。

（2）明显的思维松弛、思维破裂、言语不连贯，或思维贫乏或思维内容贫乏。

（3）思想被插入、被撤走、被播散、思维中断，或强制性思维。

（4）被动、被控制，或被洞悉体验。

（5）原发性妄想（包括妄想知觉，妄想心境）或其他荒谬的妄想。

（6）思维逻辑倒错、病理性象征性思维，或语词新作。

（7）情感倒错，或明显的情感淡漠。

（8）紧张综合征、怪异行为或愚蠢行为。

（二）严重标准

自制力障碍，并有社会功能严重受损或无法进行有效交谈。

（三）病程标准

（1）符合症状标准和严重标准至少已持续 1 个月。

（2）若同时符合分裂症和情感性精神障碍的症状标准，当情感症状减轻到不能满足情感性精神障碍症状标准时，分裂症状需继续满足分裂症的症状标准至少 2 周以上，方可诊断为分裂症。

（四）排除标准

排除器质性精神障碍及精神活性物质和非成瘾物质所致精神障碍。尚未缓解的分裂症患儿，若又罹患本项中前述两类疾病，应并列诊断。

四、鉴别诊断

（一）脑器质性精神分裂症

其中散发性病毒性脑炎，以精神分裂症起病，出现精神运动性兴奋或抑制，以及妄想、幻想等，易诊断为精神分裂症，但这类患儿有定向记忆、注意障碍及大小便失禁和器质性病变体征，脑电图或脑 CT 可有异常。

（二）儿童或少年精神分裂样障碍

此病病程（包括前驱期、极性期和残留期）以持续 2 周以上、但不到 6 个月为特征。

（三）婴儿孤独症

因儿童精神分裂症早期有感情与语言障碍以及外界隔离而呈极度孤独的表现，应与孤独症鉴别。孤独症 2 岁以前起病，有特殊的孤独症状和对环境的异常反应，对事物变化具有强烈的抵触倾向，无幻觉妄想，无联想散漫和语言不连贯等症状。

五、治疗

本病以综合治疗为原则，主要采取抗精神病药物治疗、心理治疗和教育训练相结合，各种治疗的选择，除了根据临床主要症状之外，还要结合患儿具体情况，如年龄、躯体发育、营养状况加以全面考虑。抗精神病药物常用为氯丙嗪、氯哌啶醇、奋乃静、舒必利和氯氮平等，显效率为 50% ~ 60%。

（一）药物治疗

1. 第一代抗精神病药

最早用于治疗精神分裂症，对患儿的阳性症状有效，但对阴性症状疗效不佳。其不良反应多见，尤其是锥体外系反应较常见，并易导致患儿药物依从性差。

（1）氯丙嗪：有明显的镇静、控制兴奋及抗幻觉妄想作用。口服或注射易于吸收，分布全身，肺部浓度高，脑中浓度相对较低，且分布不等；脑部以间脑结构较高，皮质、小脑含量较少，小儿初次剂量每日 2 ~ 8mg/kg，6 个月 ~ 6 岁者每日 40mg，6 ~ 12 岁者每日 50 ~ 300mg，大于 12 岁者每日 75 ~ 100mg。一般从小剂量开始。它能有效地治疗阳性症状，同时具有较强的镇静作用。长期治疗者容易导致迟发性运动障碍和药源性抑郁。

（2）奋乃静、氟奋乃静、三氟拉嗪：此类药物镇静作用较弱，其有兴奋和激活作用，除有明显的抗幻觉妄想外，对情感淡漠、退缩、语言迟缓等症状有效，适用于慢性精神分裂症及躯体情况较差的患儿。奋乃静每日 1 ~ 2mg，12 岁以下慎用。三氟拉嗪 6 岁以下儿童禁用。初量每日 1mg，6 ~ 12 岁者每日 1 ~ 5mg，12 岁以上者每日 20 ~ 40mg。

（3）泰尔登：镇静作用较氯丙嗪弱，但调整情绪、控制焦虑及抑制作用较强，用量同氯丙嗪。

（4）氟哌啶醇：主要用于兴奋、躁动及幻觉妄想的患儿。初次用量每日 0.5 ~ 1mg，12 岁以上者每日 1 ~ 16mg。

2. 第二代抗精神病药

第二代抗精神病药在药物依从性、生活质量耐受性和治疗满意度方面明显优于第一代抗精神病药，并且对精神分裂症的阴性症状作用显著，能改善认知功能。广泛的研究表明，这种效果能直接导致住院天数缩短、医疗资源节省及社会功能改善。

（1）利培酮：通常被认为是非常有效的第二代抗精神病药物，对精神分裂症的阳性和阴性症状有效。初始剂量为 0.25 ~ 0.5mg/d，视情况逐渐加至最大治疗量 4.5mg/d。

（2）奎硫平：1998 年在英国上市，2002 年在中国上市。该药对精神分裂症的阴性症状和阳性症状均有效，在整个治疗量范围内，其锥体外系不良反应的发生率不高于安慰剂。奎硫平初始剂量为 50mg/d，每 2 天增加 100mg，2 周内增加到治疗量，最大剂量为 600mg/d，疗程 8 周。

（3）阿立哌唑：是新型抗精神病药物，属于多巴胺部分激动剂。它对多巴胺 D_2 受体有部分激动作用，对多巴胺 D_1 受体有激动作用，对 D_2 受体既是突触前自身受体激动剂，又是突触后受体阻滞药；即对 5-HT$_{1A}$ 受体有部分激动活性，也可拮抗 5-HT$_{2A}$ 受体而产生抗精神病效应。初始剂量为 5mg/d，1 周后增加到 10mg/d，最大剂量为 20mg/d。

（二）精神治疗

在病情恢复期对病情稳定的患儿主要是加强心理指导、心理安慰及心理疏导，指导家庭成员给予患儿合理的关心和支持。患儿做一些买饭、洗碗、收拾床铺等力所能及的事务；组织患儿相互提问，做游戏、讲故事等活动，使患儿逐步摆脱疾病的阴影，得到良好的康复，融入社会生活。

六、预后

随访观察结果表明，起病年龄小、缓慢起病、病期长、复发次数多、呈进行性发展以及智力减退者预后较差。因此，早期诊断，及时采取积极治疗，对儿童精神分裂症的预后具有重要意义。

第三节 儿童孤独症

一、概述

儿童孤独症是一类起病于婴幼儿期的严重儿童精神障碍，是广泛性发育障碍的一种类型，一般在患儿出生后 3 年内发病，男童多见，发病率为 3/10000 ～ 4/10000，近年报道患病率有增高的趋势。

二、病因

相关因素有遗传、围生期因素、免疫系统异常、多种神经内分泌和神经递质功能失调。

三、临床表现

（一）社交障碍

患儿孤独离群，不会与人建立正常关系，对亲人缺乏感情交流，面部表情淡漠，没有目光对视，无享受到爱抚时的愉快表情。对拥抱没有反应，亲人离开时也无明显依恋。对呼唤没有反应，自己玩，周围发生什么事似乎都与其无关，只生活在自己的小天地里。

（二）言语障碍

大多数患儿言语很少，语言发育明显落后于同龄儿童，掌握的词汇量有限，即使有的患儿会说也不说，而宁可用手势代替，用手指向需要的东西或将成人拉到自己所想要的东西跟前。刻板重复性语言及模仿性语言较多见，而不会用自己的语言进行交流。严重的病例几乎终生不语。还有的孤独症儿童时常出现尖叫，这种情况有时能持续至5年以上。

（三）兴趣狭窄，行为刻板重复

孤独症儿童经常在较长时间里专注于某种或几种游戏或活动。如常迷恋于旋转锅盖，单调地摆放积木块；热衷于观看电视广告和天气预报，而对通常儿童喜好的动画片、电影则毫无兴趣；强烈要求环境维持不变，他摆放的某些玩具物品都必须维持原样不动，如有变动患儿则大哭大闹，表现出明显的焦虑反应，不肯改变其原来形成的习惯和行为方式；多数患儿还同时表现出无目的的活动，单调重复地蹦跳、拍手、挥手、转圈等，有的甚至出现自伤自残，如反复挖鼻孔、把鼻子挖出血、咬或打自己、猛撞头等。

（四）智能障碍

有70%～80%的患儿伴有不同程度的智力低下。智力的各方面发展不均衡，操作性智商较言语性智商高。虽然可以掌握一定的词汇量，但当要用词汇表达自己的意思时则存在明显困难，孤独症患儿的最佳能力和最差能力之间差距非常大，但多数患儿的最佳能力仍然低于同龄儿童的相应水平。

（五）感知觉障碍

表现为对外界刺激反应迟钝或过分敏感，有的近似"视而不见"和"听而不闻"，但对某些特定的声音却很敏感。有的患儿不愿意用手和脚接触沙子、泥土、水等，喜欢用手去揉搓毛毯类物品。因为对疼痛感觉迟钝，所以反复自伤而无痛苦表示，而对触、痒却忍受不了，很多患儿喜欢观看发光的物体或旋转的物体。

四、诊断与鉴别诊断

一般3岁以前起病，具有社交障碍、言语发育迟滞、兴趣范围狭窄和刻板重复的行为方式等临床表现，在排除儿童精神分裂症、精神发育迟滞和其他广泛性障碍后，即可作出诊断。

五、治疗

孤独症患儿尚无特效治疗。本病若能早发现，并能给予系统的早期治疗，则能明显改善预后。

（一）药物治疗

药物治疗无法改变孤独症的病程，只能缓解症状，消除患儿的精神症状，有利于保护患儿自身或他人的安全，有利于实施教育训练及心理治疗。常用的药物有哌醋甲酯（利他林）、普萘洛尔（心得安）或可乐定、纳洛酮等。

（二）教育与训练

这是最主要、最有效的治疗方法。目标是促进患儿的语言发育，提高社会交往能力，掌握基本的生活技能和学习技能。

1. 提供安全舒适的环境

要有专人来照顾患儿，与患儿建立亲密的关系，让患儿参加集体游戏时扮演不同角色，逐渐学会如何与人进行正常交往，完成日常活动。指导患儿母亲要像对待正常儿童一样不断地同他说话，多拥抱、亲吻，多给其感情上的刺激，要有耐心，坚持不懈地进行感情交往训练。

2. 训练语言表达能力，改善患儿的社交障碍

可利用情景或利用患儿提出要求时进行语言训练，使患儿在满足某种要求时，能用语言表达自己的愿望。训练中要反复示范，并及时给予鼓励，如赞扬、亲吻、拥抱、给糖果等。

3. 训练生活能力

训练计划的内容具体明确，由简单到复杂，措施要具有可行性、针对性、时间性。分小动作进行，循序渐进，在每完成一个动作后，要立即给予鼓励。

第四节　儿童注意缺陷多动障碍

儿童注意缺陷多动障碍（ADHD）简称多动症，是一种常见的儿童心理行为障碍，占儿童保健门诊行为障碍性疾病的首位。主要症状包括注意缺陷、多动和冲动三大主证，对儿童社会、情感以及认知功能等都有很大的负面影响，严重影响患儿的学业、职业表现、社会功能及其家庭。有学者报道，其成年后出现反社会人格障碍和犯罪行为的风险是正常儿童的 5 ～ 10 倍。中国报道 ADHD 患病率为 4.31% ～ 5.83%，国外报道 ADHD 患病率为 3% ～ 6%。其中 70% 的患儿症状将持续到青春期，部分患儿可持续到成人。因此，ADHD 已成为当今一个重要的公共卫生问题，早期发现、早期治疗可以改善多数患儿的教育和社会心理的发展。

一、病因与发病机制

ADHD 的病因和发病机制比较复杂，至今尚不清楚。但是，医学界普遍认为与以下因素相关。

（一）轻微脑组织损害

由于脑神经递质数量不足，引起神经递质传递信息失调所致，如妊娠时病毒感染、服药、围生期缺氧、新生儿窒息、产伤、脑缺氧、脑损伤、早产、过期产、钳产、出生后感染以及外伤等。

（二）遗传因素

家系研究表明，ADHD 具有家族聚集性。ADHD 一级亲属患病概率是总体人群的 5 ~ 6 倍，双生子研究确定 ADHD 的遗传度为 0.80，表明遗传因素是该疾病的主要病因。分子遗传学研究指出多巴胺 D_4 受体基因（DRD_4）、5- 羟色胺受体 2A 基因（HT_{2A}）、儿茶酚胺氧位甲基移位酶（COMT）、多巴胺 β - 羟化酶（DβH）基因、免疫系统基因中的 C4B 基因等可能是 ADHD 的易感或风险基因。

（三）神经生化因素

神经递质研究认为，ADHD 单胺类神经递质如多巴胺与去甲肾上腺素两者之间存在不平衡。1977 年，Shaywitz 等就提出了多巴胺假说，近年越来越多的研究也支持多巴胺在 ADHD 的作用。

（四）心理因素

因为儿童心理发育不成熟，如在此期间，家庭关系不和睦、动辄打骂或在学校受不当体罚及歧视等都将使其受到重大精神创伤，导致抽动或多动等行为异常；管教不当，如过度溺爱、百依百顺，会使孩子十分任性、骄横，不愿或不能自控；对孩子过分苛刻、粗暴，则会造成长期过分心理紧张，情感压抑，出现行为紊乱。家长望子成龙心切，早期智力开发过量，使外界环境的压力远远超过孩子的承受力，也是造成患儿 ADHD 发病的原因之一。

（五）环境因素

与微量元素的缺乏，环境污染或中毒（铅、汞、镉），以及对食物产生变态反应，尤其食物中所含大量添加剂、人造色素、调味品、防腐剂等有关。

二、临床表现

ADHD 的临床表现多种多样，由于年龄、个性、病型、病情轻重程度以及周围环境的不同，临床表现各异，常见症状如下。

（一）注意力不集中

表现为注意持续时间短暂，易受外界环境干扰，易被各种新鲜事物所吸引，做任何事情有始无终，患儿在幼儿期表现有注意力涣散的特点，不能安下心来做某一项适合自己年龄特点的游戏，如积木等。不能贯穿始终地参加一种游戏。上小学时，不能从头至尾地听讲，易被教室外边的声音吸引；做作业时错误百出，学习成绩不稳定；在家做作业时，时做时玩，效率很低。在严格要求和督促下，对喜爱的事情也能注意力集中较长的时间，如看电视、听广播等。注意力集中困难往往延长到青春期也不易改善。

（二）活动过度

患儿往往从小就表现活动过度，有的母亲回忆在胎儿期就特别好动，出出生后显得活泼，手脚乱动，有时吃奶时也不安定，四肢乱动，睡眠少，醒来立即要起床，学走路不稳，常呈慌张跌撞的奔跑。进幼儿园后，不能安静地坐在座位上，到处乱动，动作零乱无序，乱翻抽屉，破坏玩具，撕书本，吃饭时杯盘狼藉。在学龄期上学时，活动受到限制，粗大的动作逐渐变为小动作，如不停地在座位上扭屁股，伸腿脚，有时不停地削铅笔，切橡皮，咬衣角，玩辫梢，在书本上乱写乱画，有时逗引同学，更甚者在课桌上敲打，口中喊叫，甚至在教室内乱跑，一听到下课铃响，迫不及待地冲出教室，与同学打架。睡觉时不安稳，翻来覆去，说梦话，磨牙齿等。至青春期，大部分患儿的多动症有明显改善或逐渐消失。

（三）情绪不稳，任性冲动

多动症患儿情绪易冲动、激惹，不易预测其情绪波动。易怒易哭，易冲动并非常任性，对一般的孩子是一个很普通的刺激，对多动症患儿易引起强烈的激动或愤怒，常为一点小事大吵大闹，甚至在冲动之下打伤别人，破坏东西，做游戏易急躁等。

（四）学习困难

学习困难有轻有重，尽管他们智力水平正常或接近正常，由于注意力涣散等症状，不能全面掌握所学内容，家庭作业常不能完成，多半学习成绩较差或不稳定。

ADHD 患儿有视觉认知功能障碍，不能将图画中的各部综合成一个整体，不能掌握图形的意义；还有听觉辨别能力或综合能力的障碍，分不清相近似的声音，可产生诵读、拼音及语言表达能力方面的困难；抽象思维、概括及理解能力较差，这些都影响学习效果。

（五）各种行为问题

多数ADHD患儿由于冲动、撩人、动作过度，干扰别人的学习，捣乱破坏课堂纪律，常与同学相处不好，受到家长和老师的斥责，有的被家长打骂，他们易出现逃学、说谎、欺骗，甚至可逃离家庭，走上犯罪道路。但ADHD患儿能在良好的教养环境中成长，多数不会出现上述情况。

（六）神经系统的轻微体征

ADHD患儿常伴有轻微的神经体征，如指鼻试验、对指试验、翻手试验、两臂伸展试验的"阳性"结果。快速动作以及用剪刀、系鞋带、扣纽扣等精细动作显得笨拙，有时还会出现不自主运动和习惯性抽搐等，上述这类体征不明显也不太固定，均无定位意义。

（七）脑电图检查

一般脑电图无特异性改变，根据院内外检查结果异常脑电图者约为50%，多数为轻微或中度异常脑电图，主要表现为较多的慢波（以Q波为多），尖波、棘波少见，如脑电图明显异常者，应重新考虑诊断。

三、诊断

目前ADHD诊断主要依据病史、临床表现、神经系统的检查、脑电图检查以及各种心理测验。我国临床使用最广泛的诊断标准是美国精神病学会的《精神障碍诊断与统计手册》第4版（DSM-Ⅳ）。

（一）症状学标准

1. 注意缺陷症状

以下9项中至少具备6项。

（1）在学习、工作或其他活动中，常常不注意细节，容易出现粗心所致的错误。

（2）在学习或游戏活动时，常常难以保持注意力。

（3）注意力不集中（说话时常常心不在焉，似听非听）。

（4）往往不能按照指示完成作业、日常家务或工作（不是由于对抗行为或未能理解所致）。

（5）经常难以完成有条理、有顺序的任务或其他活动。

（6）不喜欢、不愿意从事那些需要精力持久的事情（如作业或家务），常常设法逃避。

（7）常常丢失学习、活动所必需的东西（如玩具、课本、铅笔、书或工具等）。

（8）很容易受外界刺激而分心。

（9）在日常活动中常常丢三落四。

2.多动、冲动症状

以下9项中至少具备6项。

（1）常常手脚动个不停，或在座位上扭来扭去。

（2）在教室或其他要求坐好的场合，常常擅自离开座位。

（3）常常在不适当的场合过分地跑来跑去或爬上爬下（在青少年或成人可能只有坐立不安的主观感受）。

（4）往往不能安静地游戏或参加业余活动。

（5）常常一刻不停地活动，好像有个马达在驱动他。

（6）常常话多。

（7）常常别人问话未完即抢着回答。

（8）在活动中常常不能耐心地排队等待轮换上场。

（9）常常打断或干扰他人（如别人讲话时插嘴或干扰其他儿童游戏）。

（二）起病与病程

7岁前出现症状，至少持续6个月。某些症状造成的损害至少在两种场合（例如学校和家里）出现。

（三）严重程度标准

在社交、学业或成年后职业功能上，具有明显的临床损害证据。

四、鉴别诊断

（一）顽皮的正常儿童

这类孩子也很活泼，动作也较多，但上课时能集中精力安静听课，能克制自己不做小动作，这些儿童一般无学习困难或适应困难表现，不具备神经系统某些轻微的体征。

（二）精神发育迟滞

主要从病史、体格检查、智力测验进行分析比较，如是精神发育迟滞、开始走路和说话均较晚，社会适应能力普遍低下，智商测定多在70以下。

（三）癫痫

癫痫患儿多有冲动和多动表现，但常有癫痫发作的临床表现。ADHD的脑电图也有尖波、棘波，但无临床发作表现。

（四）儿童精神分裂症

儿童精神分裂症可有注意力涣散、情绪不稳、冲动等，但精神分裂症患儿具有特异的思维不连贯、内容离奇、感情淡漠、感知觉障碍、行为怪异等，是 ADHD 患儿不具有的表现，并且一般起病较晚（6 岁以后）。

（五）小舞蹈症

小舞蹈症有风湿热、关节痛、咽喉炎的病史，实验室检查可有风湿热的阳性结果。小舞蹈症不受意志控制，呈不自主、不协调、无目的行为，本病抗风湿治疗有效，而 ADHD 则不然。

五、治疗

ADHD 是一种复杂的、可引起多种问题的精神障碍。任何单一的治疗往往难以达到显著持久的效果，需要综合的、多方位的治疗，目前认为药物治疗与行为治疗是其基本治疗方法，必须根据儿童的不同表现制订个体化治疗方案，对于学龄前儿童，主要是实施教育及行为治疗，很少需要药物治疗。因为在较小的儿童药物治疗不良反应较明显，还可能出现分离性焦虑、依附行为、烦躁不安等不良反应，造成管理上更加困难。对个别极严重对家庭造成严重的干扰时，才考虑在医生严密观察下小剂量用药。而学龄儿童，由于需要尽快地帮助他们在课堂上集中注意力，除教育外，常需配合药物治疗。常用的药物有中枢精神兴奋剂、抗抑郁剂、抗精神病药物等。目前中枢兴奋剂为 ADHD 治疗的首选药物。

（一）药物治疗

1. 盐酸哌甲酯

盐酸哌甲酯是治疗 ADHD 的首选药物，6 岁以下儿童禁用。盐酸哌甲酯根据疗效持续时间分为长效和短效两种制剂。

（1）短效（盐酸哌甲酯片）：6 ~ 17 岁的儿童和青少年，从每次 5mg，每日 1 ~ 2 次开始（通常早晨 7：00 左右和中午），每周逐渐增加 5 ~ 10mg。每日最大推荐剂量是 60mg。常用最适量在 0.3 ~ 0.7mg/kg，每日 2 ~ 3 次（日总剂量范围 0.6 ~ 2.1mg/kg）。

（2）长效（盐酸哌甲酯控释片）：从 18mg/d，每日 1 次开始，剂量滴定期间每周调整一次剂量，最大推荐剂量 54mg/d。

近年来对长效盐酸哌甲酯的研究表明其疗效佳，治疗安全，不良反应轻。盐酸哌甲酯可能出现的不良反应有头痛、腹痛、影响食欲、睡眠、眩晕，一般在服药 1～6 个月消失。近年来研究认为伴抽动的 ADHD 患儿用盐酸哌甲酯是安全的，治疗前或治疗中出现抽动障碍并不是使用盐酸哌甲酯的绝对禁忌证，可在治疗患儿抽动同时，加服盐酸哌甲酯治疗 ADHD。

2. 匹莫林

匹莫林为噁唑类化合物，属于中枢神经兴奋剂。因为有引起急性肝衰竭的风险，美国食品药品监督管理局已经禁止使用此药。

3. 可乐定

可乐定为 α 受体激动剂，国外有可乐定用于治疗 ADHD 和抽动 - 秽语综合征的临床研究，但中国国家食品药品监督管理局尚未批准可乐定用于治疗儿童及青少年 ADHD。

4. 托莫西汀

体重小于 70 kg 的儿童及青少年患儿，每日初始总剂量可为 0.5mg/kg，3d 后增加至 1.2mg/kg，单次或分次服药，每日总剂量不可超过 1.8mg/kg 或 100mg。体重大于 70 kg 者，每日初始总剂量可为 40mg/d，3d 后可增加至目标剂量 80mg/d，单次或分次服药，每日总剂量不超过 100mg。停药时不必逐渐减量。本药目前还未通过中国国家食品药品监督管理局审批。

5. 其他

我国有许多治疗 ADHD 的中医方剂，但尚缺乏大样本、双盲、随机、对照的研究证实其疗效。近年来有学者加用 γ - 氨酪酸治疗 ADHD 取得了一定疗效。

（二）心理与行为治疗

行为治疗是指对其适宜的行为给予奖励，对不适宜的行为加以惩罚，反复实施奖励和惩罚可逐渐使行为得到塑造。行为治疗有助于减少患儿分心，为患儿树立目标及提供连续、及时和规律的反馈信息，从而达到提高学习成绩、改善课堂纪律和行为，以及改善与同伴关系和攻击行为等。常用的行为治疗方法包括强化、塑造、消退、惩罚等。要使某种行为继续下去或增多，就使用强化、塑造等方法；要使某种行为减少或消失，可使用消退、惩罚等方法；消退与正性强化合用来促进恰当行为的出现，减少不良行为。

第十五章　儿童重症

第一节　心搏呼吸骤停和心肺复苏术

心搏呼吸骤停是指患儿突然呼吸及循环功能停止。心肺复苏（CPR）指采用急救医学手段，恢复已中断的呼吸及循环功能，为急救技术中最重要而关键的抢救措施。心搏与呼吸骤停往往互为因果，伴随发生。因此救治工作需两者兼顾，同时进行，否则复苏难以成功。

心肺复苏的最终目标不仅是重建呼吸和循环，而且要维持脑细胞功能，尽量避免神经系统后遗症，保障生存质量。随着对保护脑功能和脑复苏重要性认识的深化，更宜将复苏全过程称为心肺脑复苏（CPCR）。小儿心肺脑复苏成功的标准为：心肺功能恢复至病前水平，无惊厥、喂养困难及肢体运动障碍，语言表达正常，智力无障碍。

一、心搏呼吸骤停的病因

引起儿童心搏呼吸骤停的原因：一是疾病所致；二是意外伤害，包括呼吸衰竭、新生儿窒息、婴儿猝死综合征（SIDS）、外伤、败血症、神经系统疾病、溺死、中毒等。新生儿和婴儿死亡的主要原因是先天性畸形、早产的并发症和婴儿猝死综合征等；而意外伤害逐渐成为导致年长儿童死亡的主要原因。

（一）心搏骤停原因

（1）麻醉意外：严重低氧、酸中毒时更易发生。

（2）外伤及意外：颅脑或胸部外伤、烧伤、电击、药物过敏、心胸手术、心导管检查等。

（3）心脏疾病：病毒性或中毒性心肌炎、心律失常，尤其是阿-斯综合征。

（4）中毒：尤以氯化钾、洋地黄、奎尼丁、锑制剂等药物中毒多见。

（5）继发于呼吸衰竭或呼吸停止，如窒息、溺水、气管异物等。

（6）严重低血压。

（7）电解质平衡失调：如高钾血症、严重酸中毒、低钙血症。

（8）婴儿猝死综合征。

（9）迷走神经过度兴奋。

（二）呼吸骤停原因

（1）急性上、下气道梗阻：见于气管异物，胃食管反流，喉痉挛，喉头水肿，严重哮喘持续状态，强酸、强碱致气道烧伤，痰堵等。

（2）意外及中毒：如溺水、颈绞缢、药物中毒（催眠药、箭毒、氰化物中毒等）。

（3）中枢神经系统抑制：颅脑损伤、炎症、肿瘤、脑水肿、脑疝等。

（4）胸廓损伤或双侧张力性气胸。

（5）肌肉神经疾患：如感染性多发性神经根炎、肌无力、进行性脊髓性肌营养不良、晚期皮肌炎等。

（6）继发于惊厥或心脏停搏后。

（7）代谢性疾患：如新生儿低钙血症、低糖血症、甲状腺功能低下等。

（8）婴儿猝死综合征：发达国家新生儿期后婴儿死亡的常见原因。

二、临床表现

（1）突然昏迷：一般心脏停搏 8～12s 后出现。部分患儿可有一过性抽搐。

（2）瞳孔扩大：瞳孔大小反映脑细胞受损程度。心脏停搏 30～40s 后瞳孔开始扩大，对光反射消失。

（3）大动脉搏动消失：心搏、呼吸骤停后，颈动脉、股动脉搏动随之消失。若仍可触及血管搏动，表示体内重要器官尚有一定血液灌注。

（4）心音消失：心脏停搏时心音消失。若心率 <60 次/分，心音极微弱，此时心脏虽未停搏，但心输出量已极低，不能满足机体所需，也要进行心脏按压。

（5）呼吸停止：心脏停搏 30～40s 后即出现呼吸停止，此时胸腹式呼吸运动消失，听诊无呼吸音，面色灰黯或发绀，应注意呼吸过于浅弱、缓慢或呈倒气样时，不能进行有效气体交换，所造成的病理生理改变与呼吸停止相同，也需进行人工呼吸。

（6）心电图：常见等电位线、室颤、无脉性室速和无脉性电活动（PEA）。等电位线是儿童心搏骤停最常见的心电图表现，占 70% 以上；室颤占 10%～15%。无脉性室速时虽心电图呈室速波形，但心肌无有效收缩和排血，其病理生理状态与室颤相同，PEA 也称电机械分离（EMD），心电图常表现为不同程度的传导阻滞或室性逸搏，甚至正常波群的窦性节律，但心脏无有效收缩和排血，测不到血压和脉搏，其发生与冠状动脉供血不足、心肌广泛缺血、缺氧、低血容量、张力性气胸、肺栓塞、心肌破裂及心脏压塞等有关。

三、诊断

凡突然昏迷伴大动脉搏动或心音消失者即可确诊。心搏呼吸骤停的诊断并不困难。一般患儿突然昏迷及大血管搏动消失即可诊断；但在紧急情况下，触诊不确定有无大血管搏动也可拟诊（10s），而不必反复触摸脉搏或听心音，以免延误抢救时机。

四、儿童心肺复苏流程

立即现场实施 CPR 最重要，分秒必争开始人工循环与人工呼吸，以保证全身尤其是心、脑重要器官的血流灌注及氧供应，为心肺复苏成功与否的关键。复苏开始无须强调寻找病因，不同病因所致心搏呼吸骤停，基础生命支持方法基本一致，待一期复苏成功后，再明确病因，治疗原发病。

现代复苏观点将复苏全过程视为 3 个阶段。①基础生命支持（BLS）：主要措施为胸外心脏按压（人工循环）、开放气道、口对口人工呼吸。②高级生命支持（ALS）：指在 BLS 基础上应用辅助器械与特殊技术、药物等建立有效的通气和血液循环。③延续生命支持（PLS）：即复苏后稳定处理，其目的是保护脑功能，防止继发性器官损害，寻找病因，力争患儿达到最好的存活状态。对于心搏呼吸骤停，现场抢救十分必要，应争分夺秒地进行。强调黄金 4min，即在 4min 内进行 BLS，并在 8min 内进行 ALS。

（一）迅速评估和启动急救医疗服务系统

包括迅速评估环境对抢救者和患儿是否安全、评估患儿的反应性和呼吸（5 ~ 10 内作出判断）、检查大血管搏动（婴儿触摸肱动脉、儿童触摸颈动脉或股动脉，10s 内作出判断），迅速决定是否需要 CPR。

（二）迅速实施 CPR

迅速、有效地 CPR 对自主循环恢复（ROSC）和避免复苏后神经系统后遗症至关重要。婴儿和儿童 CPR 程序为 C-A-B 方法，即胸外按压（C）、开放气道（A）和建立呼吸（B）；对于新生儿，心搏骤停主要为呼吸因素所致（已明确为心脏原因者除外），其 CPR 程序为 A-B-C 方法。

1. 胸外按压（C）

当发现患儿无反应、没有自主呼吸或只有无效的喘息样呼吸时，应立即实施胸外按压，其目的是建立人工循环。

胸外按压方法：为达到最佳胸外按压效果，应将患儿放置于硬板上。对于新生儿或婴儿，可使用单人使用双指按压法：将两手指置于乳头连线下方按压胸骨；或使用双手环抱拇指按压法：将两手掌及四手指托住两侧背部，双手拇指按压胸骨下 1/3 处。对于儿童，可用单手或双手按压胸骨下半部；单手胸外按压时，可用一只手固定患儿头部，以便通气；另一手的手掌根部置于胸骨下半段，手掌根的长轴与胸骨的长轴一致；双手胸外按压时，将一手掌根部重叠放在另一手背上，十指相扣，使下面手的手指抬起，手掌根部垂直按压胸骨下半部。注意不要按压到剑突和肋骨。按压深度至少为胸部前后径的 1/3，婴儿大约为 4cm，儿童大约为 5cm。按压频率至少为 100 次 / 分，每一次按压后让胸廓充分回弹以保障心脏血流的充盈。应保持胸外按压的连续性，尽量减少胸外按压的中断（＜ 10s）。

2. 开放气道（A）

儿童，尤其是低龄儿童主要为窒息性心搏骤停，因此，开放气道（A）和实施有效的人工通气（B）是儿童心肺复苏成功的关键措施之一。首先应清理口、咽、鼻分泌物、异物或呕吐物，必要时进行口、鼻等上气道吸引；开放气道多采取仰头抬颏法：用一只手的小鱼际（手掌外侧缘）置于患儿前额，另一只手的示指、中指置于下颌将下颌骨上提，使下颌角与耳垂的连线和地面垂直；注意手指不要压颏下软组织，以免阻塞气道；疑有颈椎损伤者可使用托颌法：将双手放置在患儿头部两侧，握住下颌角向上托下颌，使头部后仰程度为下颌角与耳垂连线和地面成 60°（儿童）或 30°（婴儿）；若托颌法不能使气道通畅，应使用仰头抬颏法开放气道。

3. 建立呼吸（B）

（1）口对口人工呼吸：此法适合于现场急救。操作者先深吸一口气，如患儿是 1 岁以下婴儿，可将嘴覆盖口和鼻；如果是较大的婴儿或儿童，用口对口封住，拇指和示指紧捏住患儿的鼻子，保持其头后倾；将气吹入，同时可见患儿的胸廓抬起。停止吹气后，放开鼻孔，使患儿自然呼气，排出肺内气体。应避免过度通气。

口对口人工呼吸即使操作正确，吸入氧浓度也较低（＜ 18%）；操作时间过长时术者易疲劳，也有感染疾病的潜在可能，如条件允许，或医院内的急救，应尽快采取球囊 - 面罩通气。

（2）球囊 - 面罩通气：如果只需短期通气，球囊 - 面罩通气与气管插管一样有效，且相对更安全。常用的气囊通气装置为自膨胀气囊（婴儿和低龄儿童容积至少为 450mL，年长儿童容积为 1000mL），可输入空气或氧气，在氧气流量为 10L/min 时，递送的氧浓度为 30% ~ 80%。配有贮氧装置的气囊可以提供 60% ~ 95% 高浓度氧气，氧气流量应维持在 10 ~ 15L/min。气囊常配有压力限制活瓣装置，压力水平在 35 ~ 40cmH$_2$O。面罩应紧密盖在面部，覆盖住患儿口鼻，并托颌保证气道通畅。可采取 "EC" 纽方式进行球囊 - 面罩通气：中指、无名指、小指呈 "E" 字形向面罩方向托颌，拇指和示指呈 "C" 形将面罩紧紧扣在面部。在上述操作时要观察患儿的胸廓起伏以了解辅助通气的效果；如无有效通气（表现为胸廓抬动不明显），应考虑是否仍存在气道梗阻（如气管异物未排出等）。

（3）胸外按压与人工呼吸的协调：单人复苏婴儿和儿童时，在胸外按压 30 次和开放气道后，立即给予 2 次有效的人工呼吸，即胸外按压和人工呼吸比为 30：2；若为双人复苏则为 15：2。高级气道建立后，胸外按压与人工呼吸不再进行协调，胸外按压以不少于 100 次 / 分的频率不间断地进行；呼吸频率为 8 ~ 10 次 / 分（即每 6 ~ 8s 给予 1 次呼吸），注意避免过度通气。如果有 2 名或更多的救助者，可每 2 分钟交换操作，以防止实施胸外按压者疲劳，导致胸外按压质量及效率降低。

4. 除颤（D）

在能够获取自动体外除颤器（AED）或手动除颤仪的条件下进行。医院外发生、且未被目击的心搏骤停先给予 5 个周期的 CPR（约 2min），然后使用 AED 除颤；若目击突发性心搏骤停，或心电监护有室颤或无脉性室性心动过速，应尽早除颤：1 ~ 8 岁儿童使用儿科剂量衰减型 AED；婴儿应首选手动型除颤仪，次选儿科剂量衰减型 AED，也可以使用不带儿科剂量衰减器的 AED。初始除颤能量用 2J/kg，若需要第 2 次除颤，则电击能量至少升至 4J/kg，但不超过 10J/kg。除颤后应立即恢复 CPR，尽可能缩短电击前后的胸外按压中断时间（< 10s）。2min 后重新评估心搏节律。

（三）迅速启动急救医疗服务系统

如果有 2 人参与急救，则在一人实施 CPR 的同时，另一人迅速启动急救医疗服务系统（EMS），如电话联系"120"或附近医院的急救电话和获取 AED 或手动除颤仪。如果只有一人实施 CPR，则在实施 5 个循环的 CPR（30：2 的胸外按压和人工呼吸）后，联络 EMS 和获取 AED 或手动除颤仪；并尽快恢复 CPR，直至急救医务人员抵达或患儿开始自主呼吸（ROSC）。

（四）高级生命支持（ALS）

ALS 是在 BLS 基础上及时转运到有条件的医疗急救中心，建立血管通路、应用药物、放置气管、电除颤、心电监护、对症处理复苏之后的症状等，以最大限度地改善预后。有效的 ALS 依赖于前期高质量的 CPR，尤其是正确的胸外按压（"C"步骤）；对于以窒息性心搏骤停最为常见的儿童 CRP 而言，有效通气（"B"步骤）同样至关重要条件。允许时（如在医院内、医疗团队参与、有急救设备等），BLS 和 ALS 应同时进行；如一人实施胸外按压，一人进行通气（包括建立高级气道），其他人准备除颤仪、心电监护、建立输液通道、准备急救药物和计算药物剂量等。

1. 高级气道通气

高级气道通气包括放置口咽或鼻咽气道、喉面罩通气道、气管插管、食管 - 气管联合导气管等。

（1）口咽气道和鼻咽气道：能够避开舌头和软腭，有助于维持气道开放；口咽气道适用于没有咽反射者，鼻咽气道适用于有咽反射者；宜注意导管的大小与放置的长度。

（2）喉面罩通气道（LMA）：用于球囊-面罩通气不成功，又未进行气管插管者。与年长儿童和成人相比，年幼儿童 LMA 置入相关的并发症发生率较高。

（3）气管插管：当需要持久通气，或面罩吸氧不能提供足够通气时，就需要用气管内插管代替，面罩吸氧无囊气管导管（UETT）和有囊气管导管（CETT）均可用于婴儿和儿童。气管导管内径大小可根据患儿年龄选择。若用UETT，导管内径：< 1 岁为 3.5mm，1 ~ 2 岁为 4mm，> 2 岁为可用公式进行估算：［4+（年龄 /4）］mm；若用 CETF，导管内径：< 1 岁为 3mm，1 ~ 2 岁为 3.5mm，> 2 岁可用公式进行估算：［3.5+（年龄 /4）］mm。插管后可继续进行皮囊加压通气，或连接人工呼吸机进行机械通气。

（4）食管-气管联合导气管（ETC）：为双腔导管，一个腔是盲端，用作食管堵塞气道；另一个腔远端开放，作为标准的气管导管。ETC 用于没有反应、没有咽反射的患儿；可在自然体位插管，可盲插，插入迅速，可作为气管导管插管失败的解救措施之一。

2. 供氧

自主循环尚未恢复前，推荐使用 100% 纯氧；ROSC 后，动态检测动脉血氧饱和度，应逐步调整供氧，以保证动脉血氧饱和度大于 94%。

3. 建立与维持输液通路

建立血管通路是使用药物、补充液体和获取血液标本的必需，中心静脉通路具有许多优点，但由于建立中心静脉通路耗时较多，因此周围静脉通路常为首选；必要时可同时建立周围静脉和中心静脉通路。静脉通路（IV）不能迅速建立（> 90s）时，应建立骨内通路（IO）。骨内通路适用于任何年龄，是一种安全、可靠，并能快速建立的给药途径。如果静脉通路和骨内通路均未能及时建立，利多卡因、肾上腺素、阿托品、纳洛酮等脂溶性药物可经气管通路（ET）给药；气管内途径给药的药物最佳剂量尚未确定，一般利多卡因和纳洛酮的剂量为静脉用药剂量的 2 ~ 3 倍，肾上腺素的剂量为静脉用药剂量的 10 倍；如果在 CPR 过程中气管内给药，可短暂停止胸外按压后注入药物，用至少 5mL 的生理盐水冲洗气道，然后立即给予连续 5 次的正压通气。

4. 药物治疗

药物治疗的主要作用包括抗心律失常、纠正休克、纠正电解质和酸碱失衡、维持心输出量和复苏后稳定等，有条件应尽快给予。常用急救药物如下。

（1）肾上腺素：儿科患儿最常见的心律失常是心搏停搏和心动过缓，肾上腺素有正性肌力和正性频率作用，能升高主动脉舒张压和冠状动脉灌注压。IV 或 IO 给药剂量为 0.01mg/kg，（1 : 10000 溶液 0.1mL/kg），最大剂量为 1mg；ET 给药剂量为 0.1mg/kg，最大剂量为 2.5mg；必要时间隔 3 ~ 5min 重复 1 次，注意不能与碱性液体于同一管道输注。

（2）碳酸氢钠：由于心搏骤停后出现的酸中毒多为呼吸性酸中毒合并高乳酸性代谢性酸中毒，因此不主张常规给予碳酸氢钠。心搏骤停或严重休克时，血气分析可能无法准确反映机体酸中毒的程度，碳酸氢钠过量使用可影响组织内氧的输送，引起低钾血症、低钙血症和高钠血症，降低室颤阈值和导致心肌功能不全。在抢救中毒、高血钾所致的心搏骤停，以及较长时间心搏骤停时，需要使用碳酸氢钠；首次剂量为 1mmol/kg，IV 或 IO 缓慢注入。自主循环建立及抗休克液体输入后，碳酸氢钠的用量可依血气分析的结果而定。

（3）阿托品：可提高心率，改善心动过缓，作为心室停搏或心动过缓、无脉心电活动（PEA）时的常规治疗药物。IV 或 IO 剂量为 0.02mg/kg，ET 剂量为 0.04 ~ 0.06mg/kg，间隔 5min 可重复使用。最小剂量为 0.1mg，单次最大剂量为 0.5mg；抢救有机磷农药中毒时需要更高剂量的阿托品，但有证据显示，PEA 或心室停搏时使用阿托品没有治疗效果，目前已不再推荐阿托品作为心肺复苏的常规治疗药物。

（4）葡萄糖：高糖血症和低糖血症均可导致脑损伤，因此危重患儿应床旁监测血糖浓度。儿童糖原储备有限，当机体能量需要增加时，可导致低血糖；应给予葡萄糖，0.5 ~ 1.0g/kg，IV 或 IO 给药；新生儿用 10% 葡萄糖 5 ~ 10mL/kg，婴儿和儿童用 25% 葡萄糖 2 ~ 4mL/kg，青少年用 50% 葡萄糖 1 ~ 2mL/kg。CPR 后常出现应激性、一过性高血糖；CPR 期间宜用无糖液，血糖高于 10mmol/L 即要控制，CPR 后伴高血糖的患儿预后差。

（5）钙剂：儿童 CPR 不常规应用钙剂，只有在已证实的低钙血症、钙拮抗剂过量、高镁血症或高钾血症时才给予钙剂。10% 葡萄糖酸钙 100 ~ 200mg/kg（1 ~ 2mL/kg）或 10% 氯化钙 20mg/kg（0.2mL/kg），单次最大剂量为 2g。

（6）纳洛酮：用于阿片类药物过量。剂量：< 5 岁或体重 < 20kg 的患儿为 0.1mg/kg，> 5 岁或体重 > 20kg 的患儿为 2mg，IV、IO 或 ET 给药。

（7）腺苷：抑制窦房结和房室结活性，是终止有症状性室上性心动过速的有效药物。首剂 0.1mg/kg（最大剂量 6mg），快速推注，重复剂量 0.2mg/kg（最大剂量 12mg）；随后快速滴注生理盐水，以促进药物输送到中央循环（利用中心静脉通路输入效果最佳）。应在心电监护下用药。腺苷不得用于预激综合征（W-P-W 综合征）和非规则宽 QRS 波群心动过速（QRS 波时限 > 0.09s），因为它会导致心律变成室颤。

（8）胺碘酮：用于多种心律失常，尤其是室性心动过速；对于室颤，经 CPR、2 ~ 3 次电除颤、注射肾上腺素无效，可使用胺碘酮。剂量为 5mg/kg，IV 或 IO 给药，可重复给药 2 次至总剂量达 15mg/kg，单次最大剂量为 300mg。用药时应检测心电图和血压，心搏停止时可快速负荷；若已出现灌注心律，给药要慢（20～60min）；慎与其他延长 QT 间期的药物合用。

（9）利多卡因：用于复发性室性心动过速、室颤和频发性室性期外收缩（治疗难治性室颤疗效不如胺碘酮，但无胺碘酮时或胺碘酮无效时可选用利多卡因）。IV 或 IO 负荷剂量为 1mg/kg，维持剂量为 20～50μg/（kg·min）。

（五）复苏后稳定阶段

经人工呼吸、心脏按压及药物急救治疗自主循环恢复并能维持者，进入复苏后稳定阶段。自主循环恢复只是心肺复苏成功的第一步，之后可能相继出现因心、脑、肺、肾等重要器官严重缺氧和代谢紊乱等带来的严重影响。因此心脏复跳后须严密监护患儿，维持各种高级生命支持措施，争取自主呼吸尽早出现，并对相继发生的各种异常采取相应的有效措施，包括维持有效循环，积极进行脑复苏，加强呼吸道管理，维持肾功能、防止水电紊乱，避免继发感染等。查找病因、治疗原发病也很重要，否则将再度引起呼吸、心搏骤停。

1. 维持呼吸功能

复苏后继续保持有效通气和维持氧供、保持气道通畅。自主呼吸不稳定者应及早气管插管机械通气。除非有脑疝先期症状，不常规使用过度通气。因为过度通气可使心输出量和脑灌注压下降，对神经系统预后弊大于利。对躁动患儿可给予镇静剂（地西泮或咪达唑仑）、肌松剂，以保证最佳通气、减少氧耗与气压伤。

在 CPR 时给予 100% 纯氧是合理的。一旦自主循环恢复，应监测血氧饱和度，逐渐调节吸入氧浓度使动脉血氧饱和度维持在 94% 以上，但 < 100%。这样既可保证足够氧供，又可防止发生低氧血症或高氧血症。

2. 稳定循环功能

在心搏骤停复苏成功患儿中，复苏后心肌功能不全和低血压性休克很常见，且这些改变在长期存活者中常为可逆性，积极的血流动力学支持治疗可改善预后。因此对心肺复苏后确认或怀疑有心血管功能障碍者，应该给予血管活性药物调节心血管功能。此外，对复苏后低血压同时有中心静脉压降低者给予液体复苏，有严重心律失常应予纠正，并维持电解质和内环境稳定。

3. 积极脑复苏

脑功能是否恢复，为衡量复苏成败的关键。复苏的主要目的之一是保护脑功能，同时避免造成继发性脑损害的危险因素。具体措施包括：避免常规使用过度通气、采用治疗性低体温、控制惊厥和纠正低血糖或电解质紊乱等代谢异常。

（1）减轻或消除继发的脑低灌注状态：保证脑细胞有充分的氧和能量供应，促进脑细胞膜功能及早恢复。心脏复跳后，以谨慎维持正常或稍高的脑灌注压为宜。为此应维持正常血压，给予脱水剂等治疗颅内高压。

（2）提供充分的氧和能量供应：脑复苏时最好能使 $PaO_2 > 13.3kPa$，这样可增加氧通过水肿脑组织至神经细胞的梯度差，同时要纠正贫血，提高心输出量。

（3）减轻脑水肿：防治颅内高压。

（4）镇静、止痉、降低脑细胞代谢以终止病理过程：积极治疗缺氧后的惊厥发作，但不主张预防性用药。认真寻找引发惊厥的其他可纠正的代谢原因（低血糖或电解质紊乱）。常用药物如地西泮、苯巴比妥等。此外，巴比妥类药物可抑制脑代谢、降低脑耗氧量、增加脑组织对缺氧的耐受性、保护脑功能。

（5）低温疗法：治疗性低体温在 CPR 后对神经系统的保护作用在成人和新生儿的研究中已被证实。尽管尚无前瞻性双盲对照研究证实治疗性低体温在儿童的作用，基于在成人获得的证据，治疗性低体温（32 ~ 34℃）对院外有目击者的 VF 所致心搏骤停复苏后仍处于昏迷状态的青少年、心肺复苏后处于昏迷状态的婴儿和儿童可能有益。

（6）消除可能损害脑细胞的生化代谢因素：如颅内葡萄糖过多，将生成过多底物，使脑内乳酸酸中毒，导致脑水肿、脑细胞死亡。故高血糖患儿不用或慎用含糖液；血糖 > 10mmol/L 可加用胰岛素。

4. 维持肾功能

小儿尿量 < 1mL／（kg·h）、青少年 < 30mL/h 即为少尿。它可因肾前原因（血容量不足、肾灌注减少）、肾缺血损害、再灌注损伤所致。应针对原因处理，如补充血容量；用儿茶酚胺类药物改善心功能；避免或慎用对肾有毒或通过肾排泄的药物等。

5. 维持水与电解质平衡

复苏患儿均存在水潴留，宜使出入量略呈负平衡状态。最好每日测量体重，保持体重恒定。高血糖患儿可加用胰岛素，按每4g葡萄糖加1U胰岛素计算，同时注意纠正酸中毒、低钙、低钾。

6. 治疗原发病及防治感染

去除病因是避免再次发生心搏呼吸骤停的根本方法。应特别注意寻找并尽快治疗可逆性的病因。

第二节　呼吸衰竭

呼吸衰竭是指由各种原因导致的呼吸功能障碍，使动脉血氧分压降低和（或）二氧化碳分压增加，患儿有呼吸困难的表现，如呼吸音降低或消失、吸气时有辅助呼吸肌参与，出现吸气性凹陷，以及意识状态的改变。儿童呼吸衰竭多为急性呼吸衰竭，是儿科重要的危重病，是导致儿童心搏呼吸骤停的主要原因，具有较高的病死率。小儿呼吸衰竭多见于婴幼儿和新生儿，它是新生儿和婴幼儿的第一位死亡原因，也是新生儿和儿童重症监护病房的常见住院原因。随着对小儿呼吸生理的深入了解和医学诊疗技术的发展，小儿呼吸衰竭诊治水平明显提高，预后也明显改善。

一、病因

（一）呼吸系统本身的疾病

（1）上呼吸道梗阻：在婴幼儿较为多见，以吸气性呼吸困难为主要表现。声门下及喉部是呼吸道的峡部，也是梗阻发生的主要部位，如感染所致喉气管支气管炎或会厌炎、咽喉壁脓肿、异物吸入、扁桃体及腺样体肥大、扁桃体周围脓肿、严重喉软骨软化、喉痉挛、气管插管后声门下狭窄、化学烧伤或烫伤后喉头水肿、舌根囊肿、局部血管瘤或淋巴管瘤、颅面部发育畸形等均可引起。

（2）下呼吸道梗阻：以呼气性呼吸困难为主要表现，包括哮喘急性发作，毛细支气管，阻塞性细支气管炎，误吸所致窒息，溺水，慢性肺疾病，气管、支气管软化或狭窄，血管环压迫等，重症肺部感染时的分泌物、坏死物，也可阻塞细支气管，造成下呼吸道梗阻。此外，Steven-Johnson 综合征、中毒性表皮坏死性溶解症等可导致呼吸道黏膜脱落堵塞后引起呼吸衰竭。

（3）肺部疾病：包括各种肺部间实质病变，最常见的为肺炎，毛细支气管炎、间质性肺疾病等也是常见疾病；此外，还包括肺水肿、肺出血、肺栓塞、肺挫伤、新生儿呼吸窘迫综合征、急性呼吸窘迫综合征（ARDS）等。

（二）呼吸泵异常

呼吸泵异常指从呼吸中枢、脊髓到呼吸肌和胸廓各部位的病变，主要引起通气不足，还可引起咳嗽、排痰无力，导致肺不张、感染加重。

（1）神经和（或）肌肉病变：包括重症肌无力，各种原因引起的肌肉病变如吉兰-

巴雷综合征、肌营养不良、线粒体脑肌病或其他代谢性肌病、膈肌麻痹、膈疝、脊肌萎缩、肉毒中毒等。

（2）胸廓外伤或畸形：严重的脊柱侧弯、外伤后导致的连枷胸、肋骨骨折、窒息性胸廓发育不良等，胸部大手术后所致呼吸衰竭也属于此类。

（3）胸腔积液、气胸或液气胸。

（4）脑和脊髓病变：如癫痫持续状态、各种原因引起的脑水肿和颅内高压、早产儿呼吸中枢发育不全，药物过量导致呼吸中枢受抑，脊髓损伤或脊髓炎，各种原因引起的低通气综合征等。

二、临床表现

急性呼吸衰竭的症状和体征包括原发病的表现，低氧血症和高碳酸血症对全身多系统的影响等。临床表现轻重与发生缺氧和二氧化碳潴留的速度密切相关。如 $PaCO_2$ 在数日内缓慢逐渐增加，则机体有一定的代偿和适应能力，对患儿影响较小；若 $PaCO_2$ 突然增高，血 pH 明显下降，当 pH 降至 7.20 以下时，可严重影响循环功能及细胞代谢。缺氧和二氧化碳潴留往往同时存在，临床所见常是两者的综合作用。

（一）原发疾病的临床表现

根据原发病的不同而异，如肺炎、脑炎等症状和体征。

（二）呼吸衰竭的早期表现

在严重肺部疾病呼吸衰竭将要发生前，患儿常有明显的呼吸窘迫表现，如呼吸频率增加、过度使用辅助呼吸肌参与呼吸、鼻翼翕动等；由于儿童的胸廓顺应性好，吸气性凹陷特别明显。在新生儿及较小的婴儿，由于存在呼气时将会厌关闭以增加呼气末正压的保护机制，可在呼气时出现呻吟。由于呼吸泵衰竭所致的呼吸衰竭在早期无明显的呼吸窘迫表现，在临床上相对不易发现。例如，患儿有神经肌肉性疾病，可引起肺泡通气不足，而此时的吸气性凹陷并不出现，只有从呼吸浅表或呼吸频率异常减慢等线索中发现。

（三）重要脏器的功能异常

儿童呼吸衰竭，除原发疾病，如肺炎、脑炎等症状和体征外，低氧血症、高碳酸血症、酸中毒等足以导致重要脏器的功能异常，具体如下。

（1）心血管系统：中等程度的低氧血症和高碳酸血症可引起心率和心输出量的增加，而严重低氧血症可致心输出量降低。中等程度的低氧血症可使心律失常的机会增加。低氧和高碳酸血症可引起肺血管阻力增加。

（2）呼吸系统：在外周和中枢化学感受器正常状态下，呼吸衰竭时患儿的每分通气量增加；随气道阻塞程度的加重，辅助呼吸肌常参与呼吸运动。急性呼吸窘迫综合征（ARDS）是急性呼吸衰竭中较为严重的典型病症。由于严重的肺损伤而影响肺的气体交换、肺顺应性降低、胸部 X 线检查显示肺弥散性浸润。儿童 ARDS 的常见触发因素有严重的窒息、休克、脓毒症、心脏外科手术后并发症、肺化学损伤、血液系统恶性肿瘤、重症肺炎，尤其是重症病毒性肺炎，如流行性感冒、副流行性感冒、禽流行性感冒等。

（3）中枢神经系统：因低氧血症和高碳酸血症，可出现头痛、神志模糊、嗜睡、激惹和焦虑等。

（4）肾：呼吸衰竭可导致钠、水排出减少。

（5）血液系统：慢性呼吸衰竭可引起红细胞增多，由于血二氧化碳分压增加、氧离曲线右移，红细胞携带的氧在外周更易释放。

（6）代谢：由于无氧代谢，乳酸产生增加，使血 pH 明显降低。

（四）并发症

急性呼吸衰竭尤其Ⅱ型呼吸衰竭容易引起各种并发症，及时发现并适当处理这些并发症可改善预后。主要并发症如下。

（1）胃肠道出血：见于并发胃炎或溃疡时，原因为应激反应，胃扩张，胃酸度过高及应用激素。应密切注意血细胞比容、血红蛋白变化及有无大便潜血出现。可用抗酸剂及丙咪替丁预防。还可用去甲肾上腺素 8mg 加入 0.9% 氯化钠注射液 100mL 中口服。或用凝血酶溶液口服治疗。

（2）感染：肺部感染和败血症为常见并发症，原因为继发性免疫功能低下、肺清除功能受损、吸入治疗、导管的放置及其他器械污染所致。加强消毒隔离和无菌操作是预防感染的关键。

（3）心律失常：是呼吸衰竭的常见并发症，注意及时纠正低氧血症、低钾血症和心力衰竭，并防止 pH 大幅度波动，可减少心律失常的发生。

（4）DIC：ARDS 及重症腺病毒肺炎患儿较易发生，应注意及时发现。

（5）静脉血栓及肺栓塞：长期卧床及血液浓缩者易发生，小剂量肝素可以预防，但应注意出血倾向。

三、诊断

血气分析是诊断呼吸衰竭的重要手段，但尚需结合患儿的病因、临床表现等综合判断。不能过分依赖血气分析结果，需根据病史、临床表现和其他检查手段作出全面的分析。

（1）有引起呼吸衰竭的病因：即引起呼吸衰竭的原发病或继发病变，这是诊断呼吸衰竭的前提条件随着医学技术的发展，先进医疗设备和检查手段日新月异，即便如此，它们也不能替代最基本的病史询问和病因分析。详细了解病史、明确病因，不但有助于了解呼吸衰竭发生的基础，还有利于进行针对性的治疗。

（2）符合呼吸衰竭的呼吸系统临床表现：周围性呼吸衰竭时多表现呼吸做功增加，如呼吸频率增快，呼吸费力，可见吸气性三凹征、鼻翼扇动，伴和（或）不伴发绀，患儿力图通过增加做功维持通气量。但出现以上情况并不表明一定发生了呼吸衰竭，且呼吸衰竭患儿也不一定都出现上述典型表现。中枢性呼吸衰竭时，患儿可表现出呼吸节律不规整。呼吸肌受累时，可出现呼吸动度减弱或消失。呼吸衰竭时呼吸频率变化不一，周围性呼吸衰竭早期多呼吸急促，晚期则出现呼吸浅慢。

婴儿可因分泌物堵塞和炎症水肿造成细支气管广泛阻塞，呼吸费力并逐步出现呼吸肌疲劳，通气功能障碍；因此在缺氧同时合并较重的呼吸性酸中毒，可致脑水肿，从而出现中枢性呼吸衰竭，表现为呼吸节律改变或呼吸暂停。另一部分以肺部病变为主的婴儿，虽然也可合并严重呼吸道梗阻，但缺氧比二氧化碳潴留更为突出。

（3）动脉血气分析指标是诊断和评估急性呼吸衰竭的常规方法，但临床症状和体征对诊断和病情判断十分重要。儿童的呼吸系统代偿能力有限，故早期认识呼吸衰竭很重要；应尽可能预测呼吸衰竭的发生，避免气体交换障碍的发生。当怀疑有呼吸衰竭时，应快速评估患儿的通气状态，包括呼吸运动是否存在及强弱程度、呼吸频率、呼吸运动幅度、是否存在发绀及上呼吸道梗阻。此外，在低氧血症及高碳酸血症时，患儿常有意识状态的改变，如少哭、少动、意识模糊与激惹交替等。患儿出现明显的呼吸困难且影响到重要脏器的功能，尤其是出现呼吸暂停，往往提示为严重的呼吸衰竭。

（4）要动态观察患儿的病情演变过程来判断病情和指导治疗。对呼吸性酸中毒患儿要注意代偿情况。代偿能力受肾功能、循环情况和液体平衡等多因素影响。急性呼吸衰竭的代偿一般需 5～7d。因此，若患儿已发病数日，要注意患儿既往呼吸和血气改变，才能对目前病情作出准确判断。

四、治疗

急性呼吸衰竭的病程视原发病而定，严重者可于数小时内死亡，也可持续数天到数周，演变成慢性呼吸衰竭。若原发病被治愈或自行恢复，大多数患儿可存活，关键是防治并发症和医源性损伤，尤其是继发感染。患儿年龄影响病程长短，婴幼儿呼吸衰竭常在短时间内恢复或死亡；年长儿由于代偿能力较强，较少发生呼吸衰竭，一旦发生，治疗多比较困难，且住院时间较长。救治是否及时也影响病程，并直接影响预后，错过最佳抢救时机则可明显延长治疗时间，降低救治成功率。

随着医疗水平的提高、监测和诊治手段的多样化、多学科的交叉合作，近年来小儿急性呼吸衰竭的存活率和生活质量均有明显提高。呼吸衰竭治疗的目标是改善通换气功能，纠正低氧血症和高碳酸血症以满足机体代谢所需，保护重要脏器功能，减少呼吸衰竭并发症，争取时间度过危机，以更好地对原发病进行治疗。

（一）一般治疗

一般治疗包括将患儿置于舒适的体位，如俯卧位对需要呼吸支持患儿的通气及预后更为有利。胸部物理治疗，如给予翻身、拍背、吸痰等，使气道保持通畅，减少呼吸道阻力和呼吸做功，是呼吸衰竭治疗的辅助措施。适当的营养支持、合理的液体平衡对原发病恢复、气道分泌物排出和保证呼吸肌正常做功有重要意义。

（二）原发疾病的治疗

处理急性呼吸衰竭，首先要对病情作出准确判断，了解病因，决定治疗步骤和方法：如肺炎患儿应予适宜的抗感染治疗，张力性气胸或大量胸腔积液者应积极穿刺排气或排液，颅压高者应积极降颅压，重症哮喘患儿应及时应用激素和支气管解痉药物等。但是对于严重濒危者而言，不能因寻找病因而延误救治，应先行抢救，争取时间再明确病因，给予针对性治疗。

感染常是引起呼吸衰竭的原发病或诱因，也是呼吸衰竭治疗过程中的重要并发症，其治疗成败是决定患儿预后的重要因素。我国儿童社区获得性肺炎病原以病毒、细菌、支原体等为主。细菌以革兰阳性球菌为主，尤其是链球菌类居多；而医院内感染如呼吸机相关肺炎则以革兰阴性杆菌居多，如肺炎克雷伯菌、铜绿假单胞菌、鲍曼不动杆菌、大肠埃希菌等，阴沟肠杆菌也不少见。革兰阳性球菌以葡萄球菌为主，如表皮葡萄球菌、金黄色葡萄球菌（包括耐甲氧西林金黄色葡萄球菌）等。因此，积极有效的抗生素治疗是呼吸衰竭综合治疗的重要手段，应反复多次进行病原学检查以指导抗生素的选择，同时还要避免滥用抗生素；尽量减少患儿继发感染的机会，因此必须注意加强院内感染的控制，强调手卫生，吸痰时无菌操作和呼吸机管道的消毒必须认真做好，并在条件许可时尽早拔除气管插管。

（三）改善呼吸功能

（1）保持呼吸道通畅：呼吸道通畅对改善通气功能十分重要。对痰液堵塞者，应保持开放气道的体位，采取雾化等方法给予气道良好充分的温湿化，并加强翻身、拍背吸痰；也可口服或静脉注射化痰药物，如盐酸氨溴索等。对于支气管痉挛的患儿可予沙丁胺醇、异丙托溴铵、特布他林雾化解痉；对于气道黏膜肿胀，如急性喉炎等患儿可予布地奈德雾化减轻水肿。昏迷患儿舌后坠时，可予口咽通气道保证气道开放，并使头偏向一侧，防止误吸和窒息；选择口咽通气道时，应避免管道太长堵塞会厌，以及因管道刺激而引起的呕吐误吸。急性喉炎、会厌炎等引起的严重上气道梗阻，必要时可气管插管保证通气。胸部物理治疗包括体位引流、勤翻身、拍击胸背、吸痰等。翻身、拍背对防止肺不张、促进肺循环、改善肺功能有重要作用，方法简单有效，但常被忽视。重症患儿活动少，尤应注意进行，通常 3～4h 一次。湿化呼吸道应与胸部物理治疗密切配合，以保持气道通畅。

呼吸道干燥时，气管黏膜纤毛清除功能减弱；向呼吸道输送适当水分，保持呼吸道正常生理功能，已成为呼吸衰竭综合治疗中必不可少的内容。湿化的方式有加温湿化和雾化两种。

凡分泌物稠厚的患儿，可间歇或连续气管内滴注，间歇滴注，每隔 10～15min 一次，每次滴入 0.5～1.0mL 蒸馏水或生理盐水。一昼夜滴入量约 100mL。也可以 4～6 滴 / 分的速度，缓慢滴入呼吸道内，一昼夜不超过 100mL 雾化量，每次 20mL，每日 2～3 次。为解除支气管痉挛和水肿，以及使黏稠的痰液易于排出，可在雾化液中加入乙酰半胱氨酸雾化吸入，每次 10～15min，每日 2～3 次。单纯为解除支气管痉挛，可用沙丁胺醇、特布他林雾化剂吸入，每日 2～3 次。呼吸道分泌物的吸引对保证呼吸道通畅非常重要。吸引导管外径不超过气管导管内径的 2/3，吸引时动作要轻柔，宜边退边吸，吸引一次的时间不超过 10s。吸引负压限制在 100～200mmH$_2$O。不应在有负压的情况下插入吸引管。若痰液稠厚，不易吸出，表示湿化不足，应进行呼吸道冲洗，先滴入生理盐水或蒸馏水 2～4mL，继续机械呼吸片刻，再行吸引如此反复数次，对加强分泌物引流，防止小支气管阻塞及感染，十分有效。但也应防止湿化过度，造成湿肺，使肺部啰音不易吸收。

（2）给氧：有自主呼吸者一般采用鼻导管给氧，如吸氧后低氧症状仍不改善者，可用面罩加压给氧。以温湿化给氧为宜。急性低氧用中浓度（0.4～0.5），慢性低氧用低浓度（0.3～0.4），吸纯氧不超过 6h，吸 0.6 氧不超过 24h，以防氧中毒。一般主张低流量持续给氧。因间断给氧，在突然中断给氧时，会使二氧化碳占据原来容纳氧的肺泡空间，使 PaO$_2$ 降低。氧疗后 PaO$_2$ 升高并不一定表示组织氧合改善，后者还取决于心搏出量、血红蛋白浓度和氧解离曲线的状况。

（3）气管插管及气管切开：呼吸骤停应立即进行人工通气，同时进行气管插管加压给氧；经内科处理无效或气管插管过久而情况未见好转者，应考虑气管切开。

气管插管方法可分为经口气管插管和经鼻气管插管，由于小儿气道在解剖和生理方面不同于成人，故操作具有一定难度，且容易出现一些并发症。插管前应先使用复苏囊面罩加压纯氧通气，插管过程应迅速，时间应控制在 30s 内，以免出现严重低氧血症。①经口气管插管：经口插管操作较简单迅速，适用于急救复苏和不宜经鼻气管插管患儿。但导管较易活动，易脱管；容易压迫、摩擦喉、声门，造成损伤；不能经口喂养，影响吞咽和口腔护理；清醒患儿不易耐受。准备工作就绪后，患儿仰卧，头部呈"嗅物位"，使头部与口腔、咽、喉在同一轴线。插管时，左手持喉镜柄，镜片从右侧口角进入口腔，将舌推到一侧；如使用直喉镜片，可向前越过会厌后直接挑起会厌，暴露声门；如使用弯喉镜片则将镜片顶端插入会厌谷，向前提起舌根暴露声门；右手持气管导管从右侧口角进入后送入声门，将导管上黑色的声门标记置于声带水平即可，若是带套囊导管则将套囊送入声带下即可。插管时助手可用手指轻压患儿环状软骨以暴露声门；另操作需轻柔，不能硬性操作，以免造成局部损害。②经鼻气管插管：容易固定，脱管机会少，便于口腔护理，但是插管操作和吸痰不如经口插管方便，导管可压迫鼻腔造成损伤，并将鼻部感染带入下呼吸道、经鼻气管插管比经口者略长，其长度大致可按耳屏到鼻孔的 2 倍计算。气管插管时机的选择切勿过于保守（要根据临床全面情况综合判断，而不能只靠血气分析），这样可及时纠正呼吸功能障碍，保存患儿体力，避免对患儿的进一步危害。由于通气和氧合改善，病情有可能很快好转，一旦病情改善应尽早拔管，以最大限度地减少并发症。

由于成功应用气管插管，气管切开的应用明显减少。与气管插管相比，气管切开可减少呼吸道解剖无效腔，便于吸痰，可长时间应用，不妨碍经口进食，对喉部声带影响小。但是手术创伤较大，气管损伤等并发症机会增多。气管切开适应证随年龄和病种不同而异。儿童如在 1 ~ 2 周内病情有望明显好转，可能拔管撤机者不予气管切开。若需较长时间使用呼吸机治疗，如短时间内难以恢复的神经肌肉病，上气道发育畸形等所致梗阻并难以在短时间内解除时，应考虑气管切开。气管切开后一定注意导管的固定，防止脱管；并加强湿化吸痰，防止窒息。气管切开的并发症包括感染、出血、气胸等，气管黏膜可因套管长期压迫而水肿、缺血、坏死。

（4）机械通气：应用人工通气不见病情改善，应及时改用机械通气。目前，机械通气已成为呼吸衰竭治疗的主要手段。机械通气的适应证常根据患儿有持续或进行性的气体交换障碍、呼吸暂停，以及呼吸衰竭严重影响其他脏器功能等考虑。

持续气道正压（CPAP）是一种无创机械通气方式，可使患儿在吸气相、呼气相均保持气道内有一定正压的、经过加温加湿的新鲜气流，其设备简单，操作容易，氧浓度可根据需要进行调节，对患儿损伤小，增加患儿舒适度，效果明显优于普通给氧方法；早期应用 CPAP，可及时稳定病情，降低气管插管率，减少有创通气的使用，使医源性感染如呼吸机相关肺炎、气胸等并发症减少；CPAP 还可作为撤离呼吸机时向自主呼吸过渡的序贯治疗手段，缩短气管插管时间；可减少镇静剂的使用、花费较少，适合在基层医院加以推广。CPAP 在减少呼吸功、改善通气、增加功能残气量、防止肺不张、降低内源性呼气末正压（PEEP）、保持上气道通畅、减轻肺水肿等方面具有明显功效，包括鼻塞、鼻罩和面罩方式的 CPAP，婴儿最常用的是经鼻 CPAP；而面罩和鼻罩更适合年长儿童。

正确应用 CPAP 多无明显并发症，发生的不良影响主要与持续气道正压有关，压力过高可致气胸等气压伤，但经鼻 CPAP 由于口腔经常开放，故气压伤较少；高流量通气可引起鼻腔干燥、分泌物黏稠；还可导致大量气体进入胃内，胃肠动力障碍的婴儿可出现腹胀，先天性胃壁肌层发育不全的患儿曾有胃穿孔的报道。

（5）呼吸兴奋剂的应用：呼吸兴奋剂仅对中枢性呼吸衰竭有一定作用，对神经、肌肉疾病引起的呼吸衰竭无效。常用药物有尼可刹米、洛贝林、戊四氮、二甲弗林等。用呼吸兴奋剂而不改善气道阻塞状况，可增加呼吸肌无效功，使之疲劳，反而加重呼吸衰竭，故必须慎用。下列情况应慎用：①低氧血症性呼吸衰竭如 ARDS 时，用药后通气量增加，$PaCO_2$ 可能更低，加重呼吸性碱中毒。②神经肌肉病变所致呼吸衰竭，用药非但无效，反而加重病情。③哮喘所致呼吸衰竭，因长期呼吸困难，呼吸肌已过度工作，应用药物也无法使之提高功率。④心脏骤停所致的呼吸抑制。因中枢神经系统处于严重低氧状态，呼吸兴奋剂可加重神经细胞低氧。

（四）特殊的呼吸支持

对重症呼吸衰竭，在常规呼吸支持无效的情况下，可给予特殊的呼吸或生命支持。

（1）体外膜氧合（ECMO）：ECMO 的原理是通过插管，将非氧合血引出体外，通过膜氧合器进行氧合，再进入患儿循环，起到人工肺的作用。ECMO 在婴儿常规机械呼吸无效、危及生命的难治性呼吸衰竭并预计短时间能够解决问题时使用。对于非新生儿，ECMO 与常规机械通气的优势尚不明确。

（2）液体通气：全氟化碳液体对氧和二氧化碳高度溶解，对气流的阻力很低，能显著降低表面张力。以全氟化碳液体进行气体交换或部分液体通气（全氟化碳液体仅补充功能残气量，潮气量以常规呼吸机提供）能增加肺顺应性、改善氧合、降低二氧化碳分压及增加 pH。

（3）高频通气：高频通气越来越多地被用于急性呼吸衰竭。ARDS 应用高频通气时通常将平均气道压较常频呼吸机提高，可提高氧合，且心输出量不受影响，气漏发生率也未增加。在某些情况下（如支气管胸膜瘘），高频通气效果明显优于常规呼吸机。

（4）吸入 NO：可选择性扩张肺血管，降低肺血管阻力，改善氧合。

（5）吸入氦气：有助于改善气道异常所致的呼吸衰竭，如急性喉炎。

（6）肺泡表面活性物质：经气管插管注入肺泡表面活性物质，有助于 ARDS 患儿改善氧合和提高生存率。

（五）营养支持

呼吸衰竭患儿常存在能量和（或）蛋白质供应充分性不足，而提高营养摄取充分性可显著降低患儿的死亡率。同时，患儿发热、呼吸功增加，使得机体容易出现低蛋白血症，而致免疫力低下，感染难以控制，呼吸肌易于疲劳等。因此，营养支持是否充分对呼吸衰竭患儿的病程及预后有重要作用：合理的营养支持可增强机体免疫能力、对抗感染，有利于肺组织修复，减少呼吸肌疲劳；合理的营养成分可减轻机体排出 CO_2 的呼吸负担。

（六）药物治疗

1. 纠正酸碱失衡，维持内环境稳定

呼吸衰竭时的酸中毒以呼吸性酸中毒危重，主要依赖于通气功能的改善，重症患儿常存在混合性酸中毒，当出现混合性酸中毒或代谢性酸中毒，血气分析 pH < 7.20 时，可在保证通气的情况下酌情予以碱性液：常用 5% 碳酸氢钠溶液，每次 2～5mL/kg，稀释为 1.4% 等渗溶液静脉滴注，根据血气分析情况决定下一步是否继续使用。纠正酸中毒时注意保证足够的通气，否则输入碳酸氢钠将使 $PaCO_2$ 更高。使用碱性液纠正代谢性酸中毒时计算药物剂量的公式如下。

所需碱性液(mmol)=0.3 × BE(mmol)× 体重(kg)。5% 碳酸氢钠溶液 1.68mL=1mmol。开始最好只用计划总量的 1/2 左右，再根据血气结果随时调整。

2. 其他药物

如适当镇痛镇静，颅内高压时应使用降颅压脱水药，有循环灌注不良时酌情使用血管活性药，有心功能不全时使用强心药物等。

五、预后

目前急性呼吸衰竭仍是儿童发病和死亡的重要原因，儿童心搏停止主要继发于呼吸衰竭。引起呼吸衰竭的潜在病因决定其预后。如果没有长时间的缺氧（如惊厥持续状态或中毒），一般急性呼吸衰竭的预后良好。如果存在神经肌肉病变、胸廓畸形，预后较差，可能演变为慢性呼吸衰竭，并意味着可能需要更长时间的机械通气。呼吸衰竭的预后还与血气和酸碱平衡的改变有密切关系。临床研究显示，危重低氧血症（PaO_2 < 36mmHg）多见于新生儿和婴儿，其病死率高，严重威胁患儿生命；危重酸中毒（pH < 7.20）的总病死率为 51%，其中单纯呼吸性酸中毒为 32%，危重呼吸衰竭患儿常为混合性酸中毒，病死率高达 84%；危重酸中毒的严重性还表现在从发病到死亡的时间上，血液 pH 越低，病死率越高，存活时间也越短。但如果能得到及时合理的救治，仍有相当一部分危重酸中毒患儿可以存活。

第三节　消化道大出血

小儿消化道大出血并不罕见，从新生儿到儿童任何年龄都可能发生。表现为呕血或便血，且多呕血及便血同时或先后发生。大量出血常导致休克与急性贫血。一般突然发生大出血者常无其他全身或局部症状，称为无痛性大出血，少数继发于某些疾病者可有腹痛或高热等相应症状。经验表明，大多数儿童消化道出血具有一定的自限性，自发地或在住院早期即停止出血，但由于儿童血容量较小，因此应尽可能早期进行治疗。

一、病因

（1）出血性疾病：如新生儿自然出血、过敏性紫癜、血友病、白血病等。

（2）感染性疾病：如新生儿败血症、出血性肠炎、肠伤寒出血、胆道感染出血等。

（3）胃肠道局部病变出血：常见病因有食管静脉曲张（门静脉高压）、婴幼儿溃疡病出血、异位胰腺组织、肠息肉脱落、胃肠道血管瘤、肠重复畸形等。此类出血以梅克尔憩室出血最为多见。但有不少患儿一次大出血后不再出血，始终诊断不清。

（4）少数"无痛性"急腹症出血：如新生儿肠扭转（肠旋转不良症）、休克性肠绞窄以及少见的无痛性肠套叠（症状以休克及出血为主）等。

（5）其他：近年来有血管畸形，如肝外门静脉畸形 -Abernethy 畸形、动静脉瘘畸形等引起消化道出血的报道。

二、诊断

在儿童中，胃肠道出血可出现在任何年龄段中，每个年龄段都有与之相对应的诊断，临床医生应在患儿所处的年龄阶段的基础上分析消化道出血的原因。除血常规、便常规等实验室检查外，也可借助以下辅助检查方法。

（一）胃镜检查

对于屈氏韧带以上的上消化道出血，消化胃镜检查是有效的检查手段。对于高度怀疑食管、胃及十二指肠近端出血的患儿，消化胃镜是首选的定位、定性的检查手段，同时也可通过胃镜做到直视下的止血操作。

（二）纤维结肠镜检查

对于以便血为主的下消化道出血，纤维结肠镜检查可较为准确地诊断结肠病变，并可在直视下完成止血操作。

（三）胶囊内镜检查

胶囊内镜检查对不明原因的消化道出血具有一定的诊断价值，但由于价格昂贵，临床应用受到限制。

（四）血管造影

血管造影多选用经股动脉插管，腹腔动脉、肠系膜上动脉和肠系膜下动脉造影，活动性出血时该检查的阳性率较高。

（五）腹部 B 超

腹部 B 超对于 2 岁以下小儿常见的肠套叠以及食管胃底静脉曲张有较高的诊断价值。梅克尔憩室、肠重复畸形以及肠旋转不良也可通过腹部 B 超诊断，但其准确性与检查者的水平直接相关。

（六）核素扫描

对消化道出血用放射性 ^{99}Tc 扫描，可协助诊断梅克尔憩室和肠重复畸形。

（七）腹腔镜探查

随着腹腔镜技术的不断进步，该项检查手段已越来越多地应用于消化道出血的患儿，对于梅克尔憩室、肠重复畸形、腹腔血管畸形、血管瘤等具有较高的诊断价值。

三、治疗

大出血的治疗原则是在积极抢救休克的同时进一步查明出血原因，随时按可能存在的病因做必要的检查。一般尽可能以非手术方法控制出血，纠正休克，争取条件确定病因诊断及出血部位，进行必要的术前检查，做好手术准备。

（一）一般治疗

一般治疗包括镇静、休息和吸氧。严密监测血压、呼吸、脉搏、血氧饱和度等生命体征，定期复查血红蛋白的变化。对于中等量及以上出血的患儿应严格禁食，必要时留置胃管吸出含有胃酸的胃液，以保护食管、胃及十二指肠黏膜，也可通过胃管用冰盐水洗胃并注入止血药物如凝血酶、云南白药等。

（二）输液、输血疗法

等量快速输液、输血为抢救大出血的重要措施。一般早期无休克的出血，输注浓缩红细胞和新鲜血浆，有利于预防继续出血；合并休克时，一般首剂给予等张晶体液（如生理盐水、等张碱性液）20mL/kg，10～15min 内快速注入，之后尽快输注浓缩红细胞和新鲜血浆，监测血压和血红蛋白变化，每次输液、输血后评估生命体征，以决定下一步输液、输血量及输注速度，直至血压平稳。如血压仍低，则应考虑出血不止而进行必要的止血手术。大量出血有时较难衡量继续出血的速度、肠腔内存血情况及休克引起心功能变化等，中心静脉压（CVP）监测有助指导液体复苏。在液体复苏的基础上若血压仍低，酌情使用多巴胺、去甲肾上腺素等血管活性药，必要时使用多巴酚丁胺、毛花苷 C 等强心药物。

（三）药物治疗

对于上消化道出血，合理的药物治疗常可得到满意的效果。

（1）蛇毒巴曲酶：是从巴西蝮蛇毒液中提取的凝血素，在血管破损处局部发挥作用而不发生血管内凝血。

（2）抑酸药物：如奥美拉唑、丙咪替丁等，可抑制胃酸的分泌，保护消化道黏膜的同时改善消化道内环境，使胃液 pH > 6，从而凝血因子才能发挥作用。

（3）生长抑素：可使内脏血管收缩，减少门静脉主干的血流，并可抑制胃肠道及胰腺分泌，保护胃黏膜。

（四）止血术

对有局限出血病灶者，首先考虑内镜检查同时止血，一般食管、胃、十二指肠及胆道出血均可鉴别，并能进行必要的处理。如无内镜条件，或患儿不能耐受内镜检查，最可靠的止血术是外科手术止血。但外科手术需要一定条件，最起码的条件是出血部位的大致确定，从而才能决定手术途径及选择切口至少要区别食管出血或胃肠出血，以决定进行开胸或开腹探查。成人使用的气囊导尿管或 H 腔气囊管，也可用于小儿，但需根据食管长度，适当减短食管气囊上方的长度，以防压迫气管。在止血的同时还可对出血部位进行鉴别。经鼻（婴儿可经口）插入胃中，吹起气囊，拉紧后将管粘在鼻翼上或加牵引，使压住贲门，而把胃与食管分隔成两室。然后从另一鼻孔将另一导尿管插入食管，用盐水冲洗（注意小量冲洗，以免水呛入气管）。如果食管内无出血，则可很快洗清。如果冲洗时仍有不同程度的出血，则可判断为食管（静脉曲张）出血可用三腔管的食管气囊压迫止血。

查完食管后，还可再经该管的胃管冲洗，如果冲洗液很快澄清，则可说明胃内无出血。

如始终有鲜血洗出，则不能排除胃、十二指肠段出血，须开腹探查胃、十二指肠（切开探查），包括胆道、胰腺屈氏韧带下用肠钳闭合空肠后冲洗。如果洗胃证明出血不在胃、十二指肠，则可直接探查小肠。小肠出血一般透过肠壁可以看到，但大量出血时，常不易看到出血灶，须采取分段夹住肠管后穿刺冲洗肠腔的办法。每段 1m，逐段检查出血灶。任何一段发现出血不止，再将该段肠管又分为三段夹住，每段 0.33m。若仍不能找到明确的出血点，可以切除该出血肠管；若事先考虑有直肠肛门出血的可能（如血管瘤、内痔及息肉脱落），则应于术前先行乙状镜检查，以明确诊断，必要时填塞直肠，因开腹不易探查直肠以下部位。

一般消化道大出血，绝大多数可经非手术治疗而止血。当呕血、便血停止，排出正常黄色大便，或留置胃管吸出物中已无血时，应立即检查大便及胃液有无潜血。若潜血阳性，则应抓紧时间试行下列两项诊断检查。

（1）吞线试验：在 0.5 ~ 1m 长粗白丝线的一端扎一小鱼肝油胶囊，使患儿吞下，另端牢固粘在口角上，24h 后慢慢拉出白线（轻拉，以免损伤黏膜出现假阳性），则可见线的近端为白色，远端一半为黄色（胆汁染成），中间如有红色血染痕迹，则可推测病变所在，然后再以钡餐证实。线上若未发现红色血染痕迹，可将该线剪成数段，分别做潜血检查，以确定或排除上消化道出血。

（2）双腔肠减压管试验：以双腔气囊肠减压管经鼻插入胃中，抽出胃液检查潜血，如果阴性则等待双腔管进入十二指肠后，吹起气囊，拉回至幽门，将外端暂时粘在鼻翼上，再抽十二指肠液及胆汁（分四部分）查潜血，如均为阴性，则松开鼻翼上的固定，并在管上涂油，使管可以自由随肠蠕动而渐渐进入肠下段。每小时抽一次肠液检查隐血，任何部位潜血阳性，则立刻将管固定于鼻翼，同时向管内注入少量稀钡浆进行造影，以明确双腔管停留部位及出血可能的病变（特别注意憩室或肿瘤的存在），作为将来开腹进行根治手术的参考。

出血停止后，一般情况恢复，条件许可时，应再做如下检查。①钡餐 X 线检查：若怀疑为上消化道出血，如食管静脉曲张、胃及十二指肠溃疡，可行上消化道钡餐 X 线检查。对小肠病变如梅克尔憩室、肠重复畸形等的诊断多无帮助。②钡灌肠：怀疑结肠病变多可采用，如结肠息肉、肿瘤、溃疡性结肠炎等。③乙状结肠镜检：可发现直肠及乙状结肠病变，达到诊断及治疗目的，如发现息肉可行摘除术。④纤维内镜检查：胃、十二指肠镜可诊断与治疗胃、十二指肠病变，逆行胆道造影诊断肝胆病变，结肠镜可检查结肠病变。⑤选择性血管造影或放射性核素示踪：在急性出血时，在手术台上使用能有助于确定出血部位。⑥ ^{99}Tc 放射性核素腹部扫描，常可显示梅克尔憩室出血。

不少大出血患儿一次出血后，查不出任何原因，并且也不再发生出血。即使有过一两次大出血发作，而无明确局部出血灶病变者，也不宜采取手术探查。但仍宜努力，争取明确诊断。只有出血不止，威胁生命或屡次出血，严重影响健康（贫血不能控制）时，才考虑诊断性探查手术。如探查后仍不得诊断，也不能控制出血，可以在出血段的小肠中下部行双孔造瘘。可以通过造瘘实施局部止血措施，如局部用止血剂、冰水灌注、血管收缩剂等；还可以进一步明确出血部位在瘘以上或以下，同时可通过瘘进行钡造影或内镜检查，明确诊断。通过瘘口的保护，可早期恢复进食，如瘘以上不出血，则可经口进食，瘘以下不出血则可肠内滴注营养液代替静脉输液。待出血问题解决后，及时关瘘。

第四节　充血性心力衰竭

充血性心力衰竭是指由于心脏的泵功能（心肌收缩或舒张功能）减退，即心输出量绝对或相对不足，不能满足全身组织代谢需要的病理状态，是儿科常见的一种危急重症，是各种心脏病的严重阶段，小儿各年龄期均可发生，以婴幼儿期最常见且多呈急性经过，如不及时控制，往往威胁生命。

一、病因

小儿时期心力衰竭以1岁以内发病率最高，其中尤以先天性心脏病引起者最多见。先天性心脏病中，流出道狭窄可导致后负荷（压力负荷）增加，某些流入道狭窄引起相同作用。而左向右分流和瓣膜反流则导致前负荷（容量负荷）的增加。心力衰竭也可继发于缺血性心脏病或原发性心肌病变引起的心肌收缩障碍，常见有病毒性或中毒性心肌炎、川崎病、心肌病、心内膜弹力纤维增生症等。儿童时期以风湿性心脏病和急性肾炎所致的心力衰竭最为多见。另外，贫血、营养不良、电解质紊乱、严重感染、心律失常和心脏负荷过重等都是儿童心力衰竭发生的诱因。

二、临床表现

除原发病的原有表现以外，有肺循环淤血（右侧心力衰竭）和动脉系统供血不足（左侧心力衰竭）的表现。

（一）右侧心力衰竭的表现

（1）症状：食欲缺乏，恶心，呕吐，尿少，右季肋部或剑下胀痛，尿少，水肿和体重增加。

（2）体征：体位性水肿，肝大伴触痛，颈静脉怒张，肝颈反流征阳性，也可出现体腔积液的表现（如胸腔积液、腹水等）。

（二）左侧心力衰竭的表现

（1）症状：烦躁，呼吸困难，阵发性夜间呼吸困难，端坐呼吸，咳嗽，咳泡沫血痰和多汗。

（2）体征：呼吸浅促，面色苍白或发绀，心音低钝，心动过速，奔马律，心界大，肺内可闻及喘鸣音和水泡音，尤其肺内迅速增多的水泡音要注意左侧心力衰竭的可能。

充血性心力衰竭的临床表现在不同的年龄组有所不同，如年长儿与成年人相似，表现为劳累后气急、乏力、食欲缺乏、腹痛、咳嗽、左侧心力衰竭或右侧心衰竭比较明确，而婴幼儿常见的症状为呼吸急促，喂养困难，哭声弱，烦躁，多汗，精神萎靡，体重增长缓慢，水肿及颈静脉怒张等不明显，而且左侧心力衰竭或右侧心力衰竭不易区分，两者常同时存在或相继发生为全心力衰竭。

三、辅助检查

（一）胸部 X 线检查

心影多呈普遍性增大，心脏搏动减弱，肺纹理增加，肺门阴影增宽，急性肺水肿时肺野呈云雾状阴影，肺透过减低，有时可见叶间积液及肋膈角变钝。

（二）心电图检查

多有窦性心动过速，心室、心房肥厚，ST-T 改变或心律失常，有助于病因判断。

（三）超声心动图检查

可观察心脏的形态及功能变化，心室内径增大，腔静脉增宽，室间隔和室壁运动幅度减弱，心脏有无先天结构异常及瓣膜病变（如赘生物等），心脏的每搏量、心输出量、射血分数及心脏指数减低；也可估计肺动脉压高低，对病因判断及心功能评估具有重要意义。

（四）血流动力学监测检查

中心静脉压增高，肺毛细血管楔压及心室充盈压升高，重者动脉血压下降，外周血管阻力一般增加，可采用有创及无创方法测定（如心导管，超声，阻抗法或核素心肌灌注扫描）。

（五）其他检查

严重者累及其他脏器，出现肝、肾功能改变，动脉血气分析可是低氧血症、酸中毒、离子紊乱等。

四、诊断

（一）症状与体征

（1）安静状态下心率增快，婴儿心率 > 180 次 / 分，幼儿心率 > 160 次 / 分，年长儿心

率 > 120 次 / 分，不能用发热或低氧解释者。

（2）呼吸困难，发绀突然加重，安静时呼吸达 60 次 / 分以上。

（3）肝大达肋下 3cm 以上，或在密切观察下短时间内较前增大，而不能以横膈下移等原因解释者。

（4）心脏扩大、心音明显低钝，或出现奔马律。

（5）突然烦躁不安、哭闹、畏食、多汗、面色苍白或发灰，而不能用原有疾病解释。

（6）尿少，下肢水肿，体重增加。

（7）血压偏低、脉压变小、四肢末梢凉、皮肤发花。

（8）急剧增多的肺内水泡音。

（二）其他检查

上述为临床诊断的主要依据，尚可结合胸部 X 线检查、心电图检查、超声心动图检查中的 1 ~ 2 项进行综合分析。

临床上，上述指标应结合不同年龄特点，综合分析判断，不可机械照搬，以免延误诊治。如某些充血性心力衰竭可无明显心率增快，不能据此说患儿无充血性心力衰竭，而不予强心治疗，而要结合患儿有无气促，肺部水泡音，心脏有无明显扩大，肝大小及有无生长缓慢等综合判断。

（三）心功能分级

1. 婴幼儿

0 级：无充血性心力衰竭表现；Ⅰ级：轻度充血性心力衰竭，每次哺乳量 < 105mL，或哺乳时间需 30min 以上，呼吸困难，心率 > 150 次 / 分，可有奔马律，肝大至肋下 2cm；Ⅱ级：中度心力衰竭。每次哺乳量 < 90mL，或哺乳时间需 40min 以上，呼吸频率 > 60 次 / 分，呼吸形式异常，心率 > 160 次 / 分，肝大至肋下 2 ~ 3cm，有奔马律；Ⅲ级：重度充血性心力衰竭。每次哺乳 < 75mL，或哺乳时间需 40min 以上，呼吸频率 > 60 次 / 分，心率 > 170 次 / 分，有奔马律，肝大至肋下 3cm 以上，末梢灌注不良。

2. 年长儿

Ⅰ级：心功能代偿期，仅有心脏病体征，无充血性心力衰竭症状，活动不受限；Ⅱ级：活动量较大时出现症状，活动轻度受限；Ⅲ级：活动稍多即出现症状，活动明显受限；Ⅳ级：安静休息时即有症状，完全丧失活动能力。

五、治疗

（一）病因治疗

控制和解除引起充血性心力衰竭的基本病因和诱因是治疗充血性心力衰竭的重要环节，如抗感染，抗风湿，纠正电解质紊乱，治疗贫血或维生素缺乏，控制高血压，手术治疗先天性心脏病等。对先天性心脏病患儿，内科治疗往往是术前的准备，而且手术后也需维持治疗一个时期。

（二）一般治疗

心力衰竭时充分的休息和睡眠可减轻心脏负担，可以平卧或取半卧位，应尽力避免患儿烦躁、哭闹，必要时可适当应用苯巴比妥等镇静剂，吗啡（0.05mg/kg）皮下或肌内注射常能取得满意效果，但需警惕抑制呼吸。即便患儿无发绀，供氧往往是需要的。心力衰竭时，患儿易发生酸中毒、低糖血症和低钙血症，新生儿时期更是如此。因此一旦发生以上情况，应及时纠正。

需给予水、盐控制，开始时可按每日65mL/kg计算，随病情好转，逐渐加量。一般饮食中钠盐应减少，很少需要严格的极度低钠饮食。应给予容易消化及富有营养的食品。

（三）洋地黄类药物

迄今为止以洋地黄为代表的强心苷，仍是儿科临床上广泛使用的强心药物之一。洋地黄作用于心肌细胞上的 Na^+-K^+-ATP 酶，抑制其活性，使细胞内 Na^+ 浓度升高，通过 Na^+-Ca^{2+} 交换使细胞内 Ca^{2+} 升高，从而加强心肌收缩力，使心室排空完全，心室舒张终末期压力明显下降，从而静脉淤血症状减轻。以往多强调洋地黄对心肌的正性肌力作用，近年，更认识到它对神经内分泌和压力感受器的影响。洋地黄能直接抑制过度的神经内分泌活性（主要抑制交感神经活性作用）。除正性肌力作用外，洋地黄还具有负性传导、负性心率等作用。洋地黄对左心瓣膜反流、心内膜弹力纤维增生症、扩张型心肌病和某些先天性心脏病等所致的充血性心力衰竭均有效。尤其是合并心率增快、房扑、房颤者更有效。而对贫血、心肌炎引起者疗效较差。小儿时期常用的洋地黄制剂为地高辛，它既可口服，又能静脉注射，作用时间较快，排泄较迅速，因此剂量容易调节，药物中毒时处理也比较容易。地高辛酏剂口服吸收率更高。早产儿对洋地黄比足月儿敏感，后者又比婴儿敏感。婴儿的有效浓度为 2 ~ 4ng/mL，大年龄儿童为 1 ~ 2ng/mL。

（1）洋地黄化法：如病情较重或不能口服者，可选用毛花苷C或地高辛静脉注射，首次给洋地黄化总量的1/2，余量分2次，每隔4 ~ 6h给予，多数患儿可于8 ~ 12h内达到洋地黄化；能口服的患儿开始给予口服地高辛，首次给洋地黄化总量的1/3或1/2，余量分 2 次，每隔 6 ~ 8h 给予。

（2）维持量：洋地黄化后 12h 可开始给予维持量。维持量的疗程视病情而定：急性肾炎合并心力衰竭者往往不需用维持量或仅需短期应用；短期难以去除病因者如心内膜弹力纤维增生症或风湿性心瓣膜病等，则应注意随患儿体重增长及时调整剂量，以维持小儿血清地高辛的有效浓度。

（3）使用洋地黄的注意事项：用药前应了解患儿在 2 ~ 3 周内的洋地黄使用情况，以防药物过量引起中毒。各种病因引起的心肌炎患儿对洋地黄耐受性差，一般按常规剂量减去 1/3，且饱和时间不宜过快。未成熟儿和 < 2 周的新生儿因肝肾功能尚不完善，易引起中毒，洋地黄化剂量应偏小，可按婴儿剂量减少 1/3 ~ 1/2。钙剂对洋地黄有协同作用，故用洋地黄类药物时应避免用钙剂。此外，低钾血症可促使洋地黄中毒，应予注意。

（4）洋地黄毒性反应：心力衰竭越重、心功能越差者，其治疗量和中毒量越接近，故易发生中毒。肝肾功能障碍、电解质紊乱、低钾血症、高钙血症、心肌炎和大剂量利尿之后的患儿均易发生洋地黄中毒。小儿洋地黄中毒最常见的表现为心律失常，如房室传导阻滞、室性期前收缩和阵发性心动过速等；其次为恶心、呕吐等胃肠道症状；神经系统症状，如嗜睡、头昏、色视等较少见。

洋地黄中毒时应立即停用洋地黄和利尿剂，同时补充钾盐。小剂量钾盐能控制洋地黄引起的室性期前收缩和阵发性心动过速。轻者每日用氯化钾 0.075 ~ 0.1g/kg，分次口服；严重者每小时 0.03 ~ 0.04g/kg 静脉滴注，总量不超过 0.15g/kg，滴注时用 10% 葡萄糖注射液稀释成 0.3% 浓度。肾功能不全和合并房室传导阻滞时忌经静脉给钾。

（四）利尿剂

钠、水潴留为心力衰竭的一个重要病理生理改变，故合理应用利尿剂为治疗心力衰竭的一项重要措施。当使用洋地黄类药物而心力衰竭仍未完全控制，或伴有显著水肿者，宜加用利尿剂。对急性心力衰竭或肺水肿者可选用快速强效利尿剂如呋塞米或依他尼酸，其作用快而强，可排除较多的 Na^+，而 K^+ 的损失相对较少。慢性心力衰竭一般联合使用噻嗪类与保钾利尿剂，并采用间歇疗法维持治疗，防止电解质紊乱。

（五）血管扩张剂

近年来应用血管扩张剂治疗顽固性心力衰竭取得一定疗效。小动脉扩张使心脏后负荷降低，从而可能增加心搏出量，同时静脉扩张使前负荷降低，心室充盈压下降，肺充血的症状也可能得到缓解。对左室舒张压增高的患儿更为适用。

（1）血管紧张素转换酶抑制剂：通过抑制血管紧张素转换酶，减少循环中血管紧张素 II 的浓度发挥效应。近年来，通过国际大规模多中心的随机对照临床试验证明该药能有效缓解心力衰竭的临床症状、改善左室的收缩功能、防止心肌的重构、逆转心室肥厚。降低心力衰竭患儿的病死率。目前儿科临床的中、长期疗效还有待观察。卡托普利（巯甲丙脯酸）剂量为每日 0.4 ~ 0.5mg/kg，分 2 ~ 4 次口服，首剂 0.5mg/kg，以后根据病情逐渐加量。依那普利（苯脂丙脯酸）剂量为每日 0.05 ~ 0.1mg/kg，一次口服。

（2）硝普钠：硝普钠能释放 NO，使 cGMP 升高而松弛血管的平滑肌，扩张小动脉、小静脉的血管平滑肌，作用强，生效快，持续时间短。硝普钠对急性心力衰竭（尤其是急性左心力衰竭、肺水肿）伴周围血管阻力明显增加者效果显著。在治疗体外循环心脏手术后的低心排综合征时联合多巴胺效果更佳。应在动脉压力监护下进行。剂量为每分钟 0.5 ~ 8ng/kg，以 5% 葡萄糖液稀释后滴注，以后每隔 5min，可增加 0.1 ~ 0.2μg/kg，直到获得疗效或血压有所降低。最大剂量不超过每分钟 8μg/kg。如血压过低则立即停药，使用时间尽可能短。

（3）酚妥拉明（苄胺唑啉）：为 α 受体阻滞剂，以扩张小动脉为主，兼有扩张静脉的作用。剂量为每分钟 2 ~ 6μg/kg，以 5% 葡萄糖注射液稀释后静脉注滴。

其他药物治疗，包括心力衰竭伴有血压下降时可应用多巴胺，每分钟 5 ~ 10μg/kg。必要时剂量可适量增加，一般不超过每分钟 30μg/kg。如血压显著下降，以给予肾上腺素每分钟 0.1 ~ 10μg/kg 持续静脉滴注，这有助于增加心输出量、提高血压而心率不 定明显增快。

第五节　休克

休克是指由感染、失血、失水、心功能不全、过敏、创伤等多种病因引起的有效循环血量急剧减少，并导致急性全身性微循环障碍，使维持生命的重要器官供血不足、严重缺血、低氧而产生代谢障碍与细胞受损的病理状态，可相互影响，互为因果，甚至形成恶性循环，导致多系统器官功能障碍或衰竭，是致死的重要原因。

一、病因

临床上最常见的原因有低血容量性、心源性和血液分布异常性休克，存在一定程度的重叠。

（1）低血容量性休克，见于：①血管外液体的丢失，如呕吐、腹泻、尿崩症、过度出汗等。②血浆丢失，如烧伤、肾病综合征、腹膜炎、低蛋白血症等。③失血，如创伤出血、胃肠道出血、颅内出血等。

（2）血液分布异常性休克，见于：①脓毒症所致的脓毒性休克（过去称为感染性休克），常由 G⁻ 细菌引起。②神经源性的血管运动障碍、过敏、中毒等。③药物，如麻醉药、降压药、肌松剂过量等。

（3）心源性休克见于：心肌炎、心肌病、心律失常、先天性心脏病引起的心流出道或流入道梗阻、低氧、酸中毒、药物中毒所致的心功能不全。此外，任何原因引起的休克晚期，常表现为心源性休克。

二、分类

（一）根据病因分类

（1）低血容量性休克：它是儿童休克的首位原因，低血容量性休克表现为血管内容量不足，常由于脱水或出血所致，但此类休克也可因毛细血管的通透性增高、血容量由血管进入第三间隙所致。血管内容量向血管外转移可见于炎症状态，如烫伤或脓毒症，在脓毒症和过敏性状态下，可因血管扩张所致的相对性低血容量而发生休克。

（2）分布异常性休克：表现为血液分布异常。由于血管通透性增加，引起血管内容量减少，这种休克常由于脓毒症或过敏、神经源性所致。

（3）心源性休克：表现为心肌功能不全。典型的表现是血管内容量正常或增加，但由于心肌收缩力不足使每搏量及心输出量减少。当患儿因疾病摄入减少或呕吐时，心源性休克也可呈低血容量性休克。

（4）阻塞性休克：指心输出量由于物理因素阻塞进出心脏血流而降低，包括心包填塞、张力性气胸、动脉导管依赖性先天性心脏病和广泛肺栓塞。

（二）根据对血压的影响进行分类

（1）代偿性休克：指血压收缩压在正常水平，伴有组织和器官灌注不良的症状与体征，如乳酸酸中毒、少尿、神志改变等。

（2）失代偿性（低血压性）休克：指有休克体征，同时存在体循环的低血压。

（三）休克的其他分类

（1）冷休克：指组织灌注降低，包括脑的反应性降低，毛细血管再充盈时间 > 2s 或外周脉搏减弱、皮肤花斑、尿量减少 [< 1mL/（kg·h）]。

（2）暖休克：可见于脓毒性休克伴低外周血管阻力。患儿一开始表现为四肢温暖、脉压增大、心率加快、气急，尿量正常，轻度代谢性酸中毒。毛细血管再充盈时间快，脉搏宏大。

（3）扩容难以纠正性 / 多巴胺抵抗休克：指在开始治疗 1h 内给予 > 60mL 液体扩

容后，多巴胺用至 $10\mu g/(kg\cdot min)$ 时休克仍不能纠正。

（4）休克对儿茶酚胺抵抗：指在应用了儿茶酚胺类药物，如肾上腺素、去甲肾上腺素后休克仍不能纠正。

（5）难治性休克：指在按所需目标而进行的正性肌力药、血管收缩剂和血管舒张剂应用，同时保证代谢（糖、钙等）和激素（甲状腺素、皮质激素等）平衡的情况下休克仍不能纠正者。

三、临床表现

（一）一般表现

休克的临床表现部分依赖于其原发病，不同病因引起的休克常有相似的临床特征和病理生理改变。早期患儿的一些非特异性症状及体征应引起临床医生的高度重视，包括不能解释的心动过速、突然烦躁或哭闹、表情紧张、呼吸加快、脏器低灌注等，而血压降低、心输出量减少往往是休克失代偿期或晚期的表现。

（二）各型休克的特点

（1）低血容量性休克：开始可表现为正常或轻到中度的心率和血压改变及肢端稍凉。

（2）脓毒性休克：由于继发于低外周血管阻力，早期可表现为四肢温暖，脉压变大，心率加快，呼吸加快，尿量正常，轻度代谢性酸中毒等，呈"暖休克"。脓毒症和脓毒性休克常是 SIRS 的发展结果，临床上以发热、心率加快、呼吸加速、低血压和低灌注导致的多器官损害为特征。

（3）心源性休克：常表现为肢端凉，毛细血管充盈时间延长（> 2s），低血压，呼吸加速，反应低下，尿量减少。

在各型休克的晚期，将出现高血管阻力，低心输出量，少尿，呈"冷休克"。

（三）休克时脏器功能的改变

（1）心率：与成人及年长儿童相同，婴儿的心输出量较依赖于心率，当心输出量降低时首先出现心率的增加，当心率增加不能维持血压和组织氧递送时，组织因低氧而出现高碳酸血症、酸中毒，而后者可致心肌收缩功能受损，如不经干预可进一步出现心动过缓，甚至心搏骤停。

（2）血压：维持心输出量的代偿机制是增加心率和心肌收缩力，当这些机制衰竭时，即出现低血压和失代偿性休克。例如，在失血性休克，开始血容量的丢失通过静脉系统血管的收缩及心率增加使每搏量增加，以维持心输出量；但最终由于血管内容量大量的丢失而心输出量下降。而平均动脉压在休克开始通过增加血管阻力而维持。低血压往往是后期、突然发生的心血管系统失代偿体征，这意味着休克失代偿和心搏骤停将要发生。因此，即使轻微的低血压也必须积极有效地治疗。

（3）脉搏：低血容量性休克出现脉搏细弱、脉压减少，甚至不能触及脉搏。而早期脓毒性休克可出现脉压增宽等。大血管脉搏消失是死前体征，应立即干预。

（4）组织灌注：心输出量降低时出现外周皮肤发凉，毛细血管再充盈时间延长（＞2s），皮肤花纹、苍白、外周组织发绀等均提示皮肤灌注不良。周围性发绀可见于正常新生儿，而皮肤发灰则是休克的体征。

（5）脑功能：其影响与脑灌注受损的时间与程度有关。当脑灌注受损突然发生时，在神志不清出现前很少有体征出现。脑损伤时可出现肌张力降低、全身性抽搐和瞳孔扩大等。当低灌注是逐渐发生时，神经系统症状常隐匿发生，可出现神志改变、意识模糊、易激惹、少哭少动、激惹与抑制交替出现、对疼痛刺激的反应性降低。休克进一步发展可出现腱反射抑制、瞳孔缩小、呼吸节律改变、肌张力降低。随脑灌注的减少，出现肌张力降低和间歇性屈曲或伸展姿势。

（6）尿量：尿量是评估肾功能的良好指标。正常儿童尿量为 1 ～ 2mL/（kg·h），尿量 ＜ 1mL/（kg·h）提示肾灌注不良或低血容量。

四、监测

（一）常规监测

心率、脉搏、呼吸、血压、脉压、毛细血管再充盈时间及核心与外周温差等。应每30min 至少测定 1 次，直到病情稳定，若有监护设备则应持续监测，还应监护心电、血氧饱和度。尤其在无有效血流动力学监测条件时，经常听心音、摸脉搏强弱，测定毛细血管再充盈时间及血压、脉压监测对初步判断休克程度、治疗效果判断及有无心功能障碍具有重要意义。

（二）血流动力学监测

（1）中心静脉压（CPV）：是右心前负荷的指标，正常值：0.49 ～ 1.18kPa（6 ～ 12cmH$_2$O）。＜ 6cmH$_2$O 提示血容量不足；＞ 12cmH$_2$O 提示心力衰竭，液量过多。CPV 是判断休克时血容量及是否心功能不全的简单有效的指标。

（2）肺动脉楔压（PAWP）：是反映左心前负荷的指标，正常值为 1.07 ～ 1.60kPa（8 ～ 12mmHg）。＜ 1.07kPa（＜ 8mmHg）提示血容量不足，＞ 2.67kPa（20mmHg）

提示左心功能不全，3.47～4.0kPa（26～30mmHg）提示重度肺充血，＞4.0kPa（＞30mmHg）提示有肺水肿，PAWP与CVP结合更能准确反映心脏前负荷及血容量情况，也可判断有无左侧心力衰竭。

（3）心输出量及外周循环阻力：心输出量可用有创及无创方法进行测量，对判断休克时心功能状态、指导治疗很有意义。心源性休克多有心输出量下降，而感染性休克早期多为高心输出量低外周阻力，而到一定时期则可出现心输出量下降，出现低排高阻。休克患儿血流动力学的评价对指导液体复苏、血管活性药物的使用都具有重要意义。儿童与成年人休克血流动力不太一样，常是低心排高外周阻力。

（三）血气分析

血气分析可监测体内酸碱平衡紊乱情况，休克时代谢性酸中毒的严重程度与疾病的严重程度与预后有密切关系，间接反映组织缺血低氧的程度，此外也是纠酸治疗的重要依据。

（四）血乳酸、心肌酶谱、CRP、PCT的测定

血乳酸是反映组织缺血、低氧及脏器损伤程度的指标，血乳酸高低及清除速率反映疾病严重程度及预后，CRP与PCT测定还可反映感染的程度，对细菌与病毒的鉴别诊断也具有重要参考价值，心肌酶谱的测定对判断有无暴发性心肌炎、心肌损害等有重要辅助价值，同时心肌酶谱不仅仅反映心脏的损害，也是反映其他脏器受损程度及病情轻重的指标。

（五）尿量监测

尿量监测是监测循环状态的重要指标之一，反映休克时肾毛细血管的灌注量。学龄儿童尿量＜400mL/d、学龄前儿童尿量＜300mL/d、婴幼儿尿量＜200mL/d即为少尿。

（六）其他常规辅助检查

检查包括三大常规尤其血常规、胸部X线检查、脑脊液检查（CSF）、血培养、血糖、血清电解质测定及各脏器功能检查对判断病因及各脏器功能状况具有重要意义。

五、诊断

对休克的先兆或早期表现，如有不能解释的心动过速、突然烦躁或哭闹、表情紧张、呼吸加快等应引起足够的重视，及时寻找原发病因。脏器的低灌注状态，包括尿量减少、肢体灌注不良，毛细血管充盈时间＞2s、血压降低或脉压缩小、血氧饱和度降低，或经皮血氧饱和度测定时因循环不良不易获得满意的测量结果，均提示有休克可能。休克晚期常有多脏器受损的表现，可出现嗜睡、惊厥或昏迷、难以纠正的酸中毒、多脏器衰竭、DIC

等表现，此时的诊断并不困难。实验室检查常有代谢性酸中毒、低氧血症，晚期有 DIC 相关检查的阳性结果。

对于新生儿休克的特殊考虑：新生儿有呼吸窘迫、循环灌注不良，尤其是母亲有胎膜早破或羊膜炎等病史时，应考虑有休克可能。新生儿休克常伴有肺动脉压增高，由于持续肺动脉高压（PPHN）可导致右心衰竭。有脓毒性休克症状和体征时应与心源性休克鉴别，后者主要指动脉导管依赖性的复杂性先天性心脏畸形。当新生儿休克伴有肝大、发绀（或心脏杂音）或上下肢血压有差异时，应考虑有复杂性先天性心脏畸形可能，应开始应用前列腺素 E_1（PGE_1），保持动脉导管持续开放，使动脉导管依赖性先天性心脏病患儿能暂时存活，并以心脏超声检查给予确诊。

六、治疗

（一）治疗原则

应根据休克的性质及程度进行临床治疗。小儿或新生儿休克的治疗与成人有较大不同。及时给以容量复苏、纠正酸中毒、恢复内环境的稳定和对原发病的控制可使休克得到纠正。治疗开始应保持呼吸道通畅，评估呼吸状态，给以吸氧，持续监测心率、血压和血氧饱和度。对于心功能不全，血氧分压 < 75mmHg 者给予人工呼吸机辅助通气，以减少心脏做功。各种不同原因的休克在治疗上有所差异。治疗过程中应连续评估患儿，结合血压、无创性心功能检测，有条件者可测定中心静脉压（常用上腔静脉，SVC）、混合静脉血氧饱和度、心脏指数（CI）等指导用药与补液。

（二）治疗目标

对于儿科患儿，应使毛细血管再充盈时间 < 2s，脉搏正常，无中心性与外周的脉搏差异，四肢温暖，尿量 > 1mL/（kg·h），神志正常，血压在相应年龄的正常范围。对于新生儿除上述目标外，应使动脉导管前后血氧饱和度差 < 5%，动脉血氧饱和度 > 95%。

（三）主要方法

（1）容量复苏：休克早期，建立外周静脉或中心静脉补液通路，快速给予 20mL/kg 生理盐水或 2∶1 等张含钠液。快速补液后，对患儿进行重新评估。小儿严重低血容量性休克可能要求并能耐受在 1～2h 内补充 60～80mL/kg 液体，然而在补液过程中需要连续评估，以免补液过量。如低血容量是由于丢失大量血液或富含蛋白的体液，可用新鲜冰冻血浆、白蛋白、全血或红细胞（10mL/kg）。如为了升高血浆胶体渗透压而又不能使用血液成分时，可有限使用低分子右旋糖酐。容量复苏时应根据 CVP、血气分析和血生化结果决定输液量及性质。经过适当的补液治疗患儿仍有灌注不足、休克表现，需要应用血管活性药物。

（2）血管活性药物应用：心源性、脓毒性（血流分布性）休克及部分低血容量性休克需辅助用药物刺激心率和心肌收缩力。对于休克，特别是心源性休克，多巴胺是该类药物中应用最广的一种；肾上腺素有类似多巴胺特性，但是其对外周血管收缩功能和正性肌力作用更强；多巴酚丁胺在治疗心源性休克药物中比其他药物更能选择性降低心脏后负荷；异丙肾上腺素可降低冠状动脉灌注、导致心肌缺血；去甲肾上腺素和去氧肾上腺素对低外周血管阻力有效。米力农为Ⅲ型磷酸二酯酶抑制剂，能增加心肌收缩力和降低后负荷，对心源性休克延续治疗非常有效。

参考文献

[1] 曹娜. 儿科常见疾病诊断与治疗 [M]. 北京：科学技术文献出版社，2018.

[2] 张娟. 专科专病针刀整体松解治疗与康复丛书. 常见妇儿科疾病针刀整体松解治疗与康复 [M]. 北京：中国医药科技出版社，2018.

[3] 尚秀丽. 儿科常见疾病诊疗方案 [M]. 长春：吉林科学技术出版社，2018.

[4] 谷建宇. 儿科常见疾病临床诊断与治疗 [M]. 天津：天津科学技术出版社，2018.

[5] 常艳华. 儿科常见疾病临床诊疗路径 [M]. 北京：科学技术文献出版社，2018.

[6] 谭李红，朱丽辉. 儿科常见疾病诊疗护理常规 [M]. 北京：人民卫生出版社，2018.

[7] 尹雪梅，邹萍，张清梅. 新入职护士培训系列丛书·妇儿科常见疾病护理常规适合于低年资护理人员培训 [M]. 北京：人民卫生出版社，2018.

[8] 邹海英. 常见儿科疾病诊疗精粹 [M]. 天津：天津科学技术出版社，2018.

[9] 王海琳. 儿科保健与常见疾病诊疗 [M]. 天津：天津科学技术出版社，2018.

[10] 谭国军. 儿科常见疾病临床诊治要点 [M]. 长春：吉林科学技术出版社，2019.

[11] 闫军. 实用儿科常见疾病诊疗实践 [M]. 长春：吉林科学技术出版社，2019.

[12] 黄国英，黄陶承，王艺. 社区儿科常见疾病诊治指南 [M]. 上海：复旦大学出版社，2019.

[13] 程光. 儿科常见疾病诊疗与护理 [M]. 天津：天津科学技术出版社，2019.

[14] 王斌. 儿科常见疾病救治要点 [M]. 福州：福建科学技术出版社，2019.

[15] 陈鹏，龚守良. 儿科常见疾病诊疗常规 [M]. 长春：吉林大学出版社，2019.

[16] 曾凡梅. 实用儿科常见疾病诊疗新进展 [M]. 哈尔滨：黑龙江科学技术出版社，2019.

[17] 梁艳珍. 常见儿科疾病临床诊疗与护理 [M]. 天津：天津科学技术出版社，2019.

[18] 李智平，翟晓文. 儿科常见疾病药物治疗的药学监护 [M]. 北京：人民卫生出版社，2020.

[19] 董玉珍. 常见儿科疾病治疗精粹 [M]. 哈尔滨：黑龙江科学技术出版社，2020.

[20] 田静. 实用常见儿科疾病诊治学 [M]. 天津：天津科学技术出版社，2020.

[21] 李美娟. 现代临床常见病护理学 [M]. 昆明：云南科学技术出版社，2020.

[22] 姜之炎，赵霞. 中医儿科学第 2 版 [M]. 上海：上海科学技术出版社，2020.

[23] 王艳霞. 儿科疾病诊断要点 [M]. 长春：吉林科学技术出版社，2020.

[24] 齐玉敏. 儿科疾病救治关键 [M]. 哈尔滨：黑龙江科学技术出版社，2020.

作者简介

赵小然，女，1989 年 2 月出生。本科毕业于中国药科大学，博士毕业于吉林大学，现就职于大连海洋大学。主持并参加多项国家级、省级科研项目，以第一作者或通信作者发表多篇论文，获得多项专利权及软件著作权。长期从事临床药学和分子药理学的相关工作。

代冰，女，1984 年 7 月出生。中国医科大学附属盛京医院小儿呼吸内科主治医师，任中华医学会儿科学分会呼吸学组儿童呼吸系统疑难少见病协作组委员，中华医学会儿科学分会呼吸学组儿童慢性咳嗽协作组委员，辽宁省儿童哮喘协作组秘书。临床经验丰富，主攻方向为小儿呼吸系统疾病，如各类型肺炎、哮喘等疾病的诊断和治疗，尤其擅长小儿支气管镜相关操作及其介入诊疗技术。2015 年获"盛京杯"儿科青年医师疑难病例比拼大赛（主治医师组）一等奖，2016 年获全国第三届"儿童之星"病例演讲决赛一等奖，2019 年获中国医科大学附属盛京医院中青年教师讲课比赛一等奖。

陈继昌，男，1963 年 3 月出生。柳州市妇幼保健院业务副院长，儿科主任医师。中国妇幼保健协会新生儿委员会常委，中国医师协会委员，中国医师协会早产儿专业委员会委员，北京儿童医院集团学术委员会委员，北京儿童医院集团学科带头人，广西壮族自治区儿科学会常委，广西优生优育学会理事，柳州市儿科学会主任委员，柳州市病残儿童鉴定专家。